高等职业教育医学卫生类专业系列教材
供临床医学、护理、助产、康复等专业用

新形态活页式教材

常用护理技术

主　编　何见平　闫晓杰
副主编　崔　艳　杨志萍　熊　蕊　闫梦凡

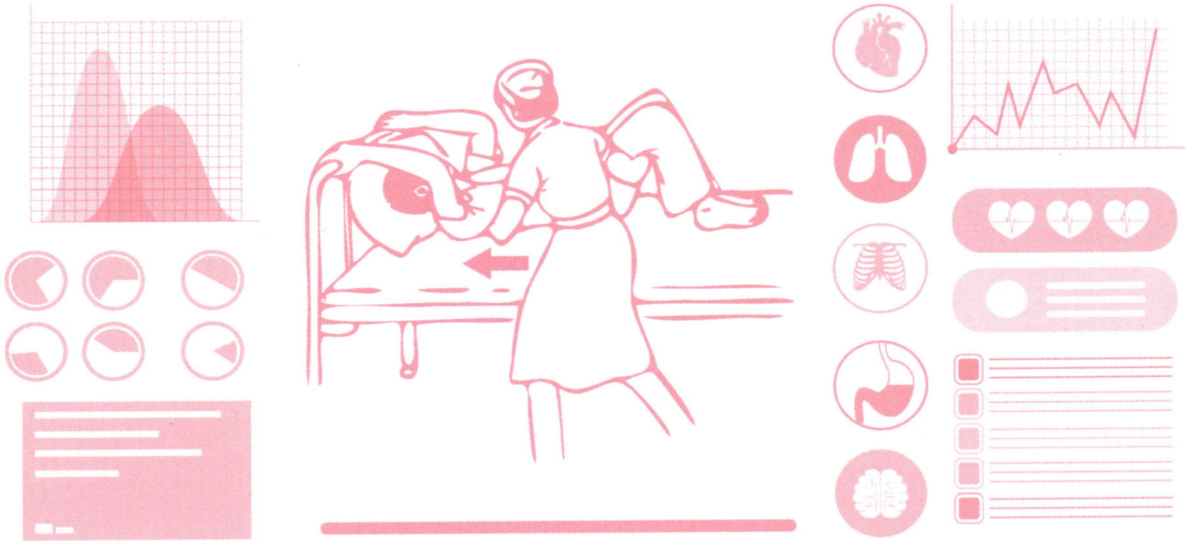

重庆大学出版社
国家一级出版社
全国百佳图书出版单位

内容提要

本书分 13 个项目，共 52 个任务，全面介绍临床护理各岗位工作所需的最基本的护理知识和技能；融入了全国职业院校护理技能大赛操作项目，如静脉输液、心肺复苏、外伤包扎、心电监护等竞赛项目；贯彻了“护士执业资格证”“老年照护职业技能等级证”等对接标准，如义齿护理、轮椅使用等，“岗课赛证”有机融通，能满足护理岗位需求，为后续专业课程的学习奠定良好基础。

本书采用活页形式装订，内容翔实、图文并茂，每个任务后附有知识拓展、PPT、习题、操作视频等，关键操作后配有操作技能考核标准，既方便学习，又可合理检测学习效果，十分契合学习规律。

本书适合高职高专临床医学、护理、助产、康复等专业师生使用，也可供相关从业者参考。

图书在版编目(CIP)数据

常用护理技术 / 何见平，闫晓杰主编. -- 重庆：重庆大学出版社，2023.5

高等职业教育医学卫生类专业系列教材

ISBN 978-7-5689-3716-0

Ⅰ.①常… Ⅱ.①何… ②闫… Ⅲ.①护理学—高等职业教育—教材 Ⅳ.①R47

中国国家版本馆 CIP 数据核字(2023)第 004874 号

常用护理技术

CHANGYONG HULI JISHU

主　编　何见平　闫晓杰

副主编　崔　艳　杨志萍　熊　蕊　闫梦凡

策划编辑：袁文华

责任编辑：文　鹏　　版式设计：袁文华

责任校对：谢　芳　　责任印制：赵　晟

*

重庆大学出版社出版发行

出版人：饶帮华

社址：重庆市沙坪坝区大学城西路 21 号

邮编：401331

电话：(023) 88617190　88617185(中小学)

传真：(023) 88617186　88617166

网址：http://www.cqup.com.cn

邮箱：fxk@cqup.com.cn (营销中心)

全国新华书店经销

重庆市国丰印务有限责任公司印刷

*

开本：787mm×1092mm　1/16　印张：17.25　字数：477 千

2023 年 5 月第 1 版　　2023 年 5 月第 1 次印刷

印数：1—3 000

ISBN 978-7-5689-3716-0　定价：68.00 元

BIANWEIHUI 编委会

主　编　何见平　闫晓杰

副主编　崔　艳　杨志萍　熊　蕊　闫梦凡

编　者　（排名不分先后）

潘志安（湖北职业技术学院）

何见平（湖北职业技术学院）

闫晓杰（武汉大学人民医院）

崔　艳（湖北职业技术学院）

杨志萍（湖北职业技术学院）

闫梦凡（湖北职业技术学院）

焦普生（湖北孝感美珈职业学院）

鲁宏霞（湖北孝感美珈职业学院）

熊　蕊（湖北孝感美珈职业学院）

裴　瑶（武汉大学人民医院）

孙　琳（武汉大学人民医院）

李巧会（湖北职业技术学院）

吴　静（湖北职业技术学院）

前言 QIANYAN

随着教育信息化、1+X证书制度试点、产教融合校企“双元”育人等国家职业教育教学改革的深入开展，有力推动着课堂革命，新型活页式、工作手册式、纸数一体化的新形态教材应运而生。

“常用护理技术”是高职护理专业的核心课程之一。本书以高职护理专业高素质技术技能型人才培养目标为指导，以学生为中心，以临床护理工作岗位为核心，以护理程序为主线，采用案例导入方式，重点培养学生的动手能力、临床思维和创新精神等职业素养，具有科学性、实用性和创新性，服务教师、教法改革。同时，认真贯彻《高等学校课程思政建设指导纲要》(教高〔2020〕3号)精神，切实做好课程思政，将价值塑造、知识传授和能力培养三者融为一体，将课程思政元素有机融入教材，尤其是注重加强医德医风教育，着力培养学生“敬佑生命、救死扶伤、甘于奉献、大爱无疆”的医者精神，引导学生尊重患者，善于沟通，提升综合素养和人文修养。

本书分13个项目，共52个任务，全面介绍了临床护理各岗位工作所需的基本护理知识和技能；融入了全国职业院校护理技能大赛操作项目，如静脉输液、心肺复苏、外伤包扎、心电监护等竞赛项目；贯彻了“护士执业资格证”“老年照护职业技能等级证”等对接标准，如义齿护理、轮椅使用等，将“岗课赛证”有机融通，能满足护理岗位需求，为后续专业课程的学习奠定良好基础。

本书采用活页形式装订，内容翔实、图文并茂，附有相应知识拓展、PPT、习题、操作视频等，关键操作后配有操作技能考核标准，既方便学习，又可合理检测学习效果，十分契合学习规律。

本书编写团队由高职学校骨干教师和医院一线临床护理人员组成，分工协作、严谨求实、精益求精，投入了大量精力，克服各种困难，齐心协力完成本次编写任务，在此一并感谢！

由于编者编写水平有限，书中难免存有不足，欢迎广大师生和读者提出宝贵意见，以便及时更正。

何见平　潘志安

2022年11月

MULU 目录

项目 11 冷热疗应用

项目 12 给药技术

项目 13 常用急救护理技术

附录

参考文献

《常用护理技术》
课程结构图

项目1 入院及出院护理

【素质目标】

1.具有严谨求实的工作态度,确保患者安全。

2.具有团队合作意识,沟通协调能力强,关心爱护患者。

3.具有护理职业情感,爱劳动、爱学习。

4.医疗责任意识强,注意保护患者隐私,维护患者的尊严和权利。

▶▷ 知识目标

1.理解担架运送法。
2.熟悉入院和出院程序。
3.熟悉保护具的使用方法及注意事项。
4.熟悉死亡过程的分期。
5.掌握入院和出院护理工作内容、分级护理的适用对象和护理要点。
6.掌握各种铺床法的目的、注意事项。
7.掌握常用卧位的适用范围及姿势。
8.掌握临终患者的生理、心理变化及护理要点。

▶▷ 能力目标

1.能正确实施轮椅运送法、平车运送法。
2.能熟练完成各种铺床法、卧有患者床更换床单法。
3.能协助患者移向床头及翻身侧卧。
4.能正确使用保护具。
5.能熟练完成尸体护理。

患者入院及出院护理是指患者入院后，护理人员对其所进行的一系列护理活动直到出院为止。其主要内容包括护送患者入病区、为患者准备床单位、卧位安置与更换、为卧床患者更换床单、保护具的使用、出院护理及临终护理。良好的入院护理使患者及家属感到安全舒适，并为患者后续的治疗及护理作好充分的准备。

课程思政
“提灯女神”温暖寒夜

课件1.1
护送患者入病区

任务 1.1　护送患者入病区

案例情景

王某，男，56岁，体重70 kg，门诊初步诊断为“脑卒中”，准备收治入院，患者意识清醒，生命体征平稳，左侧肢体活动受限。

请思考：①如何护送此患者入病区？②护送过程中应该注意什么？

一、入院程序

(一) 健康评估

由门诊或急诊医生检查评估，如需住院，则签发住院证。

(二) 办理入院手续

患者或家属凭医生签发的住院证到住院处填写登记表格，缴纳住院保证金，办理入院手续。住院处将患者入院手续办理完毕后，立即通知相关病区值班护士，护士根据患者病情做好接收新患者的准备工作。对需急诊手术的患者，可先手术，后补办入院手续。

(三) 卫生处置

根据医院条件、患者的病情及身体状况，对患者进行卫生处置，如理发、沐浴、更衣、修剪指甲等。对传染病或疑似传染病患者，应安置在隔离室进行处理。患者换下的衣服及其他相关衣物，可交家属带回或办理手续暂时存放在住院处。

(四) 护送患者入病区

护理人员应根据患者情况，采用步行、轮椅或平车护送患者入病区。能步行的患者由家属陪伴或由护理人员护送至病区；不能步行者，根据病情用平车或轮椅护送入病区。住院处护士应向病区护士交代患者病情、所采取或需继续实施的治疗与护理措施、患者的个人卫生情况及物品等。

二、运送患者的方法

(一) 轮椅运送法

轮椅运送法

【目的】

1.护送不能行走但能坐起的患者入院、出院、检查、治疗或室外活动。

2.帮助患者下床活动，促进血液循环和体力恢复。

【评估】

1.患者的体重、病情、意识状态、躯体活动能力与合作程度。

2.患者损伤部位和各种管路情况。

3.轮椅的性能是否完好。

4.地面是否干燥、平坦,室外的温度情况。

【计划】

1.护理目标

(1)搬运安全、顺利,患者主动配合。

(2)患者安全舒适,无因搬运所致的病情变化。

2.用物准备　轮椅(各部件性能良好)、毛毯(按季节备)、别针、软枕(根据需要准备)。

【操作过程】

1.协助患者上轮椅

(1)核对床号、姓名、手腕带,并向患者或家属说明将要进行的护理活动。

(2)推轮椅至床边,椅背与床尾平齐,面向床头,拉起扶手两侧的车闸,翻起踏脚板。

(3)需用毛毯保暖时,可将毛毯平铺在轮椅上,使毛毯上端高过患者颈部约 15 cm。

(4)扶患者坐于床沿,嘱其用手掌撑在床面维持坐姿,协助其穿上保暖外衣及鞋袜。

(5)请患者双手置于护士肩上,护士双手抱患者的腰部,协助患者下床,告知患者用其近轮椅侧的手,扶住轮椅外侧的把手,转身坐入轮椅中;或由护士环抱患者,协助患者坐入轮椅中(图 1.1)。

(6)放下踏脚板,让患者双脚置于其上,两手置于轮椅扶手上,并嘱其身体尽量向后靠,坐稳,不可前倾、自行站起或下轮椅。

(7)将毛毯上端向外翻折约 10 cm 围在患者颈部,用别针固定。用毛毯两侧围裹患者双臂做成袖筒,并用别针固定于腕部。再用毛毯余下部分围裹患者上身、下肢和双脚(图 1.2)。扣好安全带。

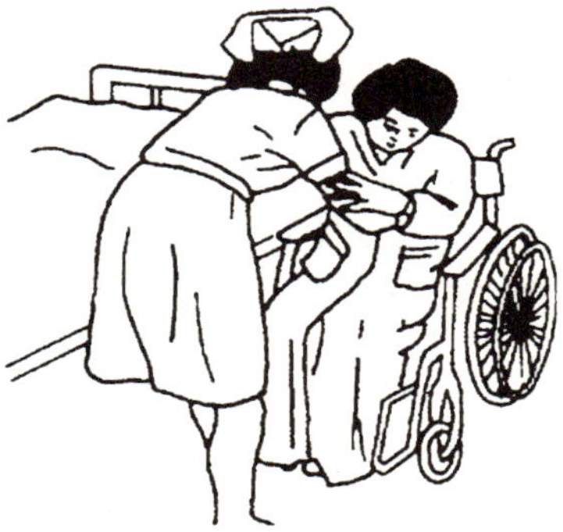

图 1.1　协助患者坐进轮椅

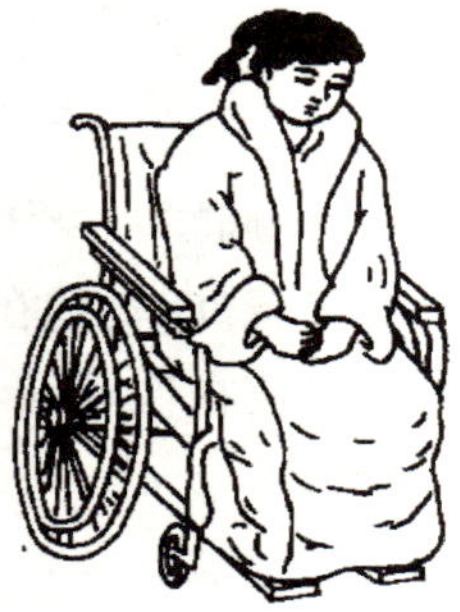

图 1.2　轮椅上患者包盖保暖法

(8)整理床单位,铺暂空床。

(9)观察患者,确定无不适后松车闸,推患者至目的地。

2.协助患者下轮椅

(1)推轮椅至床边,椅背与床尾平齐,面向床头,将车闸制动。

(2)翻起踏脚板,解开安全带,向患者解释下轮椅的过程,鼓励患者站立时尽量利用较有力的腿支撑体重。

(3)解除患者身上固定毛毯用的别针。

(4)协助患者站立、转身,慢慢坐于床沿。

(5)协助患者脱去保暖外衣及鞋子。

(6)协助患者取舒适卧位,盖好被子。

(7)整理床单位,观察病情,轮椅推回原处放置,必要时作记录。

【注意事项】

1.患者上下轮椅时固定好车闸。

2.推轮椅下坡时应减速，并嘱咐患者紧抓扶手，身体尽量向后靠，勿向前倾或自行下车。过门槛时，应翘起前轮，避免过大的震动，保证患者的安全。

3.推行过程中注意观察病情，询问患者有无不适。

4.寒冷季节注意保暖。

【评价】

1.运送过程中，患者无疲劳感及不适反应。

2.护患沟通有效，患者能主动配合，接受指导。

3.护士操作规范，动作轻稳、协调、节力，运送安全、顺利。

(二)平车运送法

平车运送法

【目的】

护送不能起床的患者出入院，做各种特殊检查、治疗、手术或转运。

【评估】

1.患者的年龄、病情、体重、意识状态、躯体活动能力与合作程度。

2.患者病损的部位和各种管路情况。

3.平车性能是否完好。

4.地面是否干燥、平坦，室外的温度情况。

【计划】

1.护理目标

(1)患者安全、舒适。

(2)患者病情无变化、无损伤等并发症。

(3)运送患者顺利，连续性治疗不受影响。

2.用物准备　平车(上置大单和橡胶单包好的垫子及枕头)、盖被。如为骨折患者，应有木板垫于平车上，并将骨折部位固定稳妥；如为颈椎、腰椎骨折患者或病情较重的患者，应备有帆布中单或布中单。

【操作过程】

1.携用物至床旁，核对床号、姓名、手腕带，向患者或家属做好解释，取得配合。

2.妥善安置患者身上的各种导管，检查伤口敷料。

3.搬运患者。

1)挪动法　适用于病情许可，能在床上配合操作者。

(1)移开床旁桌、椅，松开盖被。

(2)使平车紧靠床边与床平行，大轮端靠近床头，将车闸制动。

(3)协助患者按上身、臀部、下肢的顺序向平车挪动，使患者头部卧于大轮端，并根据病情需要给患者安置舒适卧位。

2)一人搬运法　适用于患儿及病情允许且体重较轻的患者。

(1)将床旁椅移至对侧床尾。

(2)推平车至患者床旁，平车大轮端靠近床尾，使平车与床成钝角，将车闸制动。

(3)松开盖被，协助患者穿好衣服。

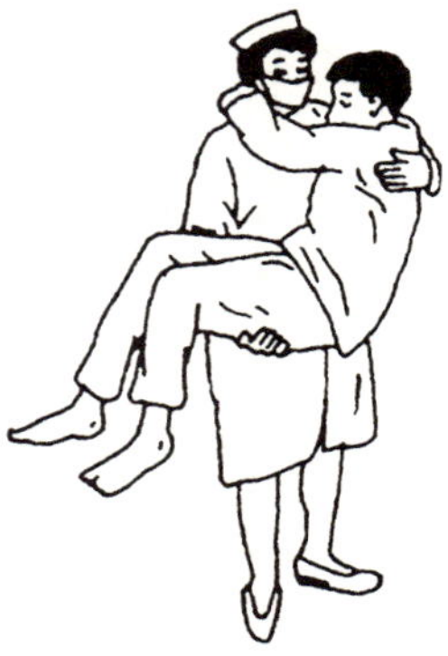

图 1.3　一人搬运法

(4)护士站于床边,两脚一前一后,稍屈膝。护士一手臂自患者腋下伸至对侧肩外侧,另一手臂由近侧伸至患者对侧大腿下,嘱患者双臂环绕交叉于护士颈后(图 1.3)。

(5)抱起患者,移步走向平车,放低前臂置患者于平车上,使患者平卧于平车中央。

3)二人搬运法　适用于病情较轻,但自己不能活动而体重较重的患者。

(1)将床旁椅移至对侧床尾。

(2)推平车至患者床旁,平车大轮端靠近床尾,使平车与床成钝角,将车闸制动。

(3)松开盖被,协助患者穿好衣服。

(4)护士甲、乙二人站在床的同侧,两脚一前一后,稍屈膝。将患者双手交叉置于胸腹前,协助患者移至床边。

(5)护士甲一手臂托住患者的头颈部及肩部,另一手臂托住患者腰部;护士乙一手臂托住患者的臀部,另一手臂托住其腘窝处(图 1.4)。二人同时抬起,使患者的身体向护士倾斜,移步走向平车,二人同时屈膝,手臂置平车上伸直,使患者卧于平车中央。

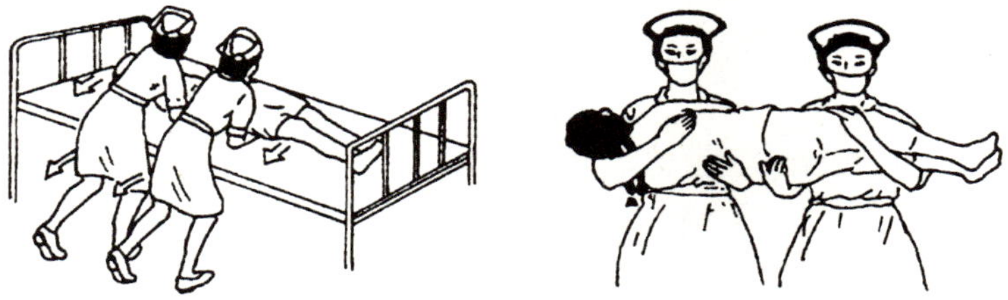

(a)　　(b)

图 1.4　二人搬运法

4)三人搬运法　适用于病情较轻,但自己不能活动而体重更重的患者。

(1)将床旁椅移至对侧床尾。

(2)推平车至患者床旁,平车大轮端靠近床尾,使平车与床成钝角,将车闸制动。

(3)松开盖被,协助患者穿好衣服。

(4)护士甲、乙、丙三人站在床的同侧,两脚前后分开,稍屈膝。将患者双手交叉置于胸腹前,协助患者移至床边。

(5)护士甲托住患者的头颈、肩背部;护士乙托住患者的腰部、臀部;护士丙托住患者的腘窝、小腿部(图 1.5)。

(6)中间一位搬运者喊口令,三人同时抬起患者,移步转向平车,同时屈膝,手臂置于平车上伸直,使患者平躺于平车中央。

5)四人搬运法　适用于病情危重或颈椎、腰椎骨折患者。

(1)移开床旁桌椅,松开盖被,在患者腰、臀下铺一帆布中单或布中单。

(2)推平车紧靠床边与床平行,大轮端靠床头,将车闸制动。

(3)护士甲站于床头托住患者头及颈肩部;护士乙站于床尾托住患者的两腿;另外两人分别站于病床及平车的两侧,抓紧中单四角。

(4)由一人喊口令,四人合力同时抬起患者,轻轻放于平车中央(图 1.6)。

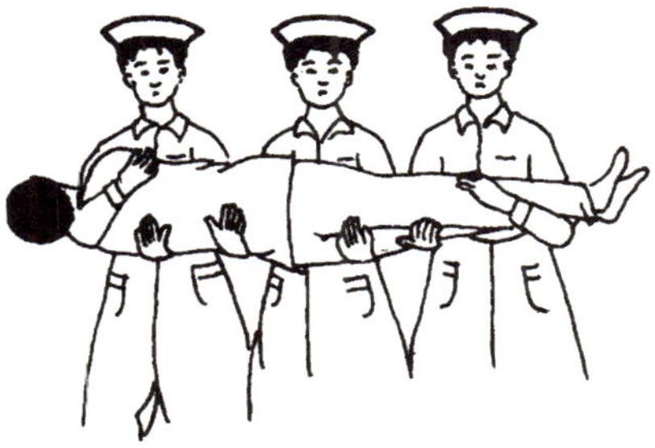

图 1.5　三人搬运法

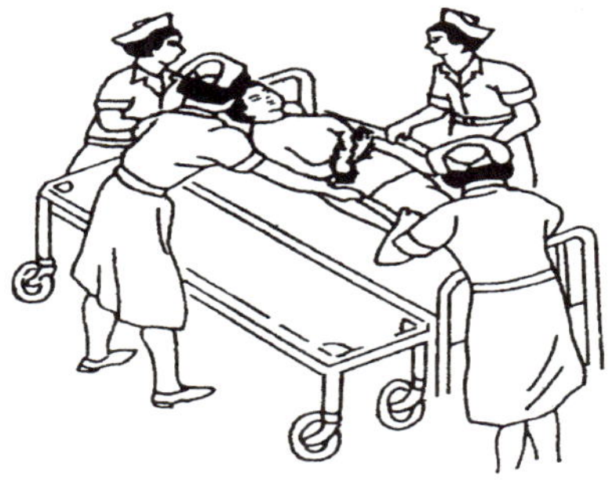

图 1.6　四人搬运法

4.根据病情需要安置患者卧位，盖好盖被。

5.整理床单位，铺暂空床。

6.松车闸，推送患者到目的地。

【注意事项】

1.搬运患者时动作轻稳准确，确保患者安全、舒适。

2.尽量使患者靠近搬运者，以达到节力的目的。

3.推车时护士应站于患者头侧，以便观察病情。患者头部应置于平车大轮端，上下坡时应使患者头部在高处，以减轻不适。

4.对骨折患者，应在平车上垫木板，固定好骨折部位后再搬运。对怀疑颈椎损伤或有颈椎损伤者，在搬运时应保持患者头部处于中立位，并沿身体纵轴略加牵引颈部，缓慢移至平车中央仰卧，并将头颈两侧用衣物或沙袋固定，保持头部中立位。防止搬运不当引起高位截瘫，甚至导致患者死亡。

5.推车进出门时，应先将门打开，不可用车撞门，以免震动患者及损坏设施。

6.搬运患者过程中，应保证其输液、引流等其他持续性治疗不受影响。

7.对颅脑损伤、颌面部外伤及昏迷患者，应将患者头偏向一侧。

【评价】

1.患者在搬运过程中感觉平稳、舒适，未中断治疗。

2.护患沟通有效，患者能主动配合，接受指导。

3.护士操作规范，动作轻稳、协调、节力，运送安全、顺利。

（三）担架运送法

担架是急救时运送患者最基本、最常用的工具。其特点是可以上下楼梯，且对体位影响较小，方便上下各种交通工具，不受地形、道路等条件限制。

常用的担架有帆布担架和硬板担架两种，如现场急救缺少担架的情况下，可使用木板等代用品。担架的使用方法同平车运送法，可以采用两人或三人搬运法。由于担架位置较低，因此应先由两人将担架抬起，使之与床沿并齐，便于搬运患者，搬运时尽量保持平稳，不要摆动。

担架运送患者时应注意以下事项：

（1）患者应仰卧于担架中央，四肢不可靠近担架边缘，以免碰撞造成损伤。

（2）胸、颈椎损伤的患者使用硬板担架。

（3）疑似颈椎损伤的患者注意保持头颈中立位，颈下垫软枕或衣物，防止头颈左右移动。

（4）注意观察运送途中病情变化，保持呼吸通畅，防止舌后坠阻塞呼吸道，或分泌物、呕吐物吸入气管引起窒息。

（闫梦凡、熊　蕊）

应用人体力学原理指导护理工作

分级护理

“过床易”的使用

课件1.2
为患者准备床单位

任务 1.2　为患者准备床单位

案例情景

李某，男，37 岁，不慎从 3 m 高处坠下，头部着地，当即昏迷，由他人急送医院救治。患者头部 CT 扫描提示硬脑膜外血肿，现已送至手术室。

请思考：①术后患者返回病房，如何为其准备床单位？②术后第 7 天患者下床活动，如何为其整理床单位？③术后第 14 天患者出院，对床单位进行消毒处理后，如何准备床单位迎接新患者？

一、患者床单位及设施

患者床单位是指医疗机构提供给患者使用的家具与设备。它是患者住院期间进行休息、睡眠、饮食、排泄、活动和开展治疗的最基本的生活单位。

患者床单位固定设备有床、床垫、床褥、棉胎或毛毯、枕芯、大单、被套、枕套、橡胶中单、中单、床旁桌和椅，墙上有照明灯、呼叫装置、供氧和负压吸引等设施（图 1.7）。

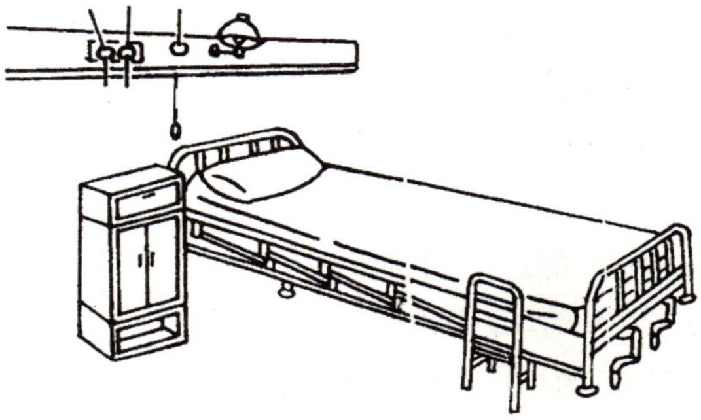

图 1.7　病床单位的设施

二、铺床法

患者床单位要保持整洁，床上用物需要定期更换。铺床法的基本要求是平、整、紧，达到舒适、安全、实用和耐用的目的。常用的铺床法有备用床、暂空床和麻醉床。护士在进行铺床操作时应运用人体力学原理，遵守节力原则。

（一）备用床

铺备用床

【目的】

1.准备迎接新患者。

2.保持病室整洁、美观。

【评估】

1.病床是否完好、稳固。

2.床旁设施是否完好。

3.床上用物是否清洁、齐全。

4.病室内有无患者进餐或接受治疗。

【计划】

1.护理目标

(1)病床符合实用、耐用、舒适、安全的原则。

(2)病室环境整洁、美观。

2.用物准备　床、床垫、床褥、棉胎或毛毯、枕芯、大单、被套、枕套、治疗车。

【操作过程】

1.评估。

2.洗手,戴口罩,准备用物。

3.按取用顺序放置用物(由下而上放置枕芯、枕套、棉胎或毛毯、被套、大单)。

4.携用物至床边,有脚轮的床应先固定,调整床的高度。

5.移开床旁桌,离床约 20 cm,移床旁椅至床尾正中,离床尾约 15 cm。

6.将物品放于床尾椅上。

7.从床头向床尾或由近侧向远侧翻转床垫,铺床褥于床垫上。

8.铺大单。①取折叠好的大单放于床的正中处,中线与床中线对齐,分别向床头、床尾展开。②铺近侧床头。一手将床头床垫托起,一手伸过床头中线,将大单包塞于床垫下。③包折床角。④同法铺近侧床尾,然后将中部下垂的大单拉紧平塞于床垫下,绕至对侧,以同法铺好大单。

1)斜角法　在距床头 30 cm 处,向上提起大单边缘,使其与床沿垂直,成一等腰三角形。以床沿为界将三角形分为上下两部分,上半三角覆盖于床上,下半三角平整地塞于床垫下,再将上半三角翻下塞于床垫下(图 1.8)。

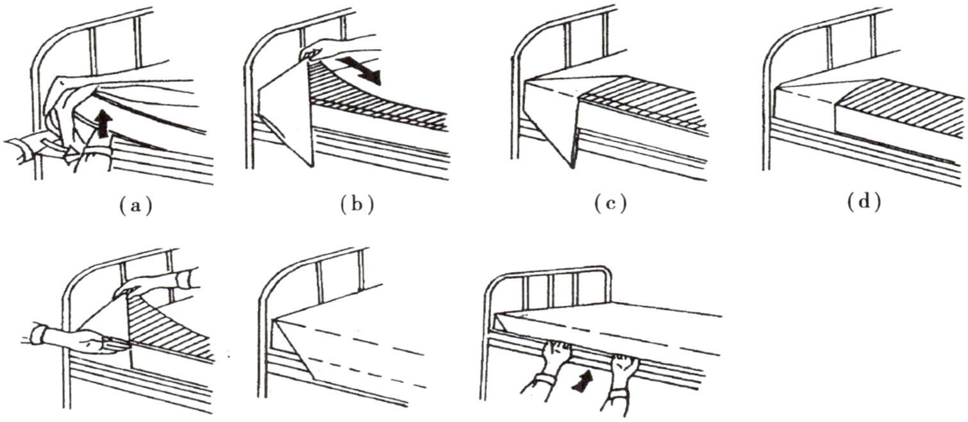

(a)　(b)　(c)　(d)

(e)　(f)　(g)

图 1.8　包床角法

2)直角法　将上半三角底边直角部分拉出,拉出部分的边缘与地面垂直,将拉出部分塞于垫下。

9.套被套。

1)被套式

“S”式:取已折叠好的被套,头端齐床头放置,被套纵中线与床纵中线对齐,分别向床尾、床两侧

卷筒式套被套

被单式套被套

展开平铺于床上；将被套尾端开口处的上层向上拉至约 1/3 处。将折好的 S 形棉胎（或毛毯）置于被套开口处，底边与被套开口边平齐，将棉胎上缘中部拉至被套头端中部（图 1.9），并将竖折的棉胎向两边展开，与被套侧缘平齐，盖被的上缘平齐床头。至床尾，拉平盖被，系带，然后将盖被的左右侧向内折叠与床沿平齐，铺成被筒，将尾端向内折叠与床尾平齐或塞于床垫下（图 1.10）。

2）卷筒式（见二维码）

3）被单式（见二维码）

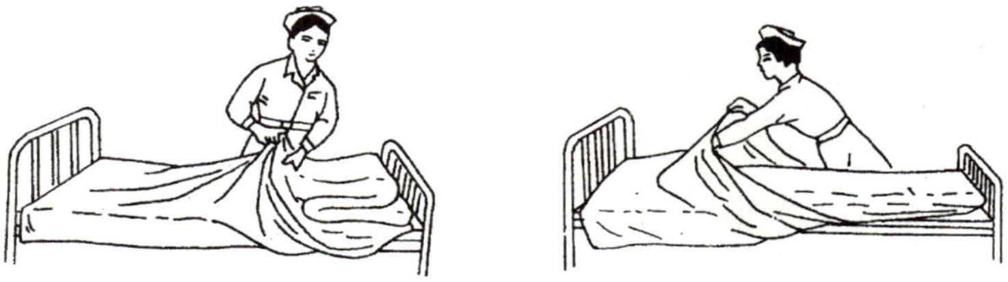

(a) (b)

图 1.9　S 形套被套

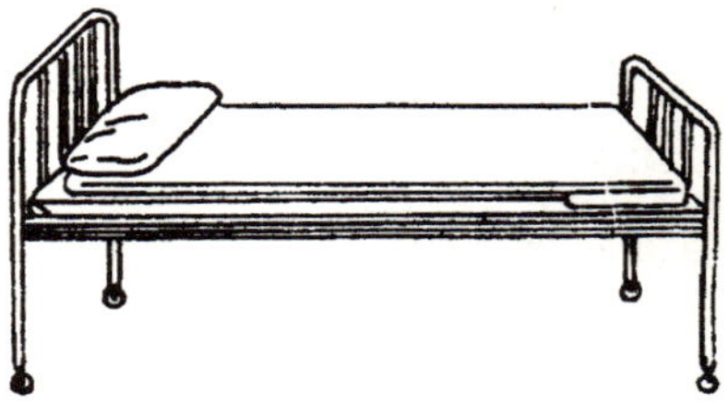

图 1.10　备用床（被套式）

10.套枕套，系带。平放于床头，枕套开口处背门。

11.移回床旁桌椅。

12.洗手，取口罩。

【注意事项】

1.符合实用、耐用、舒适、安全的铺床原则。

2.病室内有患者进餐或治疗时应暂停铺床。

3.用物准备齐全，折叠正确并按使用先后顺序放置。

4.操作中正确运用节力原理。能够升降的病床，应将床面升至方便铺床的高度，避免腰部过度弯曲或伸展所致的疲劳；身体应靠近床边，两腿分开稍屈膝，两脚前后或左右分开，扩大支撑面，降低重心，增加身体的稳定性；减少走动次数，手臂动作要协调，避免过多的抬起、放下、停止等无效动作。

【评价】

1.护士操作时遵循节力原则，节时、省力。

2.操作过程流畅，动作连续、轻稳。

3.病室及患者床单位整洁、美观。

4.大单中线与床中线对齐，四角平整、紧扎；盖被中线与床中线对齐，内外平整、被头充实，两侧及被尾内折对称；枕头平整、四角充实，开口背门。

铺暂空床

（二）暂空床

【目的】

1.供新入院或暂离床活动的患者使用。

2.保持病室整洁、美观。

【评估】

1.患者病情,根据病情需要准备用物。

2.床上用物是否清洁、齐全;床及床旁设施是否完好。

3.患者病情是否允许暂离床活动或外出检查。

4.病室内有无患者进餐或接受治疗。

【计划】

1.护理目标

(1)病床及用物清洁、整齐。

(2)病室环境整洁、美观。

2.用物准备 同备用床,必要时备橡胶中单和中单(或一次性中单)。

【操作过程】

1.洗手、戴口罩,携用物至床旁。

2.将备用床的盖被上端内折1/4,然后扇形三折于床尾,使之与床尾平齐。

3.必要时铺橡胶中单和中单(或一次性中单),上缘距床头45~50 cm,中线与床中线对齐,边缘下垂部分塞入床垫下。

4.转至对侧,同法铺好(图1.11)。

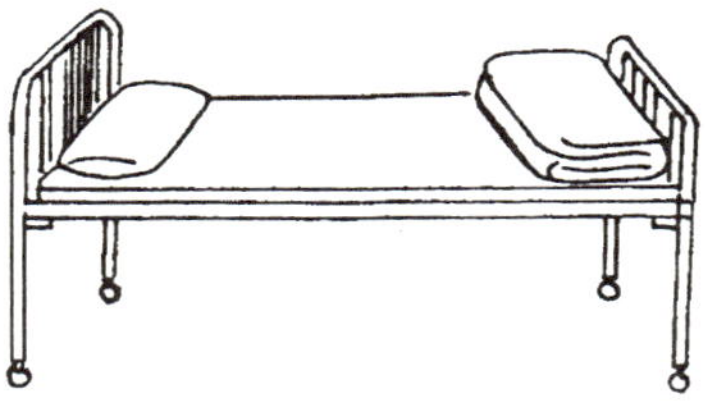

图1.11 暂空床

5.整理床单位。

6.洗手,取口罩。

【注意事项】

同备用床。

【评价】

1.同备用床1—4。

2.所准备的用物符合患者病情需要。

3.患者上下床方便,躺卧时感觉舒适。

(三)麻醉床

铺麻醉床

【目的】

1.便于接收和护理麻醉手术后的患者。

2.防止床上用物被血液、呕吐物、排泄物等污染。

3.使患者安全、舒适,预防并发症。

【评估】

1.患者病情、手术部位、麻醉方法。

2.床及床旁设施是否完好,急救设备准备情况。

3.病室内有无患者进餐或接受治疗。

【计划】

1.护理目标

(1)患者得到及时诊疗和护理。

(2)病床符合患者术后的需要。

(3)患者安全舒适,未发生并发症。

2.用物准备

(1)床上用物。同备用床,另备橡胶中单和中单(或一次性中单)各两条。

(2)麻醉护理盘。治疗巾内置开口器、压舌板、舌钳、通气导管、牙垫、输氧管、吸痰管、治疗碗、镊子、纱布数块;治疗巾外置心电监护仪(或血压计和听诊器)、弯盘、棉签、胶布、手电筒、护理记录单和笔。

(3)其他。根据需要备输液架、吸氧装置、吸痰装置、胃肠减压器、负压吸引器、引流袋、延长管、输液泵、微量泵等;天冷时备热水袋加布套、毛毯。

【操作过程】

1.洗手,戴口罩。

2.查对医嘱,了解患者病情、手术部位、麻醉方式;观察同病室患者的活动及治疗情况,向其解释,以取得配合。

3.备齐用物携至床旁。同铺备用床法移开床旁桌椅,将床上原有各单全部撤下置于治疗车下层。

4.洗手。将铺床用物放于床尾椅上。

5.同铺备用床法铺好一侧大单。

6.根据患者麻醉方式和手术部位,按需要铺好橡胶中单和中单,腹部手术铺在床中部,下肢手术铺在床尾部。一条橡胶中单和布中单铺于床中部或齐床尾放置,中线与床纵中线对齐,多余部分平整塞入床垫下。另一条铺于床头,上端与床头平齐,中线与床纵中线对齐,多余部分平整塞入床垫下。

7.转至对侧,同法依次逐层铺好各单。

8.铺盖被(被套式),同铺备用床法,盖被上端与床头平齐,两侧边缘向内折叠与床沿齐,尾端向内折叠与床尾平齐,再将盖被纵向三折叠于一侧床边,开口处向门。

9.天冷时,可在盖被上加毛毯,将热水袋置于盖被和毛毯之间。

10.套枕套,将套好的枕头横立于床头。

11.还原床旁桌,置椅子于盖被折叠侧床尾(图 1.12)。

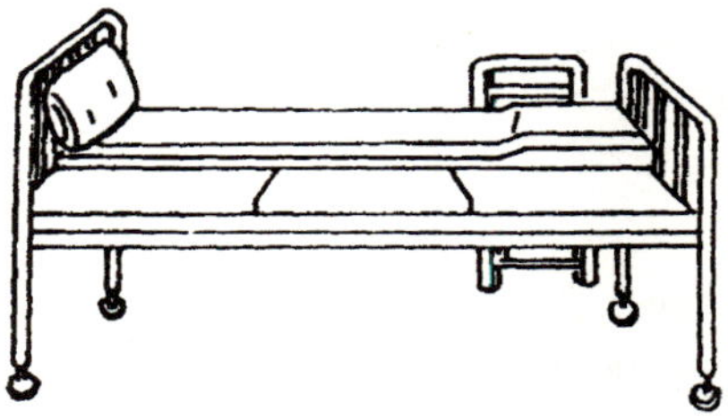

图 1.12　麻醉床

12.置麻醉护理盘于床旁桌上,其他用物放于合适位置。

【注意事项】

1.同备用床。

2.铺麻醉床时应换清洁的被服,保证术后患者安全舒适,预防感染。

3.布中单要完全遮盖橡胶中单,避免橡胶中单与皮肤直接接触。

4.麻醉护理盘及其他所需用物应准备齐全且放置合理,以方便使用。

改良铺床法

【评价】

1.同备用床1—4。

2.所准备的用物能满足手术后患者的治疗护理需要。

3.方便搬移患者。

(闫梦凡、熊 蕊)

任务1.3 患者卧位安置与更换

案例情景

张某,男,73岁,5年前无明显诱因出现反复中上腹部胀痛,近3个月来,症状加重,伴胃内烧灼感、食欲减退,体重减轻。胃镜检查提示胃恶性肿瘤。患者于当日在全麻下行胃大部分切除、胃十二指肠吻合术,手术顺利,安全返回病房,但麻醉未清醒。

请思考:①患者回病房后护士应为其采取何种卧位?②术后2天应安置患者于何种卧位?③7天后护士小李巡视病房时,发现患者滑向床尾,如何协助患者移向床头?④患者极度虚弱,不能下床活动,如何协助患者翻身侧卧?

患者卧位安置与更换

一、卧位的性质

卧位是指患者休息和适应医疗护理需要而采取的卧床姿势。正确的卧位对减少疲劳、增进患者舒适感、治疗疾病、减轻症状、预防并发症及进行各种检查等均能起到良好的作用。护理人员在临床护理工作中应熟悉各种卧位的基本要求,协助或指导患者采取舒适、安全、正确的卧位。根据卧位的自主性可将卧位分为主动、被动和被迫3种。

(一)主动卧位

主动卧位是指患者身体活动自如,能根据自己的意愿和习惯随意更换体位。见于病情较轻、术前及恢复期患者。

(二)被动卧位

被动卧位是指患者自身无变换卧位的能力,卧于他人安置的卧位。常见于极度衰弱、昏迷、瘫痪的患者。

(三)被迫卧位

被迫卧位是指患者为了减轻疾病所致的痛苦或因治疗需要而被迫采取的卧位。这类患者通常意识清楚,具有变换卧位的能力,但由于疾病的影响被迫采取某种卧位,如哮喘急性发作的患者由于呼吸极度困难被迫采取端坐卧位。

二、常用的卧位

根据卧床时身体的姿势，常用卧位可分为仰卧位、侧卧位、半坐卧位、端坐位、俯卧位、头高足低位、头低足高位、膝胸卧位及截石位。

（一）仰卧位

仰卧位也称为平卧位，是一种自然的休息姿势。其基本姿势为患者仰卧，头下垫一枕，两手臂放于身体两侧，两腿伸直自然放置。根据病情或检查等需要，可改变仰卧位形成下列 3 种卧位。

仰卧位 1：去枕仰卧位

1.适用范围

（1）昏迷或全身麻醉未清醒的患者，采用去枕仰卧，头偏向一侧，以避免呕吐物被误吸入气道而引起窒息或肺部并发症。

（2）椎管内麻醉或脊髓腔穿刺后的患者，采用此种卧位，以预防颅内压降低而引起的头痛。

2.方法

（1）去枕仰卧、头偏向一侧。

（2）两臂放于身体两侧，两腿自然放平。

（3）将枕头横立于床头（图 1.13）。

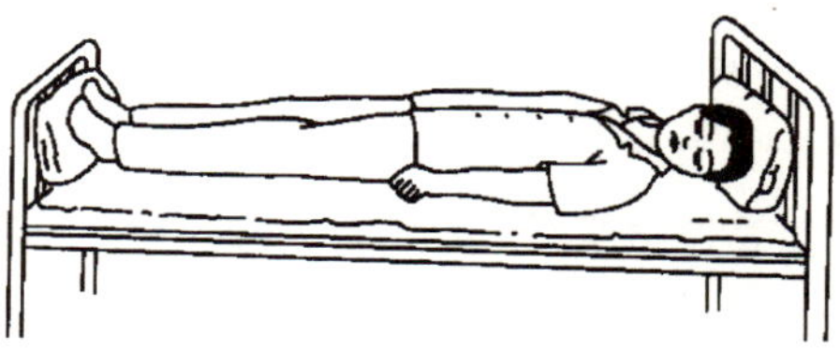

图 1.13　去枕仰卧位

仰卧位 2：休克卧位（中凹卧位）

1.适用范围

适用于休克患者。抬高头胸部，有利于保持气道通畅，增加肺活量，改善缺氧症状；抬高下肢，可促进静脉回流，增加心输出量而缓解休克症状。

2.方法

（1）患者仰卧，两臂放于身体两侧。

（2）用垫枕抬高头胸部 10°~20°，抬高下肢 20°~30°（图 1.14）。

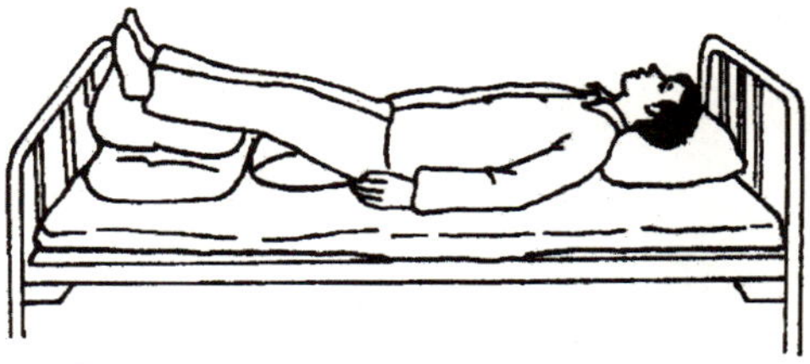

图 1.14　休克卧位

仰卧位 3：屈膝仰卧位

1.适用范围

（1）腹部检查的患者，可使腹肌放松，便于检查。

（2）女患者导尿、会阴擦洗时，以暴露操作部位。

2.方法

(1)患者平卧,头下放枕。

(2)两臂放于身体两侧,两膝屈起并稍向外分开(图 1.15)。

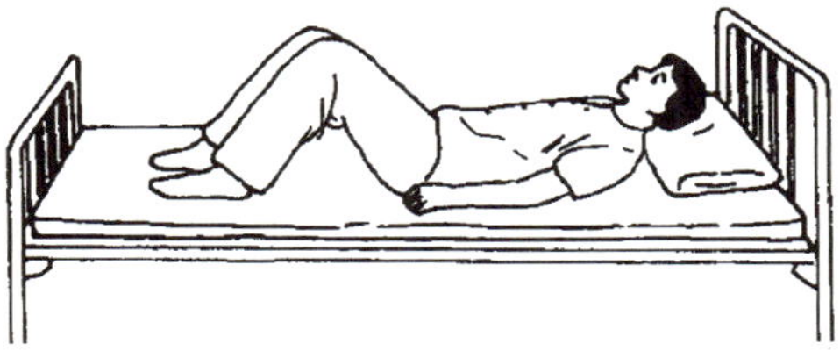

图 1.15 屈膝仰卧位

(二)侧卧位

侧卧位及俯卧位

1.适用范围

(1)灌肠、肛门检查以及配合胃镜、肠镜检查等。

(2)臀部肌内注射(上腿伸直,下腿弯曲,使注射部位肌肉放松)。

(3)预防压疮。侧卧位与平卧位交替,避免局部皮肤长时间受压,且便于受压部位的护理。

2.方法

(1)患者侧卧,臀部稍后移。

(2)两臂屈肘,一手放于胸前,一手放于枕旁。

(3)下腿稍伸直,上腿弯曲。

(4)必要时在两膝之间、后背和胸腹前放置软枕(图 1.16),以扩大支撑面,使患者感到舒适和安全。

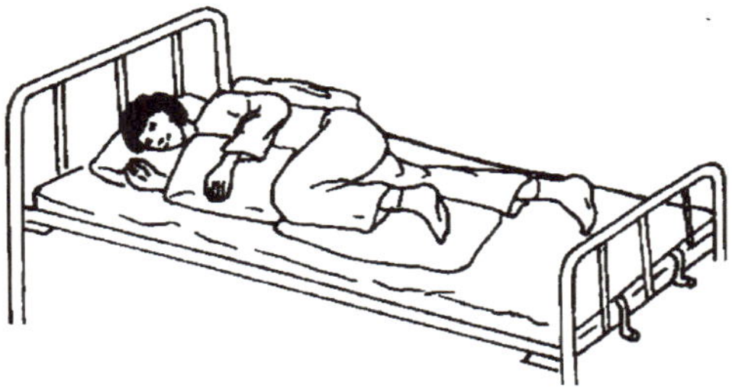

图 1.16 侧卧位

(三)半坐卧位

半坐卧位及端坐卧位

1.适用范围

(1)某些面部及颈部手术后的患者 采取半坐卧位,可减少局部出血。

(2)心肺疾病所引起呼吸困难的患者 采取半坐卧位,由于重力的作用,一方面,使膈肌位置下降,胸腔容量扩大,减轻腹内脏器对心肺的压力,增加肺活量,有利于气体交换;另一方面,可使部分血液滞留在下肢和盆腔脏器内,减少静脉回心血量,减轻肺部瘀血和心脏负荷,从而改善呼吸困难。

(3)腹腔、盆腔手术后或有炎症的患者 一是可促进引流。二是可使腹腔渗出液借重力作用流入盆腔。盆腔腹膜抗感染能力较强,而吸收较差,采取半坐卧位可减少炎症的扩散和毒素吸收,促使感染局限化,减轻中毒反应。同时还可防止感染向上蔓延引起膈下脓肿。三是腹部手术后取半坐卧位可使腹肌松弛,减轻腹部切口缝合处的张力,缓解疼痛,使患者感到舒适,有利于切口愈合。

(4)恢复期体质虚弱的患者 采取半坐卧位,使患者逐渐适应体位改变,有利于向站立过渡。

(5)协助患者进食及鼻饲时 采取半坐卧位,以防误吸。

2.方法

(1)患者仰卧,抬高靠背架或摇起床头支架30°~50°。

(2)摇起膝下支架或用大单裹住枕芯放于两膝下,将大单的两端固定于床沿处,防止患者下滑。

(3)床尾足底垫软枕,防止患者足底触及床尾栏杆,以增加其舒适性(图1.17)。

(4)放平时先放平膝下支架,再放平床头支架。

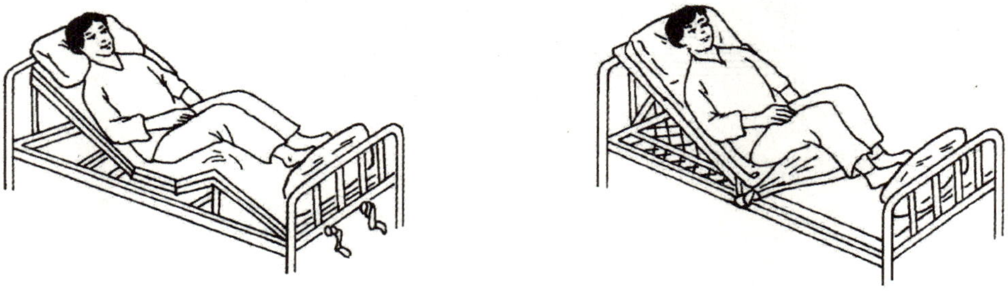

(a)摇床法　　(b)靠背架法

图1.17　半坐卧位

(四)端坐位

1.适用范围　心力衰竭、心包积液及支气管哮喘发作的患者;由于极度的呼吸困难,被迫端坐的患者。

2.方法

(1)扶患者坐在床上,身体稍向前倾,床上放一跨床小桌,桌上放软枕,患者可伏桌休息。

(2)用床头支架或靠背架将床头抬高70°~80°,使患者同时能向后倚靠。

(3)膝下支架抬高15°~20°。

(4)必要时加床栏,保证患者安全(图1.18)。

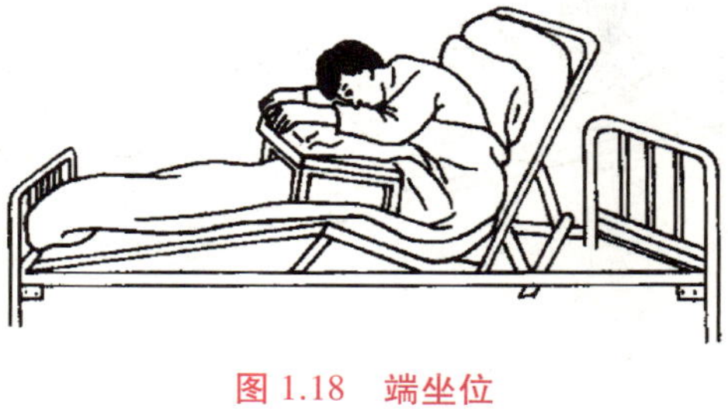

图1.18　端坐位

(五)俯卧位

1.适用范围

(1)腰、背部检查或配合胰、胆管造影检查时。

(2)脊椎手术后或腰、背、臀部有伤口,不能平卧或侧卧的患者。

(3)胃肠胀气所致腹痛的患者,取俯卧位,腹腔容积增大,可缓解腹痛。

2.方法

(1)患者俯卧,头偏向一侧。

(2)两臂屈肘放于头部两侧,两腿伸直。

(3)胸部、髋部及踝部各放软枕以支撑身体、维持舒适(图1.19)。

(六)头高足低位

1.适用范围

(1)颈椎骨折进行颅骨牵引时作反牵引。

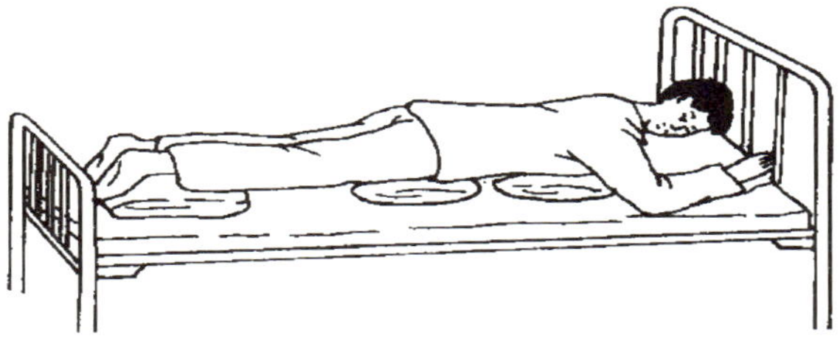

图 1.19 俯卧位

(2)降低颅内压,预防脑水肿。
(3)颅脑手术后的患者。
2.方法
(1)患者仰卧,床头用木墩或其他支托物垫高 15~30 cm,或视病情而定。
(2)将枕头横立于床尾,以防足部触及床栏(图 1.20)。

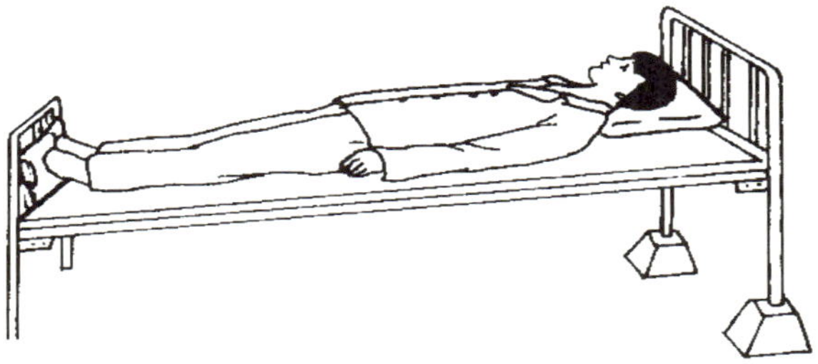

图 1.20 头高足低位

(七)头低足高位

1.适用范围
(1)肺部分泌物引流,使痰液易于咳出。
(2)十二指肠引流术,有利于胆汁引流。
(3)妊娠时胎膜早破,防止脐带脱垂。
(4)跟骨、胫骨结节牵引时,利用人体重力作反牵引。
此体位使患者感到不适,不宜长期使用,颅内压高者禁用。
2.方法
(1)患者仰卧,头偏向一侧。
(2)将枕头横立于床头,以防碰伤头部。
(3)床尾用木墩或其他支托物垫高 15~30 cm(图 1.21)。

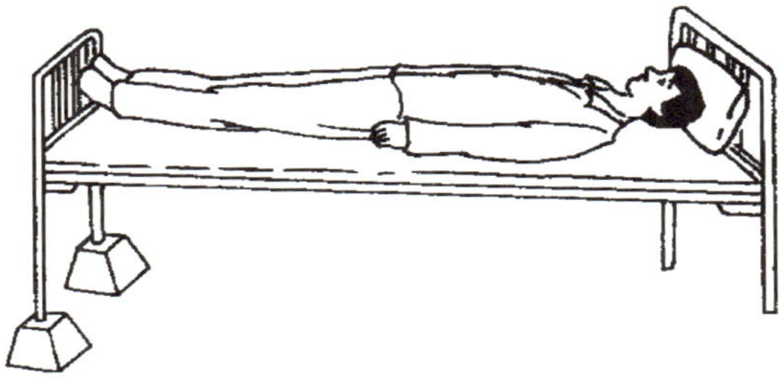

图 1.21 头低足高位

(八)膝胸卧位

1.适用范围
(1)肛门、直肠、乙状结肠镜检查或治疗。

头低足高位及头高足低位

膝胸卧位及截石位

(2)矫正子宫后倾或胎位不正。
(3)促进产后子宫复原。
2.方法
(1)患者跪卧,两小腿平放在床上,稍分开,大腿垂直于床面。
(2)胸部贴床面,腹部悬空,臀部抬起。
(3)头转向一侧,两臂屈肘放于头的两侧(图 1.22)。

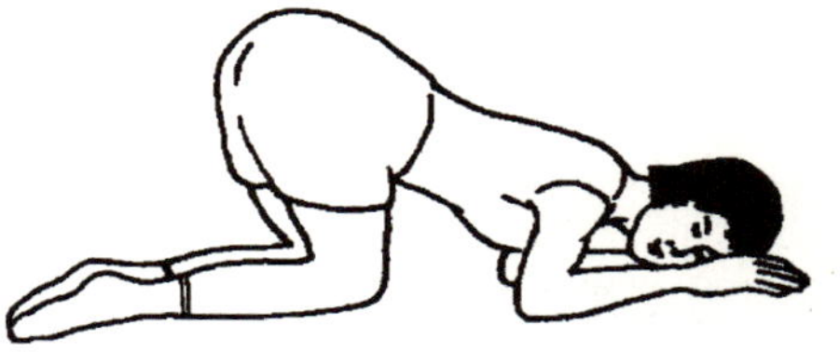

图 1.22 膝胸卧位

(九)截石位

1.适用范围
(1)会阴、肛门部位的检查、治疗或手术,如膀胱镜、妇产科检查、阴道灌洗等。
(2)产妇分娩。
2.方法
(1)患者仰卧于检查台上。
(2)两腿分开放在支腿架上(支腿架上放软垫),臀部尽量齐于检查台边缘。
(3)两手放于胸前或身体两侧(图 1.23)。注意保暖及保护患者隐私。

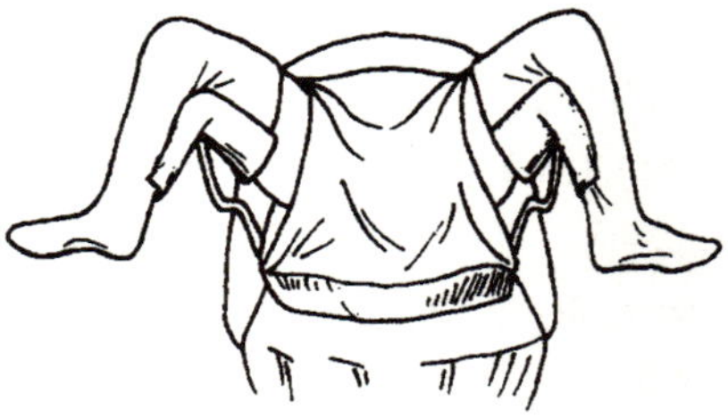

图 1.23 截石位

三、变换卧位法

长期卧床患者,身心压力很大,易出现精神萎靡、消化不良、便秘、肌肉萎缩等症状,严重者还会出现压疮、坠积性肺炎等并发症。护士应督促、协助长期卧床的患者变换卧位,使患者安全、舒适,预防并发症的发生。

【目的】

1.协助已滑向床尾而不能自己移动的患者移向床头,使患者感到舒适。
2.协助不能起床的患者更换卧位,使患者感到舒适,预防坠积性肺炎、压疮等并发症的发生。
3.适应诊断、治疗和护理的需要。

【评估】

1.患者的年龄、体重、神志、生命体征、肢体肌力、局部皮肤受压情况。
2.患者手术部位、伤口、各种管路及有无约束等情况。

3.患者或家属对操作方法的了解程度及配合能力。

【计划】

1.护理目标

(1)患者安全、舒适,未发生并发症。

(2)患者及家属了解预防卧床并发症的知识,并能积极配合。

2.用物准备　同备用床,必要时备橡胶中单和中单(或一次性中单)。

【操作过程】

协助患者移向床头、翻身侧卧法

1.协助患者移向床头法

(1)洗手,戴口罩。

(2)核对床号、姓名。向患者及家属解释操作的目的、过程、注意事项及配合要点。

(3)固定床脚轮,调整床至适合操作的高度。

(4)将患者身上的各种导管安置妥当,将盖被折叠至床尾或一侧。

(5)根据病情放平床头支架,将枕头横立于床头。

(6)移动患者。移动方法有以下 2 种。

①一人协助患者移向床头法　适用于体重较轻的患者。a.嘱患者仰卧屈膝,双手握床头栏杆或两侧床沿,双脚平放于床面。b.护士一手托住患者的肩背部,另一手托住患者臀部,护士抬起患者时嘱患者双脚蹬床面,双臂用力,挺身上移,护士顺势将患者移向床头(图 1.24)。

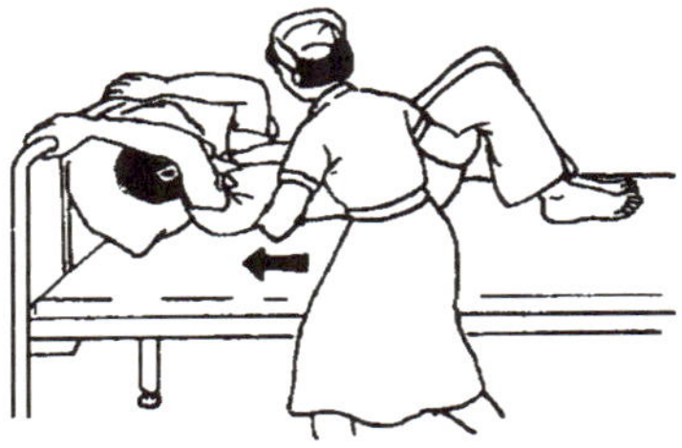

图 1.24　一人协助患者移向床头法

②二人协助患者移向床头法　适用于病情较重或体重较重患者。方法 1:护士两人分别站在床的两侧,两人交叉托住患者颈肩部和臀部,同时行动,协调地将患者抬起,移向床头。方法 2:护士两人站在床的同侧,一人托住患者的颈肩部及腰部,另一人托住患者臀部及腘窝处,同时抬起患者移至床头。

(7)放回枕头,依病情需要支起床头支架,整理床铺。

(8)洗手,取口罩。

2.协助患者翻身侧卧法

(1)洗手,戴口罩。

(2)核对床号、姓名。

(3)固定床脚轮,调整床至适合操作的高度。

(4)将患者身上的各种导管安置妥当,将盖被折叠至床尾或一侧,拉起对侧床栏。

(5)患者仰卧,双手放于腹部,两腿屈曲。

(6)翻身。翻身方法有以下 3 种。

①一人协助患者翻身法(图 1.25)　适用于体重较轻的患者。a.先将患者肩部、腰部、臀部移向靠近护士侧床沿,再将患者的双下肢移近并屈膝。b.护士一手托肩,一手托膝,轻轻将患者转向对侧,使患者背向护士。

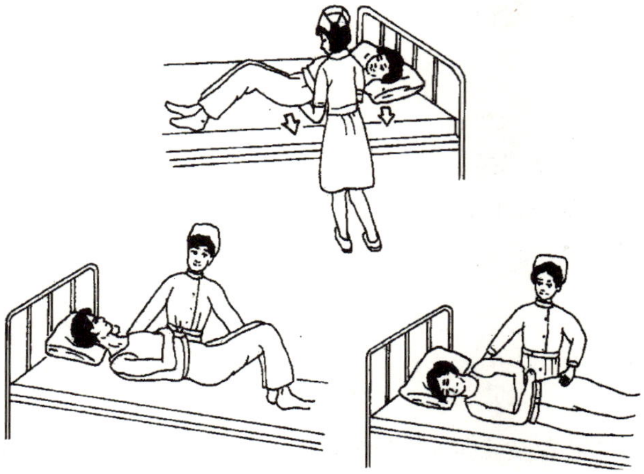

图 1.25　一人协助患者翻身法

②二人协助患者翻身法（图 1.26）　适用于病情较重或体重较重的患者。a.护士两人站在床的同侧，一人托住患者的颈肩部和腰部，另一人托住患者臀部和腘窝，两人同时将患者抬起移向近侧。b.护士两人分别托扶患者的肩、腰、臀和膝部，轻轻将患者翻向对侧。

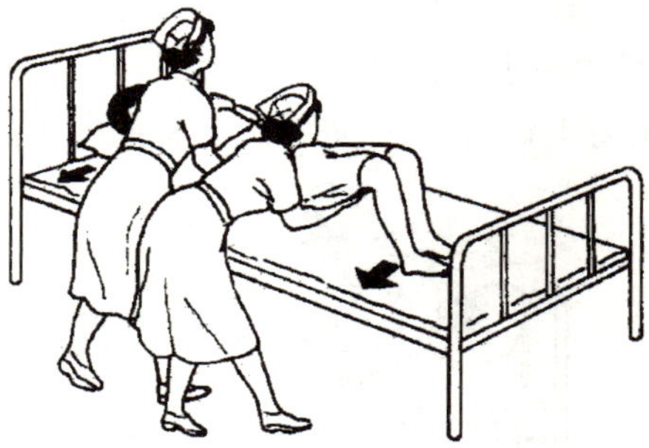

图 1.26　二人协助患者翻身法

③轴线翻身法（图 1.27）　适用于颅骨牵引、脊椎损伤、脊椎手术、髋关节术后的患者。a.三名操作者站于患者同侧，一人托扶患者头颈部，一人平托患者肩部和腰部，一人平托患者臀部和腘窝，三人同时用力将患者平移至操作者同侧床旁。b.患者如有颈椎损伤时，一人站于患者床头，一手固定患者头颈部，移去头颈外固定物，一手沿纵轴向上略加牵引，使头颈随躯干一起缓慢移动；另一人将双手分别置于患者肩部和背部；第三人将双手分别置于患者腰部和臀部，使头、颈、腰、髋保持同一水平线。c.三人同时用力翻转至侧卧位。患者如无颈椎损伤，可由两位操作者完成轴线翻身。

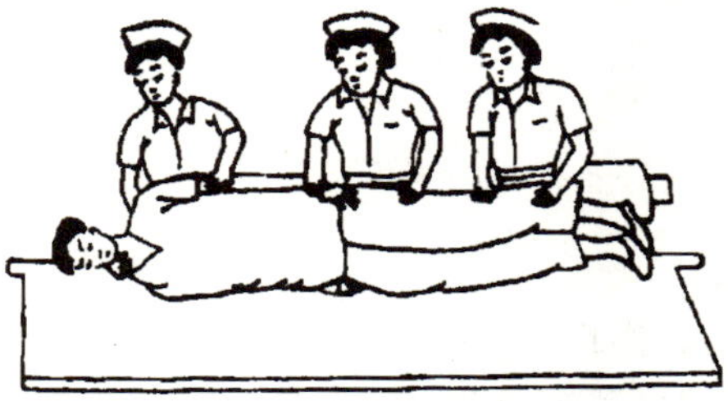

图 1.27　轴线翻身法

（7）安置患者肢体关节于功能位置。

（8）按侧卧位要求，用枕头将患者的背部和肢体垫好，使患者舒适、安全。拉起同侧床栏。

（9）观察皮肤及导管固定情况。

（10）整理床单位，根据患者需要调整床的高度。

(11)洗手,取口罩,记录翻身时间、皮肤情况。

【注意事项】

1.协助患者更换卧位时,注意节力原则。翻身时,让患者尽量靠近护士,使重力线通过支撑面来保持平衡。同时,缩短重力臂可以达到安全、省力的目的。

2.协助患者更换体位时,应先将患者身体抬离床面后再行进一步操作,不可拖、拉、推、拽等,以免擦伤皮肤。多人协助翻身时,注意动作协调与轻稳。

3.根据患者病情及受压部位皮肤情况确定翻身的间隔时间,在协助患者更换体位时,应注意观察局部情况,同时做好交接班工作。

4.为特殊情况的患者更换卧位时应注意以下事项:

(1)若患者身上带有各种导管,翻身或移动前要妥善安置导管,变换卧位后仔细检查并固定,保持导管通畅。

(2)为手术后患者翻身前,应先检查伤口敷料是否干燥、有无脱落,如敷料潮湿或已脱落,应先更换敷料并固定好后再协助翻身,翻身后注意避免伤口受压。

(3)颅脑手术后患者,应取健侧卧位或平卧位。翻身时注意头部不可剧烈翻动,以防引起脑疝,压迫脑干而致猝死。

(4)颈椎或颅骨牵引的患者,翻身时不可放松牵引,并使头、颈、躯干保持同一水平位翻动。翻身后注意牵引位置、方向及牵引力是否正确。

(5)为石膏固定或有较大伤口患者翻身后,应使用软垫支撑以防肢体或伤口受压。

改良式膝胸卧位法纠正臀位

【评价】

1.患者感觉舒适、安全,无并发症。

2.患者及家属了解更换卧位的意义,且能有效配合。

3.操作者动作轻稳、协调。

(闫梦凡、熊 蕊)

任务 1.4 卧床患者更换床单法

课件1.4 卧床患者更换床单法

案例情景

李某,男,46岁,因左腿胫骨开放性骨折收入院,入院后立即进行清创并手术复位,术后持续骨牵引,并遵医嘱给予抗感染、止血等药物治疗,现已治疗1周余,病情比较稳定,晨间护理时,护士发现患者床单上有许多血渍。

请思考:如果你是护士,该如何处理?

【目的】

1.保持患者床单位整洁,使患者舒适。

2.预防压疮等并发症的发生。

【评估】

1.患者的病情、意识状态、活动能力,身上有无各种导管及伤口,心理反应及合作程度。

2.床单位的清洁程度。

3.病室的温度,患者有无其他需要。

【计划】

1.护理目标

(1)患者感觉舒适、安全。

(2)操作轻稳、节省体力、床单位整洁美观。

(3)护患沟通有效,患者身心需要得到满足。

2.用物准备　护理车、大单、中单、被套、枕套、床刷及床刷套、手消毒剂,需要时备清洁衣裤及便器。

【操作过程】

1.核对、解释,评估患者,取得合作。

2.洗手,戴口罩。备齐用物,按取用顺序摆放整齐,推车至患者床旁,再次核对解释,说明配合方法,视病情放平床头及膝下支架,拉起对侧床档。

3.移开床旁桌距床约 20 cm,移床旁椅于适当处,推护理车至床尾适当处。

侧卧位患者更换床单法

1)侧卧更换床单法

(1)松开床尾盖被,枕头移向对侧。协助患者翻身至对侧,盖好盖被,背向护士(图 1.28)。

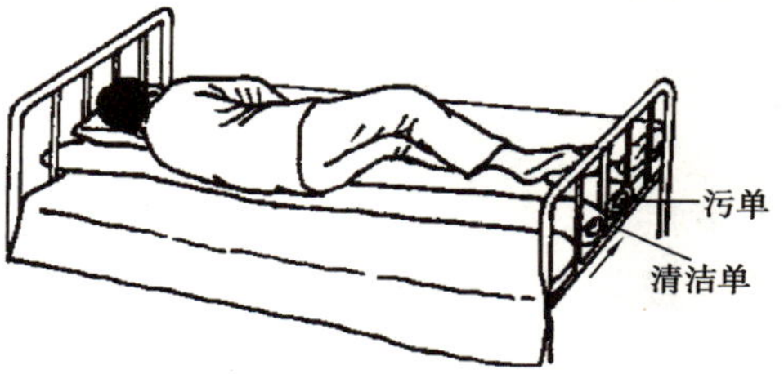

图 1.28　侧卧更换床单法

(2)由床头至床尾松开近侧各层床单,将污中单向内卷并塞于患者身下,扫净橡胶中单,搭于患者身上,将大单污染面向内卷并塞于患者身下,从床头至床尾扫净床褥。

(3)将清洁大单的中线与床的中线对齐,展开近侧半幅大单,将对侧半幅正面向内卷并塞于患者身下,按铺床法铺好近侧大单。

(4)放平橡胶中单。取清洁中单中线对齐平铺于橡胶中单上,展开近侧半幅,对侧半幅正面向内卷并塞于患者身下,将近侧半幅中单、橡胶中单一起塞入床垫下。

(5)协助患者平卧,移枕至近侧,协助患者侧卧于近侧,盖好盖被,拉起近侧床档,转到对侧并放下对侧床档。

(6)依上法松开各层床单,将污中单取出放于污物袋中。扫净橡胶中单,搭于患者身上。将污大单由床头卷至床尾,放入护理车污物袋中。

(7)由床头至床尾扫净床褥,取下床刷套。同法铺好清洁大单、橡胶中单及清洁中单。

(8)将枕头移至床头中间,协助患者平卧,整理好衣裤。

2)平卧更换床单法　适用于病情不允许翻身侧卧的患者。

(1)由两人配合操作,分别站在床两侧,先松开大单及各层中单。

(2)一人托起患者头颈部,另一人取出枕头,拆下枕套放入护理车污物袋中,枕芯放于椅子上,两人配合将床头大单及污中单卷成筒状塞在患者肩下。

(3)将卷成筒状的清洁大单放在床头,对齐床中线,铺好床头大单。

(4)两人分别一手抬起患者上半身,一手将污大单、中单、橡胶单一起从患者肩下卷至臀下,同时将清洁大单也拉至臀下(图 1.29)。

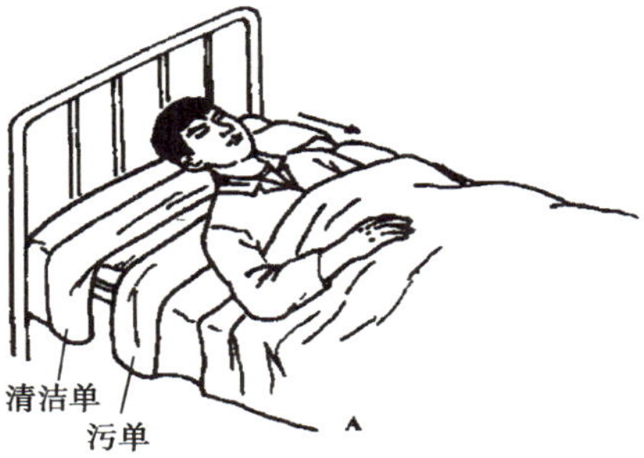

图 1.29　平卧更换床单法

(5)轻轻放下患者上半身,抬起患者臀部迅速撤下各层污单,置污大单、污中单于护理车污物袋内,橡胶中单放在床尾椅背上,同时将清洁大单拉至床尾,展平铺好。

(6)铺好一侧橡胶中单和中单,余下一半塞入患者身下,转至对侧或另一人在对侧拉出患者身下的橡胶中单和中单,展平铺好。

4.更换盖被。护士一手拿已套好的清洁盖被置于患者胸部,另一手同时向下拉污盖被,对齐中线,横向展开盖被。嘱患者用双手捏住被头,护士一手拉住盖被中线向床尾展开,另一手同时向床尾撤下污盖被。拉平盖被,边缘向内折叠与床沿平齐,尾端向下折叠与床齐,酌情拉起床档。同法折叠另一侧盖被(有床档者先放下床档,再酌情拉起床档)。

5.更换枕套,整理平整放于患者头下。

6.协助患者取舒适卧位,按需摇起床头和床尾支架,移回床旁桌、椅,开窗通风。

7.洗手,取口罩。

【注意事项】

1.同备用床。

2.患者感觉舒适、安全,防止患者坠床或各种导管脱落。

3.随时观察病情变化,出现异常,立即停止操作,及时处理。

4.换下的污单不能随意乱放,以免污染及导致室内灰尘飞扬。

更换被套新方法

【评价】

1.患者感觉舒适、安全。

2.操作轻稳、节力,床单位整洁、美观。

3.护患沟通有效,患者身心需要得到满足。

(闫梦凡、熊　蕊)

任务 1.5　保护具的使用

保护具的使用

案例情景

王某,男,22 岁,因谵妄、抽搐 12 h 入院。家人代述夜间正常入睡,清晨 3 时起呕吐,脸红如醉酒样,躁动谵语,四肢强直。入院后,主治医生嘱咐要严密观察病情。

请思考:①该患者可能存在哪些安全问题?②如何保证患者住院期间的安全?

一、保护具的应用

保护具是用来限制患者身体或身体某部位的活动,以达到维护患者安全和提高治疗效果的器具。它包括床档、约束带、支被架等。

(一)床档的应用

床档也称床栏,主要用于预防患者坠床。常用的床档有以下 3 种:

1.木杆床档(图 1.30) 使用时将床档安放于床的两侧并固定。进行护理操作时,将中间的活动门打开,操作完毕,将门关闭。

2.半自动床档(图 1.31) 按需要升降,不用时固定在床沿两侧。

3.多功能床档(图 1.32) 使用时插入两侧床沿,不用时可插入床尾,必要时可垫于患者背部,作胸外心脏按压用。

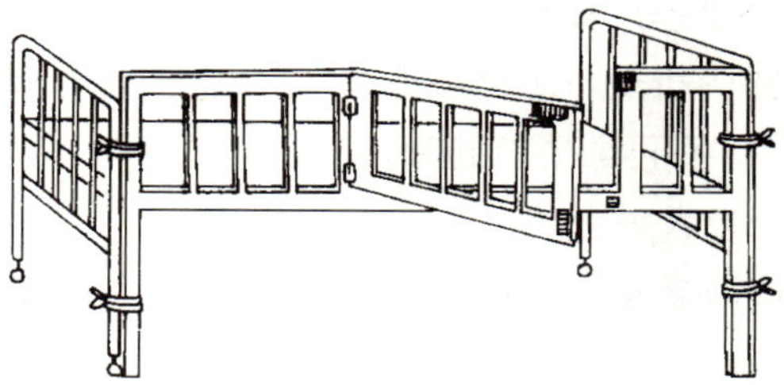

图 1.30 木杆床档

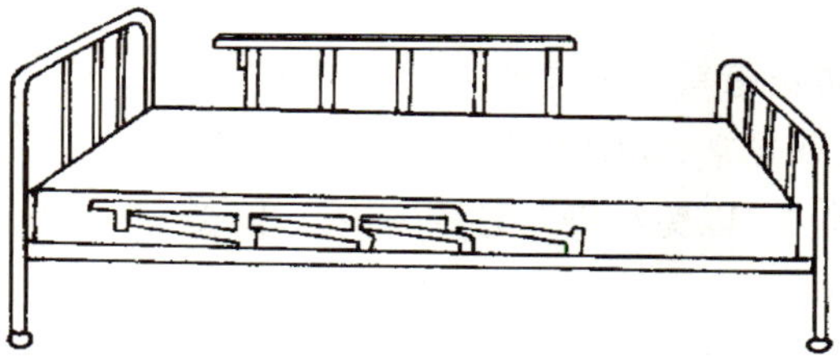

图 1.31 半自动床档

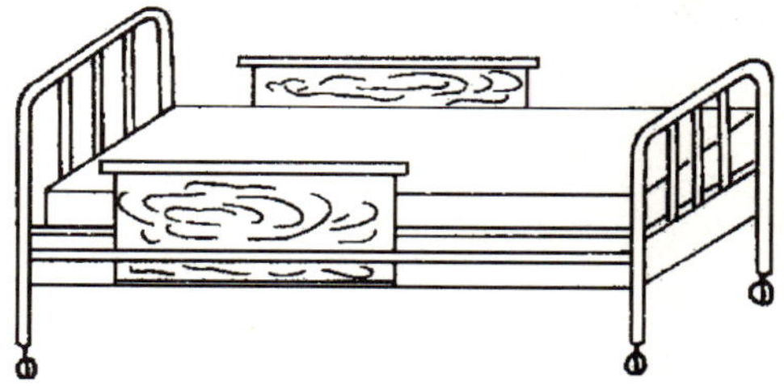

图 1.32 多功能床档

约束带的使用

(二)约束带的应用

约束带用于保护躁动患者,限制身体或肢体活动,防止患者自伤或坠床。根据使用的部位不同可分为四肢约束带[包括手肘约束带(图 1.33)和保护器(图 1.34)]、约束手套(图 1.35)、约束衣(图 1.36)、肩部约束带(图 1.37)、膝部约束带(图 1.38)等。

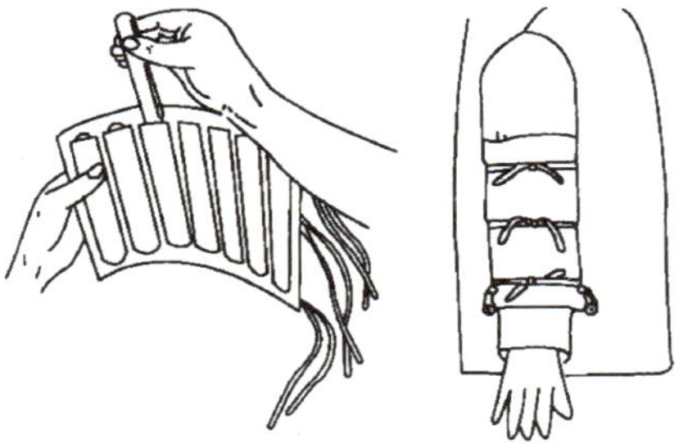

图 1.33 手肘约束带

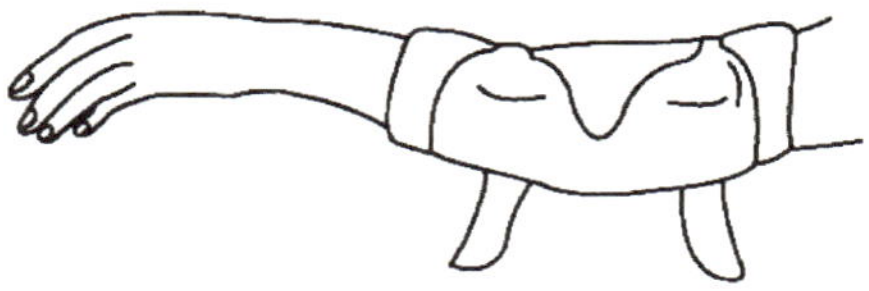

图 1.34 保护器

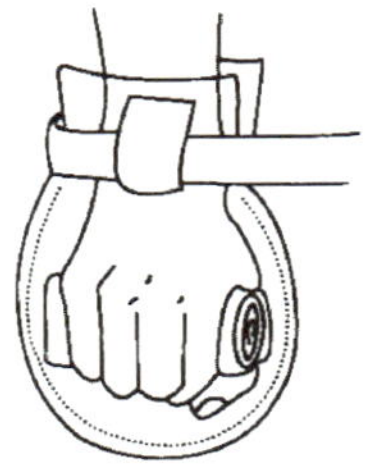

图 1.35 约束手套

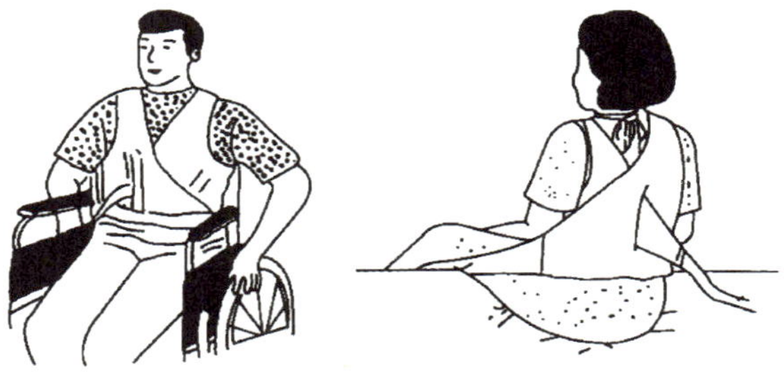

图 1.36 约束衣

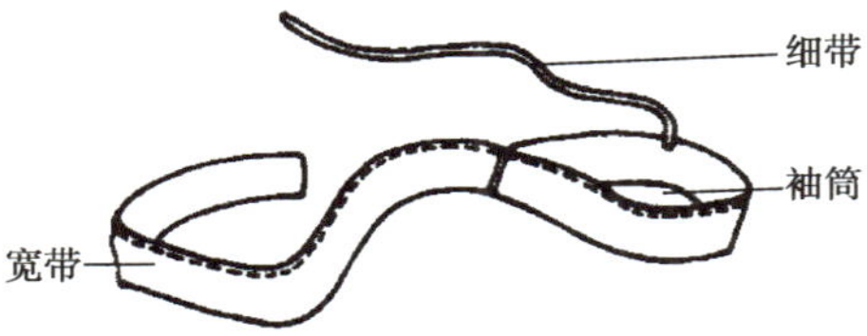

图 1.37 肩部约束带

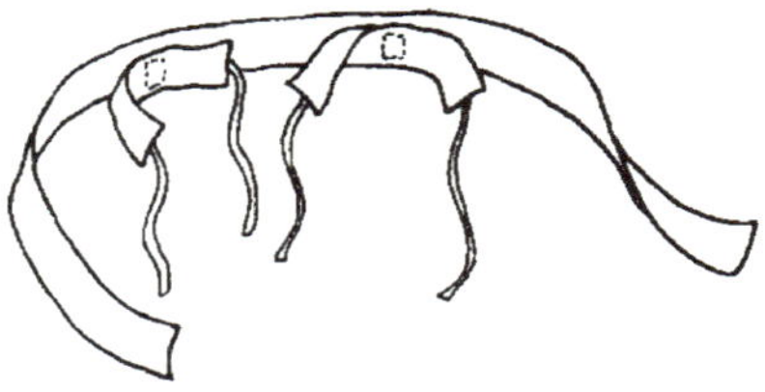

图 1.38 膝部约束带

1.四肢约束带　常用宽绷带约束法固定患者手腕和踝部。使用时，先用棉垫包裹手腕或踝部，再用宽绷带打成双套结（图 1.39），套在棉垫外稍拉紧，以不影响血液循环为宜，使肢体不易脱出。然后将宽绷带系于床沿上（图 1.40）。

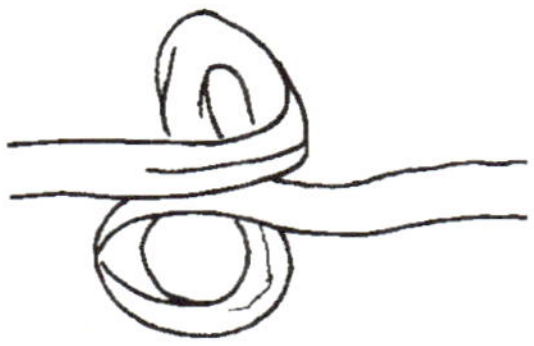

图 1.39 双套结

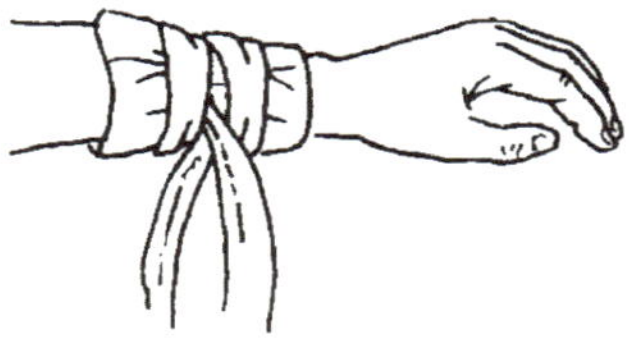

图 1.40 宽绷带约束法

2.肩部约束带　常用于固定肩部，限制患者坐起。使用时，患者两侧肩部套上袖筒，腋窝垫棉垫，两袖筒上的细带在胸前打结固定，把两条较宽的长带尾端系于床头（图 1.41）。必要时将软枕横立于床头。用大单代替肩部约束带时，先将枕头横立于床头，再将斜折成长条的大单放在患者的肩背下，将带的两端由腋下经肩前绕至肩后，从横在肩下的单子下穿出，再将两端系于床头横栏上（图 1.42）。

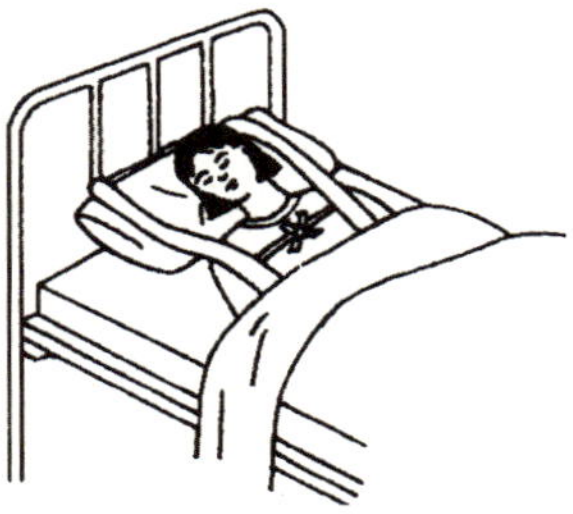

图 1.41　肩部约束带固定法

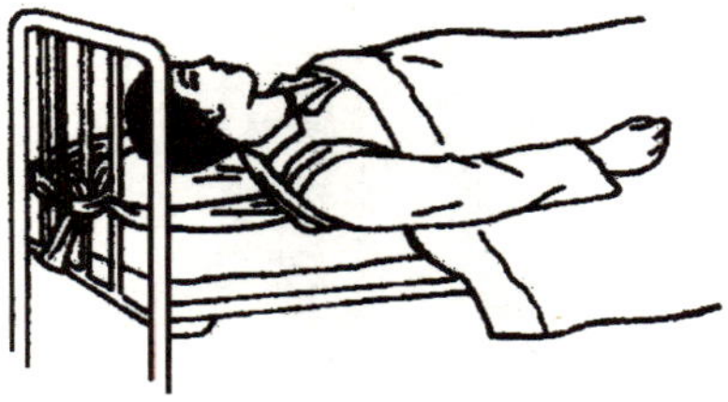

图 1.42　肩部大单固定法

3.膝部约束带　用于固定膝部(图 1.43),限制患者下肢活动。使用时先在两膝及腘窝处垫棉垫,再将膝部约束带横放于两膝上,宽带下的两头系带各固定一侧膝关节,最后将宽带系于床沿。膝部约束带也可用大单斜折而成,横放在两膝下,拉着宽带的两端向内侧压盖在膝上,并穿过膝下的横带拉向外侧,使之压住膝部,将两端系于床沿上(图 1.44)。

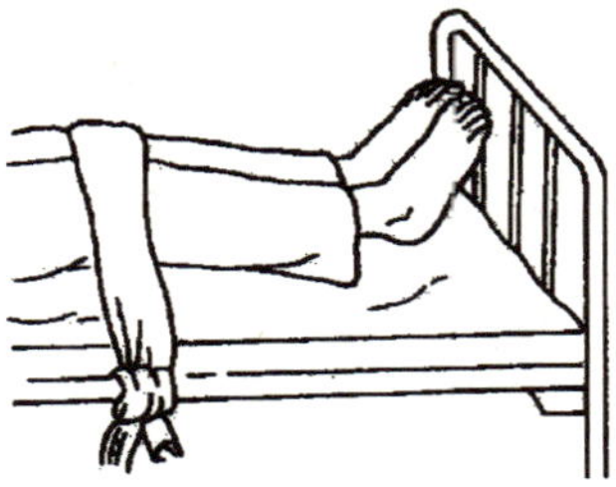

图 1.43　膝部约束带固定法

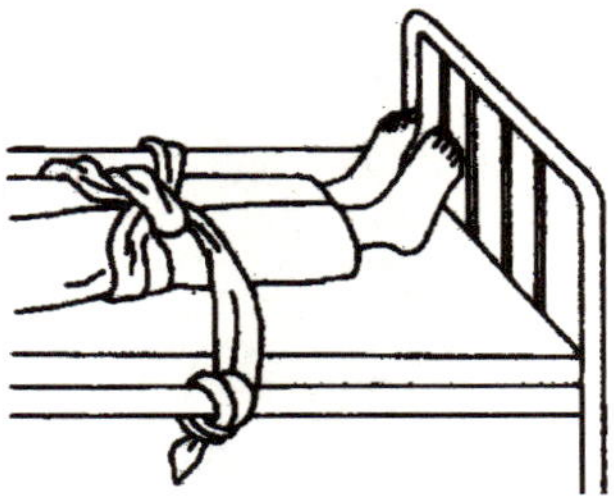

图 1.44　膝部大单固定法

(三)支被架的应用

支被架主要用于肢体瘫痪或昏迷的患者,防止盖被压迫肢体而造成不舒适或下垂、足尖压疮等,也可用于烧伤患者行暴露疗法需保暖时。使用时,将支被架罩于防止受压的部位,盖好盖被(图 1.45)。

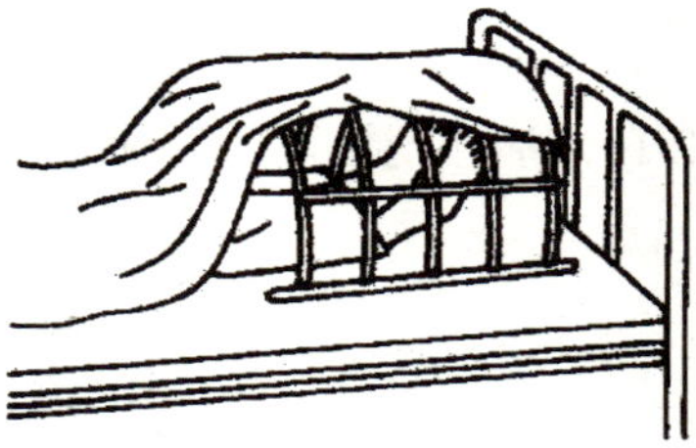

图 1.45　支被架

(四)注意事项

1.严格掌握保护具的使用指征,维护患者的自尊,如非必须使用,尽可能不要使用保护具。使用前向患者及家属解释使用保护具的目的,以取得家属的合作。

2.保护具只宜短期使用。用时必须注意患者的卧位,保持肢体及关节处于功能位,并协助患者经常更换体位,保证患者安全和舒适。

3.使用约束带时,应用衬垫,固定松紧适宜(以能伸入 1~2 指为宜),并定时松解,每 2 h 松解一次或结合患者意愿给予松解。约束期间,需随时观察受约束部位的皮肤和血液循环,发现异常及时处理。

4.记录使用保护具的原因、时间、观察结果、护理措施和解除约束的时间。

二、辅助器的应用

(一)腋杖

腋杖是供短期或长期残障者离床时使用的一种支持性辅助用具。使用腋杖最重要的是长度合适、安全稳妥。腋杖的长度包括腋垫和杖底橡胶垫。使用时,患者双肩放松,身体挺直站立,腋窝与拐杖顶垫间相距 2~3 cm,腋杖底端应该距离同侧足跟 15~20 cm(图 1.46)。

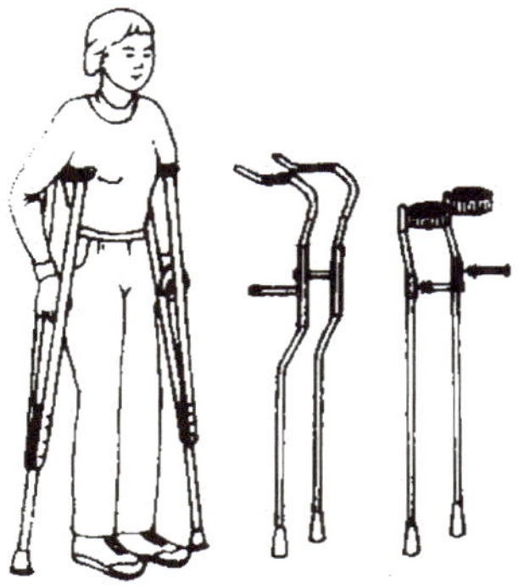

图 1.46　腋杖

(二)手杖

手杖是一种握式的辅助用具,常用于不能完全负重的残障者或老年人。手杖的底端可为单脚型或四脚型。四脚型的拐杖比单脚型的支持力和支撑面积要大得多,较稳定(图 1.47)。

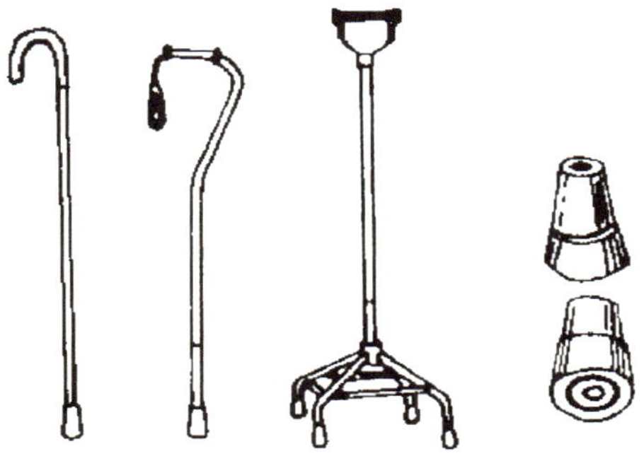

(a)　(b)　(c)　(d)

图 1.47　手杖

(三)注意事项

1.使用者意识清楚,身体状态良好、稳定。

2.选择适合自身的辅助器。不适合的辅助器与错误的使用姿势可导致腋下受压造成神经损伤、腋下和手掌挫伤及跌倒,还会引起背部肌肉劳损和酸痛。

3.使用者的手臂、肩部或背部应无伤痛,活动不受限制,以免影响手臂的支撑力。

4.使用辅助器时,患者的鞋要合脚、防滑,衣服要宽松、合身。

5.调整腋杖和手杖后,将全部螺钉拧紧,橡皮底垫紧贴腋杖与手杖底端,并应经常检查确定橡皮底垫的凹槽能否产生足够的吸力和摩擦力。

6.选择较大的练习场地,避免拥挤和注意力分散。同时应保持地面干燥,无可移动的障碍物。必要时备一把椅子,供患者疲劳时休息。

(闫梦凡、熊　蕊)

助行架的使用

约束衣的制作及在重症患者中的应用

课件1.6
出院护理

任务 1.6　出院护理

案例情景

张某，女，72 岁，患冠心病 10 年，近期频发心绞痛入院，经过治疗病情稳定。医生已开出院医嘱。请思考：①患者出院当日，护士应为患者做哪些工作？②如何对该患者进行出院指导？

一、出院护理概述

（一）概念

出院护理是指患者出院时，护理人员对患者所做的一系列护理工作。

（二）患者出院方式

1.准予出院　经治疗已痊愈或病情好转，可回家休养，医生主动通知患者出院，或由患者建议经医生同意出院，并开具出院医嘱。

2.自动出院　疾病未痊愈仍须住院治疗，但由于经济、家庭等原因，患者或其家属要求出院。在这种情况下，患者或其家属须填写“自动出院”字据，然后医生开具“自动出院”的医嘱。

3.转院　患者须转往其他医院继续诊治，在这种情况下，医生需告知患者及其家属，并开具出（转）院医嘱。

二、出院护理技术

【目的】

1.对患者及家属进行出院指导。

2.协助患者办理出院手续，整理出院病历。

3.清洁、消毒和整理床单位，准备迎接新患者。

【评估】

1.患者意识状态、病情与躯体活动能力。

2.患者及其家属的心理状态、对疾病的认知程度、家属协助护理患者的能力。

3.患者床单位状况。

【计划】

1.护理目标

（1）患者及其家属能说出对疾病的认识及出院后的保健知识。

（2）患者及其家属掌握一些相关技能，如糖尿病患者及家属能测血糖、注射胰岛素等。

（3）患者安全出院，无病情变化。

2.用物准备

(1)健康教育卡、征求意见本(卡)。

(2)清洁、消毒物品。

(3)铺备用床用物。

(4)必要时备平车或轮椅。

【操作过程】

1.出院前护理

(1)查看出院医嘱。

(2)通知患者及其家属出院日期,嘱其做好出院准备,备齐住院期间所有的票据、凭条等以便结算账目。自动出院的患者,应在医嘱上注明“自动出院”,并要求患者或家属签名认可。

(3)注意患者情绪变化,特别是病情无明显好转、转院、自动离院的患者,并做好相应的护理,给予针对性安慰与鼓励,增进康复信心,减轻患者因离院所产生的焦虑和恐惧。

(4)针对患者现状,适时进行健康教育,告知患者出院后在休息、饮食、用药、功能锻炼和定期复查等方面的注意事项。必要时可为患者或家属提供有关书面资料,便于患者或家属掌握相关的护理知识、技能和护理要求。

(5)征求患者对医院工作的意见,以便不断完善医院管理,改进工作方法,提高医疗护理质量。

2.出院时护理

(1)执行出院医嘱。①停止一切医嘱,用红笔在各种执行单(服药单、注射单、治疗单、饮食单等)或有关表格单上写“出院”字样,注明日期并签名。②撤去“患者一览表”上的诊断卡和床头(尾)卡。③填写出院患者登记本。④填写出院通知单,通知患者或家属到出院处结账、办理出院手续。⑤患者出院后需继续服药时,护士凭医嘱处方从药房领取药物,交给患者或家属带回,并指导用药方法和注意事项。⑥用红色钢笔在体温 40~42 ℃的相应时间栏内纵向填写出院时间。

(2)填写患者出院护理评估单。

(3)协助患者清理用物,归还寄存的物品,收回患者住院期间所借用物,并消毒处理。

(4)患者及亲属办完手续离院时,送其至病区门外或医院门口。

3.出院后护理

(1)处理床单位 护士应等患者离开病室后,方可进行用物及病室终末处理,以免给患者带来心理上的不舒适感。①撤去病床上的污被服,置入污衣袋中。根据出院患者疾病种类决定清洗、消毒方法。②用消毒液擦拭床及床旁桌椅;用消毒液浸泡非一次性痰杯、面盆等用物。③将床垫、床褥、棉胎、枕芯等放于日光下暴晒6 h或经紫外线照射消毒后,铺好床垫,其他用物按要求折叠备用,也可以用床位消毒器对床单位进行消毒后开窗通风。④对传染病患者使用过的物品、病床及病室,均按传染病终末消毒法处理。

(2)按要求整理病历,交病案室保管。

(3)铺好备用床,准备迎接新患者。

【注意事项】

1.当患者不能行走时,可选择轮椅或平车护送,寒冷季节应注意保暖。

2.健康教育时语言应通俗易懂。

【评价】

1.患者及家属对疾病有了正确的认识,也了解到了出院后的保健知识。

2.患者及家属熟悉了相关护理知识与技能。

3.患者及家属对护理工作满意。

（闫梦凡、熊　蕊）

临终护理

任务 1.7　临终护理

临终即濒死，指患者已接受治疗性和姑息性的治疗后，虽意识清楚，但病情加速恶化，各种征象显示生命即将终结，是生命活动的最后阶段。护理人员在临终护理中发挥着重要的作用，应掌握相关的理论知识和技能，了解患者身心两方面的反应，帮助临终患者减轻痛苦，提高生存质量，树立正确的死亡观，使他们正确面对死亡，并能安详、无痛苦、有尊严、平静地接受死亡。同时，护士需对临终患者家属给予疏导和安慰，以保持其身心健康。

案例情景

刘某，男，56 岁，吸烟 30 余年，因刺激性咳嗽、胸痛、痰中带血 1 月余伴消瘦到医院就诊，确诊为肺癌晚期。患者得知自己的病情后极力否认，并要求去其他医院作进一步检查。

请思考：①该患者的心理反应属于哪个阶段？②对该患者应该采取哪些护理措施？

一、临终患者的生理、心理变化

（一）生理变化

1.肌肉张力丧失　表现为大小便失禁，吞咽困难，无法维持良好的功能体位，不能自主地进行躯体活动等，呈希氏面容（面肌消瘦、面色铅灰、眼眶凹陷、双眼半睁、呆滞、下颌下垂、嘴微张）。

2.胃肠活动减弱　表现为恶心、呕吐、食欲不振、腹胀、便秘或腹泻、脱水等。

3.循环功能减退　表现为皮肤苍白、湿冷，大量出汗，四肢发绀、斑点，脉搏细弱、快、不规则或测不出，血压降低甚至测不出，心尖搏动常为最后消失。

4.呼吸功能减退　表现为呼吸频率不规则，呼吸深度由深变浅。出现鼻翼扇动、张口呼吸、潮式呼吸、间断呼吸，最终呼吸停止。

5.感知觉改变　表现为视力逐渐减退，由视觉模糊发展到只有光感，最后视力消失，眼睑干燥，分泌物增多。听觉常是人体最后消失的感觉。

6.意识改变　若病变未侵犯中枢神经系统，患者可始终保持神志清醒；若病变在脑部，则很快出现嗜睡、意识模糊、昏睡或昏迷等，有的患者表现为谵妄及定向障碍。

7.疼痛　疼痛面容（五官扭曲、眉头紧锁，眼睛睁大或紧闭，双眼无神、表情呆滞、牙关紧闭）。

（二）心理反应

1.否认期　患者得知病情重将面临死亡，其心理反应是“不，这不是真的！”极力否认，拒绝接受事实，怀着侥幸的心理四处求医，希望是误诊。这些反应是一种防卫机制，时间长短因人而异。

2.愤怒期　当否认无法再持续时，患者常表现为生气和激怒，产生“为什么是我，这不公平”的心理，将情绪向医护人员、朋友、家属等接近他的人发泄或对治疗等表示不满，以弥补内心的不平。

3.协议期　患者愤怒心理消失，开始接受临终的事实。为了尽量延长生命，作出许多承诺为交换条件，出现“请让我好起来，我一定……”的心理，此期患者变得和善，能配合治疗。

4.忧郁期　当患者发现身体状况日益恶化，则产生很大的失落感“好吧，那就是我”，出现悲伤、退缩、情绪低落、沉默、哭泣等反应，要求与亲朋好友见面，希望有他喜爱的人陪伴照顾。

5.接受期　在一切的努力、挣扎之后，患者变得平静，产生“好吧，既然是我，就面对吧”的心理，接受即将面临死亡的事实，患者喜欢独处，静等死亡的到来。

二、临终患者的护理

【目的】

1.满足患者的生理需要，减轻病痛，提高临终生活质量。

2.协助患者适应各阶段的心理反应。

【评估】

1.患者的年龄、疾病、文化程度、性格特征、民族习惯及宗教信仰、家庭状况及心理反应阶段。

2.患者的饮食、营养、休息、睡眠、体力、精神状态。

3.患者疼痛的部位、性质、程度、持续时间、发作规律及止痛效果。

4.患者的生命体征、瞳孔、意识状态。

5.患者的排泄状况、皮肤黏膜的完整性、感知觉状态。

【计划】

1.护理目标

(1)患者疼痛减轻或得到控制。

(2)患者清洁，床单位干燥。

(3)患者情绪稳定。

2.用物准备

(1)治疗盘内备手电筒、压舌板、翻身卡、棉球、纱布、漱口液、血管钳、弯盘，外用药(根据需要)。

(2)必要时备吸痰用物、热水袋及套、石蜡油、导尿包、鼻饲用物、屏风等。

【操作过程】

1.核对患者床号、姓名，向患者解释护理目的。

2.备齐用物携至床旁。

3.改善呼吸功能。

(1)保持室内空气新鲜，定时通风换气并防止患者受凉。

(2)神志清醒者，取半卧位；昏迷者取仰卧位头偏向一侧，防止呼吸道分泌物误入气管引起窒息或肺部并发症。

(3)保持呼吸道通畅。

(4)必要时给予吸氧，纠正缺氧状态。

4.减轻疼痛　观察疼痛的性质、部位、程度、持续时间及发作规律，帮助患者选择减轻疼痛的有效方法。

5.使患者感到舒适，做好各项基础护理。

(1)维持良好舒适的体位，加强皮肤护理。

(2)加强口腔护理。

(3)预防便秘,促进排泄,对尿潴留或尿失禁患者可留置导尿管,定时开放冲洗。

(4)注意保暖,必要时应用热水袋,水温应低于 50 ℃,防止烫伤。

6.加强营养,增进食欲

(1)注意食物色、香、味,少量多餐。

(2)给予流质或半流质食物,便于患者吞咽。

(3)必要时进行鼻饲或完全胃肠外营养。

(4)观察电解质指标及营养状况。

7.减轻感知觉改变的影响

(1)提供安静、舒适的环境。

(2)做好眼部护理,保持眼睛清洁、湿润,保护角膜,防止角膜干燥而发生溃疡或结膜炎。

(3)听觉是临终患者最后消失的感觉,护理人员在与患者交谈时语调应柔和,语言要清晰,可采用触摸患者的非语言交谈方式,让临终患者感到即使在生命的最后时刻并不孤独。

8.观察病情变化

(1)密切观察患者的生命体征、瞳孔、意识状态等。

(2)监测心、肺、脑、肝、肾等重要脏器的功能。

(3)观察治疗反应与效果。

9.心理护理(见二维码)

心理护理（临终患者）

10.整理床单位。

11.处理用物。

12.洗手,取口罩。

13.记录。

【注意事项】

1.临终关怀的核心是控制疼痛等不适症状,尽可能使患者舒适。

2.护理过程中应随时对患者进行心理护理。

3.维护临终患者的尊严和权利。

4.避免选择徒劳且加重患者痛苦的各种抢救措施。

【评价】

1.患者疼痛减轻或得到控制。

2.患者被服干燥,无皮肤黏膜受损。

3.患者情绪稳定,树立正确的死亡观。

三、临终患者家属的护理

略。

四、死亡过程

略。

五、尸体护理

尸体护理是对临终患者实施整体护理的最后步骤，是临终关怀的重要内容之一。当患者经抢救治疗无效死亡，医生开出死亡诊断书后，护士应立即对尸体进行护理，同时对其家属提供支持性护理。

【目的】

1.使尸体清洁，维持良好的尸体外观，易于辨认。

2.安慰家属并减轻其哀痛。

3.尊重死者。

【评估】

1.患者死亡原因、时间、面容表情、五官、体表及体腔是否有伤口、渗液、导管、肢体位置等。

2.死者生前的遗愿、民族习惯及宗教信仰。

3.死者家属对死亡的态度及合作程度。

【计划】

1.护理目标

(1)尸体整洁，表情安详，姿势良好，易于辨认。

(2)家属情绪稳定。

(3)周围患者病情未受影响。

2.用物准备

(1)治疗车上层：血管钳、绷带、不脱脂棉球、剪刀、梳子、松节油、衣裤、尸单(或大单斜形折叠)或尸袍、尸体识别卡3张、手消毒液。

(2)有伤口者备换药敷料、胶布，必要时备隔离衣和手套。

(3)治疗车下层：擦洗用具。

(4)屏风(必要时备)。

【操作过程】

(1)查看医嘱，确认患者死亡。洗手，戴口罩，戴手套，填写尸体识别卡(图1.48)3张，备齐用物携至床旁，用屏风或围帘遮挡。

姓名：________ 住院号：________ 年龄：________ 性别：________
病室：________ 床　号：________ 籍贯：________ 诊断：________
住址：________________________________
死亡时间：________年________月________日________时________分
护士签名：________
________医院

图1.48 尸体识别卡

(2)劝慰家属，请家属暂离病房。

(3)撤去一切治疗用物，去除尸体身上的各种导管(如输液管、氧气管、导尿管等)，移除呼吸机、除颤仪等抢救仪器，动作轻稳。

(4)将床放平，使尸体仰卧，头下置一枕头以防面部淤血，两臂置于身体两侧，退出被套内毛毯或棉胎并折叠置于床尾椅，以被套遮盖尸体。

(5)洗脸，有义齿者代为装上，协助闭合口、眼。若眼睑不能闭合，可用毛巾湿敷或于上眼睑下垫少许棉花，使上眼睑下垂闭合。嘴不能闭紧者，轻揉下颌或用四头带托起下颌。

(6)用血管钳将棉球填塞于口、鼻、耳、肛门、阴道等孔道，以防体液外溢，注意棉球不要外露。

(7)脱去衣裤，擦洗上肢、胸腹部、背部、臀部及下肢；有伤口要更换敷料，有引流管应拔出，再缝合或用蝶形胶布封住并包扎；如有胶布痕迹用松节油擦净。

(8)更衣梳发，撤去被套。

(9)将第 1 张尸体识别卡系在尸体右手腕部，用尸单（或大单斜形）包裹尸体，上下两角遮盖头部和脚，再用左右两角将尸体包严，用绷带在胸部、腰部、踝部固定牢固（若是大单，颈部还需用一根绷带固定），也可将尸体放入尸袍中，拉上拉链。将第 2 张尸体识别卡系在尸体腰前的尸单上。

(10)移尸体于平车上，盖上大单，送往太平间，置于停尸屉内或殡仪馆的车上尸箱内，将第 3 张尸体识别卡放尸屉外面。

(11)处理床单位。

(12)洗手，取口罩。

(13)填写死亡通知单，在体温单上填写死亡时间，整理病案，办理出院手续。

(14)整理清点患者遗物交家属，安慰家属。如家属不在，应由两人共同清点，并列出清单，交护士长保管。

【注意事项】

1.必须由医生开出死亡通知，并征得到家属同意后，护士方能进行尸体护理。

2.向死者家属解释时，应具有同情心和爱心，语言、动作要体现对死者、死者家属的关心和体贴。

3.患者死亡后应尽快进行尸体护理，以防尸僵。用屏风遮挡尸体，以保护死者的隐私及避免影响其他患者的情绪。

4.尸体护理时，护士应态度严肃认真，尊重死者，满足家属合理要求。

5.传染患者的尸体，应按隔离原则使用消毒液擦洗，并用消毒液浸泡的棉球填塞各孔道；用消毒液浸泡的尸单包裹后，装入不透水的袋中，并作出传染标志。

【评价】

1.尸体整洁，外观良好，易于辨认。

2.护士操作正确、规范，3 张尸体识别卡放置正确。

3.护士态度严肃、认真，家属表示满意。

4.周围患者未受到影响。

项目1习题

六、对丧亲者的护理

略。

（闫梦凡、熊　蕊）

项目2
医院感染的预防及控制

【素质目标】

1.培养隔离防护观念。

2.培养无菌操作意识。

3.热爱医疗卫生事业,关心爱护患者。

▶▷ 知识目标

1.了解职业暴露危险因素。
2.了解医用物品危险性分类、影响消毒灭菌效果因素及基本要求。
3.了解隔离区域的设置及划分。
4.了解化学消毒灭菌法的分类。
5.了解高压蒸汽灭菌消毒器的使用注意事项。
6.熟悉化学消毒剂的选择原则、化学消毒灭菌法的应用原则及使用方法。
7.熟悉标准预防、消毒、灭菌、无菌技术、隔离技术概念。
8.熟悉职业暴露防护措施。
9.掌握无菌技术操作原则。
10.掌握无菌技术六项基本操作注意事项。
11.掌握职业暴露的预防措施及标准预防的措施。
12.掌握热力消毒、紫外线消毒的注意事项。
13.掌握常用化学消毒剂的适用范围及使用方法。
14.掌握隔离种类及措施。
15.掌握手卫生的方法及注意事项。
16.掌握戴口罩、帽子,穿脱隔离的注意事项。

▶▷ 能力目标

1.能进行职业暴露后紧急处理。
2.会使用压力蒸汽灭菌器、紫外线灯管进行物品消毒灭菌。
3.能正确使用无菌持物镊(钳)、无菌容器、无菌包。
4.能正确戴脱无菌手套、取无菌溶液、铺无菌盘。
5.能正确进行手卫生,戴口罩、帽子等操作。
6.能正确穿脱隔离衣。

医院是患者集中的场所,医院环境中可能存在各种病原微生物,从而为疾病的传播提供良好的外部条件。患者由于疾病、抗生素或免疫抑制剂的使用致机体的免疫功能低下,极易成为易感宿主。随着医疗仪器和技术的不断更新和应用,医院感染有逐年上升的趋势。医院感染的发生不仅增加了患者的痛苦,延缓了其康复进程,增加了家庭经济负担,还造成了国家卫生资源的极大浪费。世界卫生组织(WHO)提出控制医院的关键措施是清洁、消毒、灭菌、无菌技术应用、隔离技术应用、合理使用抗生素等。护士是这些措施的实施者,也是医院感染的监督人和责任人,需要学习并掌握医院感染的知识和技术,以避免或减少医院感染的发生。

任务 2.1 职业暴露及安全防护

课件2.1
职业暴露及安全防护

案例情景

胡某,男,48 岁,诊断为乙型肝炎肝硬化,由门诊收治入院,拟行保肝护肝治疗,现需输液治疗。输液毕,护士为其拔针时不小心扎到自己的手指。

请思考:①护士应如何紧急处理受伤的手指? ②临床常见护士职业暴露危险因素有哪些?

一、护士常见职业暴露危险因素

1.生物性因素　如各种体液(血液、精液、阴道分泌液、胸膜液和羊水等)。

2.化学性因素　如抗肿瘤药、麻醉剂、环氧乙烷、戊二醛、含氯消毒液等。

3.物理性因素　如 X 线等。

4.心理性因素　如心情抑郁、心理紧张、焦虑失眠等。

二、职业暴露的预防

(一)遵守各项消毒制度

护士与患者接触的机会较其他医务人员多,要严格执行预防医院感染的相关法律法规、消毒隔离原则和各项操作规程。

(二)严格执行标准预防

1.在进行诊疗、护理等操作过程中,有可能接触患者的血液、体液时必须戴手套,操作完毕,脱去手套后应立即洗手或进行手消毒。

2.在诊疗、护理等操作过程中,有可能发生血液、体液飞溅至医务人员的面部时,应当戴口罩、防护眼镜;有可能发生血液、体液大面积飞溅或者有可能污染医务人员的身体时,还应穿戴具有防渗透性能的隔离衣或围裙。

(三)防范锐器意外伤害

1.在进行侵袭性诊疗、护理、实验操作时,要保证光线充足,特别注意防止被针头、刀片等锐器刺伤。

2.手术中传递锐器建议使用传递容器,以免损伤医务人员。

3.禁止用手直接接触污染的针头、刀片等锐器;禁止双手将使用后的一次性针头重新盖帽,如需盖帽只能单手盖针帽。

4.使用后的锐器应当直接放入耐刺、防渗透的利器盒内,以防刺伤。

(四)正确处理医疗废物

1.所有被血液、体液污染的废弃物均应按医疗废物焚烧处理。

2.处理医疗废物时应戴乳胶或橡胶手套,严禁徒手直接抓取污染物品。尤其不能徒手伸入垃圾袋内向下压挤废物,以免被锐器刺伤。

3.医疗废物处理完毕,应立即进行卫生洗手和手消毒。

三、锐器伤的紧急处理

护士职业暴露后处理

【目的】

有效预防医务人员在工作中因锐器刺伤等引起感染,维护医务人员的职业安全。

【评估】

1.身体状况　评估患者疾病活跃程度,判断是否处于病毒复制期。

2.心理-社会状况　评估护士心理反应及合作程度。

【计划】

1.护理目标

(1)掌握锐器伤的紧急处理要点。

(2)工作中能采取正确个人防护。

2.用物准备　0.5%活力碘、消毒棉签。

【操作过程】

1.立即在伤口近心端轻轻挤压,尽可能挤出损伤处的血液,再用肥皂液和流动水进行冲洗。

2.冲洗伤口后,用皮肤消毒剂消毒,并包扎伤口。

3.立即进行职业暴露报告登记。

4.预防性用药。

5.进行监测和追访。立即抽取被暴露者的血样作人体免疫缺陷病毒(HIV)抗体检测。

6.提供咨询服务和心理支持。帮助暴露者稳定情绪,配合医生进行检查、治疗、定期监测、随访以及树立生活、工作信心。

【注意事项】

1.伤者要保持镇静,如戴有手套,应迅速、敏捷地按常规脱手套。

2.禁止进行伤口的局部挤压,挤压伤口一定是从伤口旁端轻轻挤压,且从近心端向远心端挤压,使部分血液排出,相对减少受污染的程度。若患者的血液、体液意外进入眼睛、口腔,立即用大量清水或生理盐水冲洗。

3.发生 HIV 职业暴露,尽早使用预防性用药非常重要,最好在 4 h 内用药,最迟不得超过 24 h,即使超过 24 h 也应实施预防性用药。

4.操作者应注意个人防护,避免再发生职业暴露。

5.职业暴露重在预防,临床护理工作中应正确使用和处理锐器。传递锐器时使用安全的容器;传递的过程中提醒是锐器;使用持针器,而不是手指;有专盛锐器的容器;不重复使用注射器或锐器;不重复使用针头或重新套住针头等。

【评价】

1.正确实施了职业暴露后处理。

2.本次职业暴露后未发生感染。

四、标准预防

(一)定义

标准预防是指认为患者的血液、体液、分泌物、排泄物均具有传染性,需进行隔离,无论是否有明显的血迹污染,是否接触非完整的皮肤与黏膜,接触上述物质者,均必须采取预防措施。

(二)措施

1.洗手 接触血液、体液、排泄物、分泌物后可能污染时,脱手套后,要洗手或使用快速手消毒剂洗手。

2.手套 当接触血液、体液、排泄物、分泌物及破损的皮肤黏膜时应戴手套;手套可以防止医务人员把自身手上的菌群转移给患者;手套可以预防医务人员变成传染微生物的媒介,即防止医务人员将自患者或环境中接触的病原体在人群中传播。在两个患者之间一定要更换手套,手套不能代替洗手。

3.面罩、护目镜和口罩 戴口罩及护目镜可以减少患者的体液、血液、分泌物等液体的传染性物质飞溅到医护人员的眼睛、口腔及鼻腔黏膜。

4.隔离衣 穿隔离衣为防止被传染性的血液、分泌物、渗出物、飞溅的水和大量的传染性材料造成污染。脱去隔离衣后应立即洗手,以避免污染其他患者和环境。

5.可重复使用的设备

(1)可重复用的医疗用品和医疗设备,在用于下一患者时根据需要进行消毒或灭菌处理。

(2)处理被血液、体液、分泌物、排泄物污染的仪器设备时,要防止工作人员皮肤和黏膜暴露,工作服被污染,以致将病原微生物传播给患者和污染环境。

(3)需重复使用的利器,应放在防刺的容器内,以便运输、处理和防止刺伤。

(4)一次性使用的利器,如针头等放置在防刺、防渗漏的容器内进行无害化处理。

6.物体表面、环境、衣物与餐饮具的消毒

(1)对医院普通病房的环境,物体表面包括床栏、床边、床头桌、椅、门把手等经常接触的物体表面定期清洁,遇污染时随时消毒。

(2)在处理和运输被血液、体液、分泌物、排泄物污染的被服和衣物时,要防止医务人员皮肤暴露、污染工作服和环境。

(3)可重复使用的餐饮具应清洗、消毒后再使用,对隔离患者尽可能使用一次性餐饮具。

(4)重复使用的衣服置于专用袋中,运输至指定地点进行清洗、消毒,并防止运输过程中的污染。

7.急救场所可能出现需要复苏时,用简易呼吸囊(复苏袋)或其他通气装置以代替口对口人工呼吸方法。

8.医疗废物应按照国家颁布的《医疗废物管理条例》及其相关法律法规进行无害化处理。

五、职业暴露的防护措施

医务人员应当根据接诊患者的不同,按要求采取不同的防护措施。

(一)一般防护

适用于普通门(急)诊、普通病房的医务人员。

1.严格遵守标准预防的原则。

2.工作时应穿工作服、戴外科口罩。

3.认真执行手卫生。

(二)一级防护

适用于发热门(急)诊的医务人员。

1.严格遵守标准预防的原则。

2.严格遵守消毒、隔离的各项规章制度。

3.工作时应穿工作服、隔离衣,戴工作帽和外科口罩,必要时戴乳胶手套。

4.严格执行手卫生。

5.下班时进行个人卫生处置,并注意呼吸道与黏膜的防护。

医务人员职业暴露处理流程

(三)二级防护

适用于进入甲型 H1N1 流感留观室、甲型 H1N1 流感隔离病房、隔离病区的医务人员;接触从患者身上采集的标本,处理其分泌物、排泄物、使用过的物品和死亡患者尸体的工作人员,转运患者的医务人员和司机。

1.严格遵守标准预防的原则。

2.根据甲型 H1N1 流感的传播途径,采取飞沫隔离与接触隔离。

3.严格遵守消毒、隔离的各项规章制度。

4.进入隔离病房、隔离病区的医务人员必须戴医用防护口罩,穿工作服、隔离衣或防护服、鞋套,戴手套、工作帽。严格按照清洁区、潜在污染区和污染区的划分,正确穿戴和脱摘防护用品,并注意呼吸道、口腔、鼻腔黏膜和眼睛的卫生与保护。

新型冠状病毒肺炎

(四)三级防护

适用于为实施可引发气溶胶操作的医务人员。

可引发气溶胶的操作包括气管内插管、雾化治疗、诱发痰液的检查、支气管镜、呼吸道痰液抽吸、气管切口的护理、胸腔物理治疗、鼻咽部抽吸、面罩正压通气(如 BiPAP 和 CPAP)、高频振荡通气、复苏操作、死后肺组织活检等。除二级防护外,还应当加戴面罩或全面型呼吸防护器。

(何见平)

任务 2.2 清洁、消毒、灭菌

课件2.2
清洁、消毒、灭菌

案例情景

消毒供应中心今天有一批待消毒的物品需要处理。

请思考:①常用物理消毒灭菌法有哪些? ②常用化学消毒灭菌法有哪些?

一、清洁

(一)定义

通过物理或化学方法将物体表面的无机物、有机物及微生物尽可能降低到比较安全的水平。彻底清洁是保证消毒灭菌效果的关键。

(二)医院常用清洁方法

医院常用清洁方法有水洗、机械去污和去污剂去污等,用于医院地面、墙壁、家具、医疗护理用物表面的处理及物品消毒灭菌前的处理。

(三)医院常见特殊污渍的清洁方法

1.蛋白银污渍可用盐酸及氨水擦洗。

2.碘酊污渍用乙醇擦拭。

3.龙胆紫污渍用乙醇或草酸擦拭。

4.陈旧血渍浸入过氧化氢溶液中,然后洗净。

5.铁锈污渍浸入1%热草酸后用清水洗,也可用热醋酸浸洗。

6.高锰酸钾污渍可用1%维生素C溶液洗涤,或0.2%~0.5%过氧乙酸水溶液浸泡。

7.凡士林或石蜡油污渍,可将污渍折夹在吸水纸中,然后用熨斗熨烙以吸污。

8.墨水新鲜污渍用肥皂、清水洗,不能洗净时再用稀盐酸或草酸溶液洗,也可用氨水或双氧水退色。

二、消毒、灭菌

(一)相关术语

1.消毒　用物理或化学的方法杀灭或清除传播媒介上病原微生物,使其达到无害化处理。

2.灭菌　用物理或化学方法杀灭包括细菌芽孢在内的一切微生物。

3.消毒剂　用于杀灭传播媒介上的微生物,使其达到消毒或灭菌要求的制剂。根据消毒作用的强弱可分为高效、中效、低效消毒剂。

4.高效消毒剂　可杀灭一切细菌繁殖体(包括分歧杆菌)、病毒、真菌及其孢子等,对细菌芽孢(致病性芽孢菌)有一定的杀菌作用,达到高水平消毒的制剂,如过氧乙酸、环氧乙烷、戊二醛等。

5.中效消毒剂　能杀灭细菌繁殖体、分歧杆菌、病毒、真菌等微生物,不能杀灭芽孢,达到消毒要求的制剂,如碘伏、乙醇等。

6.低效消毒剂　能杀灭细菌繁殖体和亲脂性病毒,达到消毒要求的制剂,如苯扎溴铵、氯己定。

(二)医用物品危险性分类

医用物品对人体的危险性是指物品污染后造成危害的程度,可分为三类:

1.高度危险性物品　凡穿透皮肤、黏膜进入无菌组织的器材,或与破损的皮肤、黏膜、组织密切接触的器材和用品,如手术器械、心导管、导尿管、针头、输血器材、透析器、活体组织检查钳等。这类器材一旦污染,有引起严重感染的危险。常用高压蒸汽灭菌;对不耐高温高压的玻璃、塑料及锐利的手术刀、剪等,宜用高效化学消毒剂浸泡灭菌,如2%戊二醛、环氧乙烷等。

2.中度危险性物品　仅接触患者黏膜及有破损皮肤的器材,如呼吸机管道、麻醉机管道、内窥镜、口腔器械等。

3.低度危险性物品　由于完整的皮肤对多数微生物有屏障作用,因此一些仅与完整无损的皮肤接触的物品,如体温计、血压计袖带、床头柜、便盆等,只需达到清洁或低水平消毒要求即可。

(三)影响消毒、灭菌效果的因素

1.物品本身的结构复杂性,如有管腔、轴节、缝隙、表面不光滑的物品等很难清洗。

2.物品上残留有机物的数量和状况,如刀、剪、导管等表面附有血迹等,有机物越多灭菌效果越差,有机物变干会影响清洗效果。

3.污染微生物的数量和种类,如被厌氧菌等有芽孢的细菌污染。

4.消毒灭菌的时间、温度和相对湿度。

（四）医院消毒灭菌的基本要求

1.环境和物体表面，一般情况下应保持清洁；若被患者的血液、体液等污染，应先去除污染物，再进行清洁与消毒。

2.耐热、耐湿的手术器械，不应采用化学消毒剂浸泡灭菌。

3.重复使用的诊疗器械、器具和物品，使用后先清洁，再消毒或灭菌。如果医疗器械使用后不清洗或清洗不彻底，微生物就会在物体表面形成生物膜，影响消毒因子的穿透，使消毒灭菌失败。彻底清洗是保证消毒或灭菌成功的关键。

4.被朊病毒、气性坏疽及突发原因不明的传染性病原体污染的诊疗器械、器具和物品，应遵循先消毒后清洗，再消毒灭菌的程序处理。

（五）消毒灭菌的选择原则

1.应使用经卫生行政部门批准或符合卫生行政部门要求的消毒产品，并严格按批准的适用范围和方法使用。

2.根据物品污染后导致感染的风险高低选择。

（1）高度危险性物品：采用灭菌方法处理。

（2）中度危险性物品：采取的消毒方法应达到高水平消毒以上效果。

（3）低度危险性物品：采用低水平消毒方法，或行清洁处理。

3.根据物品的性质选择。

（1）耐热、耐湿的诊疗器械、器具和物品，采用压力蒸汽灭菌法；耐热的玻璃器材、油剂类和干粉类等应选用干热灭菌。

（2）不耐热、不耐湿以及贵重物品，采用低温灭菌，如环氧乙烷、过氧化氢等离子灭菌等方法。

（3）器械的浸泡灭菌，选择对金属基本无腐蚀性的灭菌机剂。

（4）物体表面消毒，应考虑表面性质。光滑表面宜选择液体消毒剂擦拭；多孔材料宜采用浸泡等消毒法。

4.根据物品上污染微生物的种类、数量和感染风险选择。

（1）对受到一般细菌和亲脂病毒等污染的物品，采用低水平或中水平消毒方法。

（2）对受到真菌、亲水病毒、螺旋体、支原体、衣原体等污染的物品，选用中水平以上的消毒方法。

（3）对受到分枝杆菌、真菌孢子、致病菌芽孢和经血传播病原体（如乙型肝炎病毒、丙型肝炎病毒、艾滋病病毒等）污染的物品，则需达到高水平消毒或灭菌效果。

三、消毒、灭菌方法

根据消毒、灭菌的性质将消毒、灭菌方法分为物理法、化学法和生物法。医院一般用物理法和化学法。

（一）物理消毒灭菌法

物理消毒灭菌法是指利用热力、光照或辐射等作用，使微生物蛋白质和酶凝固、变性，或通过机械作用去除有害微生物，以达到消毒灭菌效果的方法。

1.热力消毒灭菌法　分湿热法和干热法两种。湿热法由空气和水蒸气导热，传热快，穿透力强；干热法由空气导热，传热慢。

1）煮沸消毒法　适用于耐热、耐湿的物品，如玻璃、搪瓷、金属、橡胶类等物品的消毒灭菌。

（1）方法：①将待消毒的物品洗刷干净，将其全部浸没于水中。②将水加热至 100 ℃后开始计时，一般维持 5~10 min 即可杀灭细菌繁殖体，达到消毒效果，若在水中加入 2%碳酸氢钠，可提高水的沸点至 105 ℃，既增强消毒效果，又起到去污、防锈的作用。

（2）注意事项：①消毒前应将物品清洗干净，并将其全部浸没于水中。②物品不宜放置过多，一般不超过容器的 3/4。③有轴节的器械及带盖容器应打开,大小相同的碗、盆不可叠放,不透水的物品应垂直放置。④玻璃类物品用纱布包好放入冷水中煮沸,注射器应抽出内芯。⑤丝线类和橡胶类物品用纱布包裹,待水沸后放入,煮沸 3~5 min 取出,空腔导管应在腔内充满水。⑥金属器械煮沸消毒后要及时取出,以免生锈。⑦消毒时间从水沸后开始计时,若中途加入物品,则应从水沸后重新计时。⑧高山地区海拔高度每增高 300 m,需延长煮沸时间 2 min,或采用高压煮锅。

2)燃烧灭菌法　是一种简单、迅速、彻底的灭菌方法。常用于没有保留价值的污染物品,如污染的纸张、病理标本、某些特殊感染(如破伤风芽孢杆菌、气性坏疽芽孢杆菌等感染)的敷料等处理;微生物实验室接种环的灭菌及培养试管口和塞子的消毒;某些搪瓷类物品及换药碗、金属器械及换药镊等,在急用或无条件用其他方法灭菌时可用此法。

(1)方法:①容器类,倒入少量95%乙醇,慢慢转动容器,使其分布均匀,然后点燃至熄灭,时间应超过 3 min。②器械类,放在火焰上烧灼 20 s。③开启或关闭培养试管时,将塞子和试管口放在火焰上旋转烧灼 2~3 次。④特殊感染的敷料和无保留价值的污染物品可直接投入焚烧炉内焚烧。

(2)注意事项:①燃烧时,应远离易燃易爆物品,如氧气、乙醚、汽油等。②在燃烧过程中不得添加乙醇等燃料,以防引起灼伤或火灾(此处应强调操作规范和安全)。③贵重器械及锐利刀剪不宜采用燃烧灭菌法,以免使刀刃变钝或损坏器械。

3)干热灭菌法　适用于不怕高温但怕湿物品的灭菌,如油剂、粉剂、软膏、玻璃等。不同温度灭菌所需时间不同,箱温 160 ℃,时间 2 h;箱温 170 ℃,时间 1 h;箱温 180 ℃,时间 30 min。所需物品量不能超过 2/3 容积;灭菌后应待温度降至 40 ℃以下时再打开灭菌箱,以防炸裂。

4)压力蒸汽灭菌法　是目前临床上使用最广泛、最可靠的湿热灭菌法。灭菌原理是利用高温、高压下的饱和蒸汽穿透物品杀灭所有微生物及其芽孢。根据排放冷热空气的方式和程度不同,分为下排气压力蒸汽灭菌器(包括手提式、立式和卧式 3 种类型)和预真空压力蒸汽灭菌器两类。用于耐高温、耐潮湿的物品,如各类器械、敷料、搪瓷、橡胶、玻璃制品及溶液等的灭菌。

高压蒸汽灭菌器的使用

(1)手提式压力蒸汽灭菌器:构造较为简单,主体是一金属圆筒,分内外两层,盖上有排气阀、安全阀和压力表,便于携带,使用方法简易,适宜于基层医疗单位使用(图 2.1)。

(2)卧式压力蒸汽灭菌器:下部有排气孔,灭菌时从灭菌器上部输入蒸汽,利用冷热空气的比重差异,使容器内的冷空气从底部排气孔排出,而后容器内压力及温度升高。工作参数:压力 103~137.30 kPa,温度 121~126 ℃,时间 15~30 min 即可达到灭菌效果。

(3)预真空压力蒸汽灭菌器:其原理是利用机械抽真空的方法,使灭菌柜内形成负压,饱和蒸汽得以迅速穿透物品进行灭菌。工作参数:蒸汽压力 205.8 kPa,温度 132 ℃或以上,时间 4 min 即能达到灭菌效果(图 2.2)。

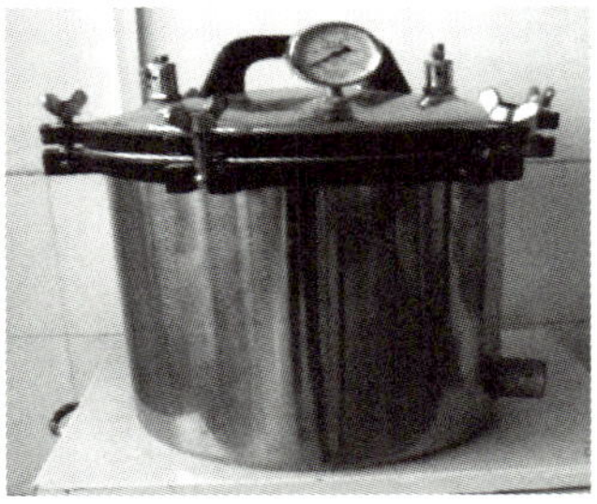
图 2.1　手提式压力蒸汽灭菌器

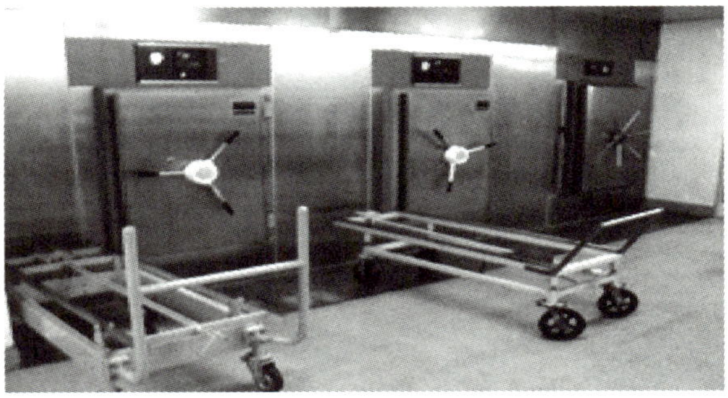
图 2.2　预真空压力蒸汽灭菌器

(4)效果监测。①物理监测法　用 150 ℃或 200 ℃的留点温度计,检查其读数是否达到灭菌温度。②化学监测法　此法比较简便,主要是通过化学指示剂的化学反应,灭菌后呈现的颜色变化来辨别是否达到灭菌要求(图 2.3)。③生物监测法　是最可靠的监测法。利用对热耐受力较强的非致病性嗜热脂肪杆菌芽孢作为指示剂,制成菌片,将 10 片菌片分别放于灭菌器四角及中央,灭菌完毕，取出放入培养基内，在 56 ℃温箱中培养 48 h 至 1 周，若全部菌片无细菌生长则证明灭菌合格。

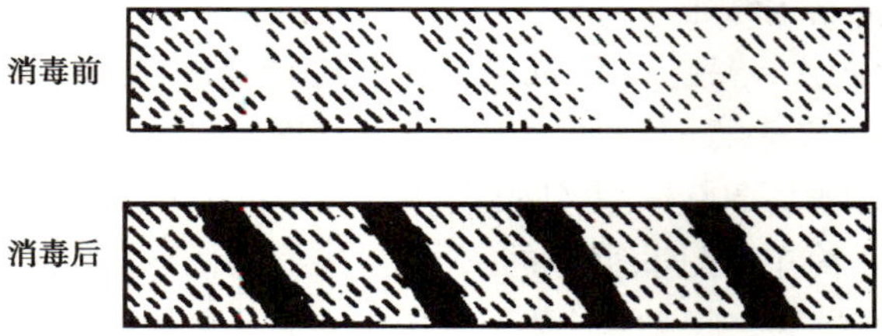

图 2.3　化学指示胶带

【注意事项】

①包的大小：卧式压力蒸汽灭菌器不超过 30 cm×30 cm×25 cm，预真空压力蒸汽灭菌器不大于 30 cm×30 cm×50 cm；敷料包不超过 5 kg，金属包不超过 7 kg。

②包的摆放：不宜过挤，应留有空隙，以利蒸汽流通、穿透；盛装物品的容器应有孔，有盖需打开，以利于蒸汽进入；材质不同时，布类物品应放在金属、搪瓷类物品之上，以免布类受潮，影响灭菌效果。

③装载量：卧式压力蒸汽灭菌器不应超过柜室容积的 80%；预真空压力蒸汽灭菌器不应超过柜室容积的 90%，且不得小于柜室容积的 10%，以防“小装量效应”，残留空气影响灭菌效果。

④同质材料的器械、器具及物品，应置于同一批次进行灭菌。

2.光照消毒法

（1）日光暴晒法。日光具有热、干燥和紫外线的作用，物品在阳光下直接暴晒 6 h，可达到一定的杀菌效果。常用于床垫、毛毯、棉胎、衣服、书籍等的消毒。照射应定时翻动，以便物品各面照射均匀。

紫外线消毒法

（2）紫外线消毒法。紫外线灯是人工制造的低压汞石英灯（图 2.4）。通电后汞气化放电而产生紫外线，氧气受紫外线照射后电离产生臭氧，发挥杀菌作用。消毒用的紫外线是 C 波紫外线，其波长为 200~275 nm，杀菌的最佳波长是 253.7 nm。紫外线辐射能量低，穿透力弱，不能穿透液体、玻璃、尘埃、纸张及其他固体物质，仅能杀灭照射到物体表面的微生物，对杆菌及生长期细菌杀菌力强。

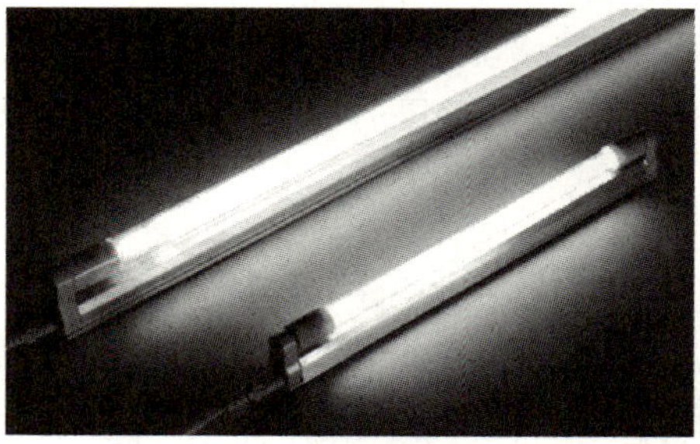

图 2.4　紫外线灯管

臭氧灭菌灯

（3）臭氧灭菌灯（电子灭菌灯）：灭菌灯内装有 1~4 支臭氧发生管，在电场作用下，空气中的氧气液转换成高纯臭氧。臭氧在常温下为强氧化剂，可杀灭细菌繁殖体、病毒、真菌芽孢，并可破坏肉毒杆菌毒素。主要用于空气消毒，医院污水消毒、物品表面消毒。

3.等离子体灭菌法　是利用氧化氮气或氧、氮、氟等混合气体，在特制的容器内进行辉光放电，产生低温等离子体起到灭菌作用。优点是低热不损坏灭菌材料，灭菌时间短，无毒性残留。适用于注射器、导管等一次性医疗用品的灭菌。

4.空气过滤器（层流装置）　通过层流装置可除掉空气中直径为 0.5~5 μm 的尘埃，达到净化空气的目的。临床上主要用于手术室、静脉输液配置中心、保护性隔离病室等。

医用空气消毒机的使用

(二)化学消毒灭菌法

利用化学物质渗透到细菌体内,使蛋白质凝固变性,酶蛋白失去活性,抑制细菌代谢或破坏细胞膜的结构,使其通透性改变,细菌胞体破裂、溶解,从而达到消毒灭菌的目的。

1.化学消毒剂的临床应用原则

(1)根据消毒物品的性质、微生物的特性、期望达到的消毒水平,符合卫生行政部门要求,选用合适的消毒剂及消毒方法。

待消毒的物品应清洗彻底并干燥,物品应与消毒液充分接触,有管腔的物品,管腔内应注满消毒液,有轴节或套盖的应打开,以确保消毒效果。

(2)浸泡消毒后的物品,在使用前应用无菌蒸馏水或生理盐水冲洗;气体消毒剂消毒后的物品,待气体挥发后再使用,以免消毒剂对人体组织产生刺激。

(3)正确掌握消毒剂的使用方法、消毒时间,准确配制消毒剂。

(4)消毒剂应定期更换,容易挥发的消毒剂要加盖盛放,定期监测浓度,确保使用中的有效浓度符合标准。

(5)使用中途不应添加消毒剂,不得将消毒液用于保存器械。

2.化学消毒剂的使用方法

(1)浸泡法:是指将物品浸泡于标准浓度的消毒液中,在规定时间内达到消毒灭菌作用的消毒方法。用于耐湿不耐热的物品,如锐利器械、化学纤维制品、精密仪器等。

(2)擦拭法:是指用标准浓度的消毒液擦拭物品表面以达到消毒效果的消毒方法。用于地面、墙壁、桌椅、皮肤、黏膜的消毒及不能用于浸泡法消毒的物品等。

(3)喷洒法:是指将含有标准浓度的消毒液均匀喷洒在空气中和物体表面,达到消毒作用的消毒方法。用于空气和物品表面如墙壁、地面等的消毒。

(4)熏蒸法:是指将标准浓度的消毒剂加热或加入氧化剂使之汽化,在规定时间内达到消毒灭菌作用的消毒方法。①空气消毒:关闭门窗,将一定量消毒剂加热或加入氧化剂进行熏蒸达到规定时间,然后打开门窗通风换气。常用消毒剂及消毒方法见表2.1。②物品消毒:将消毒物品置于甲醛消毒箱进行消毒。常用于不耐湿、不耐高温的物品如精密仪器、血压计、听诊器、传染病患者用过的票证、书报等的消毒。

表2.1　空气熏蒸消毒法

消毒剂	剂量/$(mL \cdot m^{-3})$	消毒方法	消毒时间/min
15%过氧乙酸	7	加水稀释,加热熏蒸	密闭门窗 30~120
纯乙酸	0.12	加等量水,加热熏蒸	密闭门窗 30~120
食醋	5~10	加热水1~2倍,加热熏蒸	密闭门窗 30~120

3.消毒剂的分类

消毒剂用于杀灭传播媒介上的病原微生物,使其达到无害化要求,将病原微生物消灭于人体之外,切断传染病的传播途径,达到控制传染病的目的。消毒剂按照其作用的水平可分为灭菌剂、高效消毒剂、中效消毒剂、低效消毒剂。灭菌剂可杀灭一切微生物使其达到灭菌要求。按消毒剂的化学性质可分为醛类、卤素类、烷基化气体类、过氧化物类、醇类、酚类、胍类、季铵盐类、杂环类等。

4.常用化学消毒剂

(1)醛类　为高效消毒剂,医院常用的是2%碱性戊二醛,与菌体蛋白反应,使之灭活,能杀灭细菌、真菌、芽孢和病毒,主要作为不耐热、怕腐蚀金属器械、内窥镜等的首选消毒剂。消毒须浸泡20~45 min,灭菌需浸泡10 h,内镜消毒遵循《内镜清洗消毒技术操作规范》的具体要求。戊二醛对皮肤黏膜有刺激性，对眼睛的刺激性较强，使用时应注意防护；浸泡金属类物品时，加入0.5%亚硝酸钠作为防锈剂；消毒后的物品，使用前应用无菌蒸馏水充分冲洗，防止药物残留；容易氧化分解，需现配现用；其有效期一般为7~21天。一种新型的高水平消毒剂0.55%邻苯二甲醛（OPA）于1999年通过美国FDA认证，与戊二醛相比优势是使用浓度低、作用时间短、挥发性小等。甲醛毒性大，对呼吸道及皮肤均有损害，在医院已较少使用。

（2）卤素类　①含氯消毒剂为广谱、高效消毒剂，广泛用于医疗污染浸泡消毒及物体表面的擦拭消毒，常用的有液氯、漂白粉、漂白粉精、次氯酸钠及84消毒液等。使用浓度一般为250~1 000 mg/L，作用时间为30~45 min。如非感染性疾病患者用后的物品可用浓度为250~500 mg/L的有效氯浸泡，浸泡30 min后，洗净、晾干备用。因有腐蚀及漂白作用，配制的溶液稳定性差，故不宜用于金属制品、油漆家具等的消毒，且须现配现用，密封保存，以减少有效氯的丧失。②含碘消毒剂属中效消毒剂，包括碘及以碘为主要杀菌成分制成的各种制剂，碘伏是碘与表面活性剂及增溶剂形成的不定型络合物，适用于皮肤、黏膜等的消毒。如用含有效碘2 500~5 000 mg/L的消毒液消毒手及注射部位的皮肤；用有效碘250 mg/L的消毒液消毒阴道黏膜或伤口黏膜创面。碘伏稀释后稳定性差，宜现配现用；物品上如粘有脓血等有机物，应适当增加浓度，延长消毒时间；对二价金属有腐蚀性，不宜用于相应金属制品消毒；须保存于密闭阴凉避光处。

（3）烷基化气体类　主要代表是环氧乙烷，是一种广谱、高效的灭菌剂，不损害灭菌的物品且穿透力很强，能杀灭细菌、病毒、真菌、立克次氏体及芽孢，是目前常用的低温灭菌方法之一。环氧乙烷是易燃易爆物品，且具有一定的毒性，使用时应严格遵守操作程序；过量环氧乙烷残留可引起患者灼伤和刺激，灭菌后物品需解析后方可使用；每次消毒后均应进行效果检测及评价；存放于阴凉、通风、无火源处，储存温度不可超过40 ℃，以防爆炸。

（4）过氧化物类　属高效消毒剂，常用的有：①过氧乙酸，具有广谱、高效、低毒的优点，缺点是稳定性差。对金属及织物有腐蚀性，使用方法有浸泡、擦拭、喷洒等，一般污染物品用500 mg/L过氧乙酸溶液浸泡消毒30 min；被细菌芽孢污染的物品则需用1 000 mg/L过氧乙酸浸泡5 min可达消毒效果，如需灭菌则需浸泡30 min；2%过氧乙酸可用于喷雾消毒，作用时间为30~60 min；15%过氧乙酸常用于熏蒸消毒，用量为7 mL/m^3。其易氧化分解而降低杀菌力，需现配现用，浓溶液有刺激性和腐蚀性，配制时要戴口罩和橡胶手套，须阴凉避光处保存，以防高温引起爆炸，目前医院已较少使用。②过氧化氢（H_2O_2），近年来过氧化氢低温等离子体灭菌器被广泛用于不耐湿、不耐高温医疗用品的灭菌，成为内镜等器械的有效灭菌方法，它具有灭菌温度低、速度快、不产生有毒残留物等优点，但H_2O_2低温等离子体灭菌器有其适用性：待灭菌应洗净、充分干燥，长度不超过31 cm，内径不能小于6 mm；不能处理尼龙、聚纤维和液体制品；需用特定的包装材料如聚丙烯罩、聚烯烃盒。3% H_2O_2又称为双氧水，临床主要用于破伤风及气性坏疽等创面的冲洗，1.0%~1.5% H_2O_2用于口腔含漱。

（5）醇类　属中效消毒剂，国内常用的是乙醇，国外常用的是异丙醇，主要用于皮肤消毒，是许多复方消毒剂的主要成分，医院常用75%乙醇浸泡消毒体温计。使用浓度不超过80%，浓度过高或过低影响杀菌效果；乙醇有刺激性，不宜用于黏膜及创面消毒；因其易燃、易挥发，应加盖置于避火处，定期测定并调整其密度，以保持有效浓度。

（6）胍类　常用的为氯已定（洗必泰），属于低效消毒剂，难溶于水，一般多制成盐酸盐、醋酸盐与葡萄糖酸盐使用，用醇类作为溶剂，可增加其杀菌效果，多制成复方制剂用于皮肤黏膜消毒，如0.5%葡萄酸洗必泰+70%乙醇复合消毒剂为外科手消毒剂及速干手消毒剂的主要成分。4%氯已定乙醇溶液用于擦拭手术和注射部位皮肤，擦2次，作用时间2 min；0.05%~0.1%氯已定水溶液用于冲洗阴道、膀胱、伤口创面等。对肥皂、高锰酸钾、碘等阴离子表面活性剂有拮抗作用，不能混合使用；创面脓液过多时，应延长冲洗时间。

溶液浓度计算公式

（何见平）

任务 2.3 无菌技术的应用

课件2.3
无菌技术的应用

案例情景

孙某,男,68 岁。因车祸致肝脾破裂、多发肋骨骨折、肾挫伤入院,既往有冠心病病史 20 多年,急诊行肝脾破裂修补术。

请思考:①手术护士接到手术通知后如何准备器械台?②手术过程中器械护士需要戴无菌手套吗?戴脱无菌手套时需要注意哪些事项?

一、无菌技术相关概念及操作原则

(一)无菌技术相关概念

1.无菌技术 指在医疗、护理操作中,防止一切微生物侵入人体和防止无菌物品、无菌区域被污染的操作技术。

2.无菌区 指经灭菌处理且未被污染的区域。

3.非无菌区 指未经过灭菌处理或经过灭菌处理后又被污染的区域。

4.无菌物品 指通过物理或化学方法灭菌后保持无菌状态的物品。

(二)无菌技术操作原则

1.无菌操作环境应清洁、宽敞,操作前半小时须停止扫地、更换床单等,减少人群流动,以免尘埃飞扬。

2.无菌操作前,工作人员要戴好帽子和口罩,剪指甲,洗手。

3.无菌物品和非无菌物品必须分开放置,并有明显标志;无菌物品不能暴露于空气中,应存放在无菌包或无菌容器中,无菌包外须标明物品名称、灭菌日期,物品按失效期先后顺序摆放。

4.无菌包的有效期一般为 7 天,过期或受潮应重新灭菌。

5.进行无菌操作时,应先明确无菌区和非无菌区。

6.无菌操作时,操作者身体应与无菌区保持一定距离,取用无菌物品时应使用无菌持物钳或镊;手臂应保持在腰部或治疗台面以上,不可跨越无菌区;手不可接触无菌物品;无菌物品一经取出,虽未使用,也不可放回无菌容器内。避免面对无菌区谈笑、咳嗽、打喷嚏。用物疑有或已污染,应予以更换并重新灭菌。

7.一套无菌物品只供一位患者使用,以防交叉感染。

二、无菌持物钳(镊)的使用

无菌持物钳的使用

无菌持物钳是用于取用和传递无菌物品的器械。临床上常用的无菌持物钳有三叉钳、卵圆钳(图 2.5)、镊子(分长、短镊子)3 种。无菌持物钳(镊)的存放方法有两种:①湿式保存法:经压力蒸气灭菌后浸泡在盛有消毒液的大口有盖容器内,容器深度与钳长比例合适,消毒液面浸没轴节以上

2~3 cm 或镊子长度的 1/2,一个容器只放一把无菌持物钳(镊)(图 2.6),无菌持物钳(镊)及其浸泡的容器每周清洁灭菌 2 次;②干燥保存法:将盛有无菌持物钳(镊)的无菌干罐保存在无菌包内,集中治疗前开包,4~8 h 更换一次。

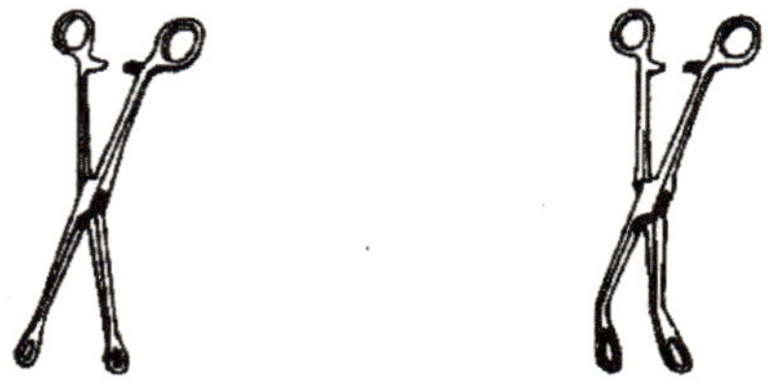

图 2.5 卵圆钳

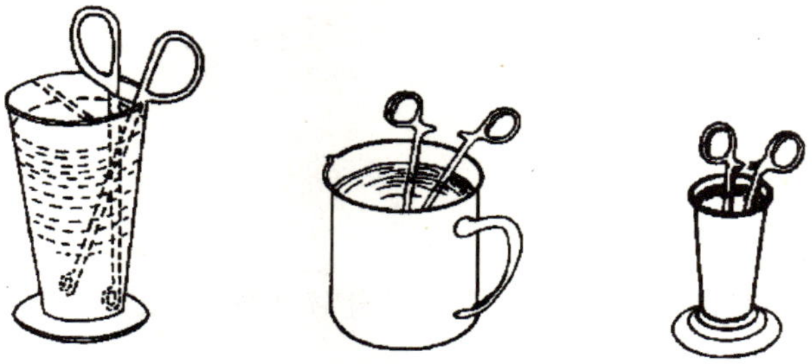

图 2.6 无菌持物钳浸泡法

【目的】

用于传递和取放无菌物品。

【评估】

1.操作环境是否清洁、宽敞、明亮、符合要求。

2.夹取无菌物品的种类以选择合适的持物钳(镊)。

【计划】

1.护理目标 能正确地使用无菌持物钳。

2.用物准备 无菌持物钳(镊)、盛放无菌持物钳(镊)的容器。

【操作过程】

1.备齐用物,备清洁干燥的治疗台。

2.洗手,戴口罩。

3.检查无菌物品的灭菌日期。

4.将无菌容器的盖子打开。

5.手固定在无菌持物钳上端的两个圆环或镊子的上 1/3 部分,闭合钳端,垂直取出,关闭无菌容器的盖子(图 2.7)。

6.使用时保持钳端向下,在腰部以上视线范围内活动,钳端不可倒转向上,以防消毒液倒流而污染钳端。

7.用后闭合钳端,立即垂直放回容器,浸泡时轴节松开,关闭无菌容器的盖子(图 2.8)。

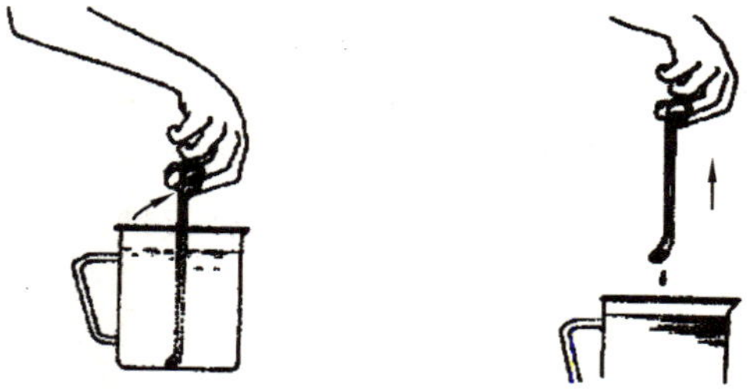

图 2.7 取无菌持物钳

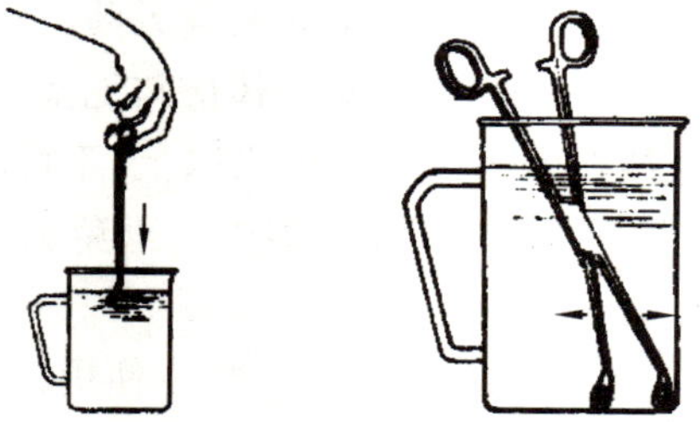

图 2.8 放无菌持物钳

【注意事项】

1.严格遵守无菌技术操作原则。

2.取放无菌持物钳时,钳端不可触及容器口缘及液面以上的容器内壁。

3.无菌持物钳应定期消毒灭菌。

4.到远距离处取物时，应将持物钳和容器一起移至操作处(图 2.9)。

5.不可用无菌持物钳夹取油纱布，防止油粘于钳端而影响消毒效果。

【评价】

1.取放无菌持物钳时钳端闭合，未触及溶液液面以上部分或容器口边缘。

2.使用过程中始终保持钳端向下，未触及非无菌区。

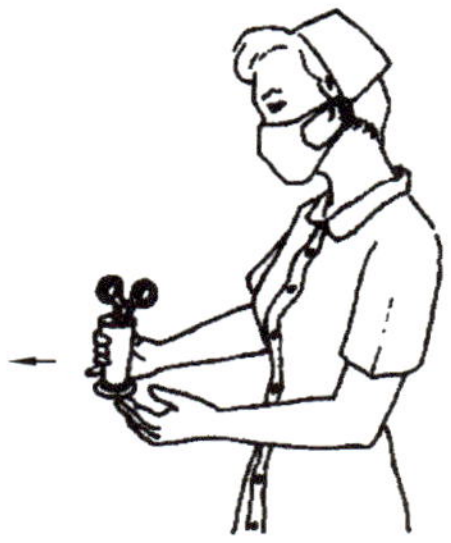

图 2.9　远距离取物

三、无菌容器的使用

无菌容器的使用

经灭菌处理后未被污染的容器称为无菌容器，如无菌罐、盒、碗、贮槽等。

【目的】

用于盛放无菌物品，保持无菌物品处于无菌状态。

【评估】

1.操作环境是否清洁、宽敞、明亮，符合要求。

2.无菌容器及无菌物品的种类。

【计划】

1.护理目标　能正确地完成无菌容器的使用。

2.用物准备　无菌持物钳(浸泡在盛有消毒液的大口有盖容器内)、无菌罐、无菌敷料缸、无菌治疗碗等。

【操作过程】

(1)备齐用物，备清洁干燥的治疗台。

(2)洗手，戴口罩。

(3)检查无菌容器的灭菌日期。

(4)打开无菌容器，将盖平移离开容器，内面向上置于稳妥处或拿在手中(图 2.10)。

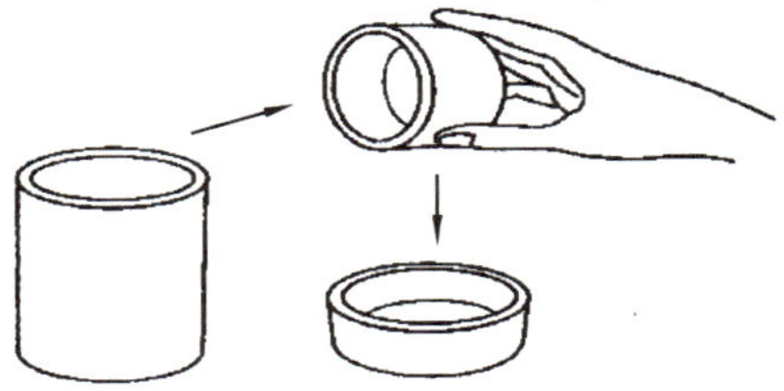

图 2.10　打开无菌容器

(5)取出无菌物品后应立即将容器盖严。

(6)手持无菌容器时，托住容器底部，手指不能触及容器边缘及内面(图 2.11)。

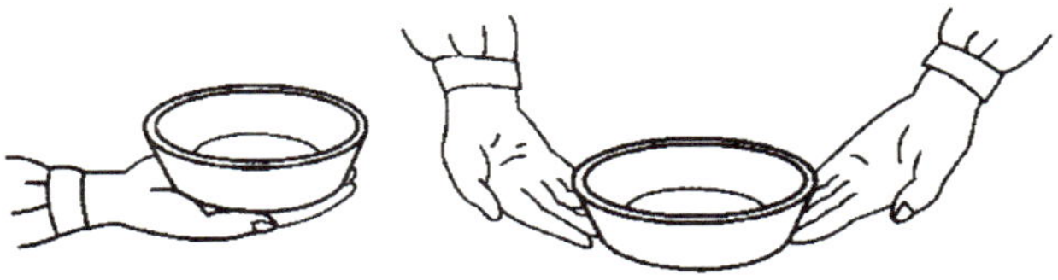

图 2.11　手持无菌容器

【注意事项】

1.严格遵守无菌技术操作原则。

2.打开无菌容器盖时,容器盖不可在容器上方翻转,以免污染容器内的物品。

3.无菌容器应定期消毒灭菌。

【评价】

1.手未触及无菌容器的内面及边缘。

2.基本掌握无菌容器的操作技巧。

无菌包的使用

四、无菌包的使用

选择致密、质厚、未脱脂的棉布制成双层包布,临床上常用一次性包布。将物品放于包布中央,用包布一角盖住物品,左右两角先后盖上并将角尖向外翻折,盖上最后一角后以十字形扎好(图2.12),或用化学指示胶带粘贴(图2.13),包外应注明物品的名称、灭菌日期、灭菌时间及责任人。上述物品包经灭菌处理后未被污染的称为无菌包。

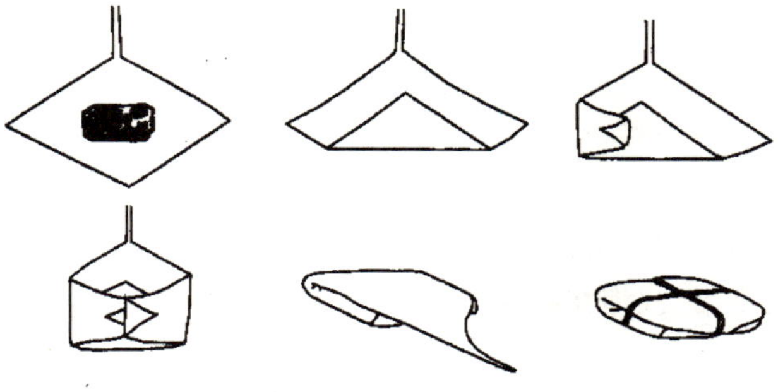

图2.12 十字包扎法

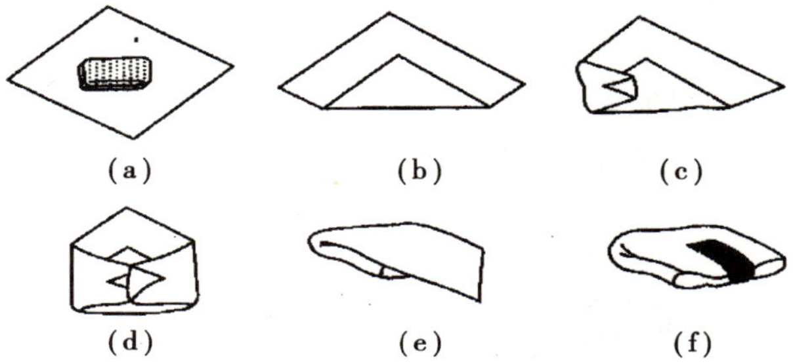

图2.13 化学指示胶带

【目的】

保持无菌物品处于无菌状态。

【评估】

1.操作环境是否清洁、宽敞、明亮,符合要求。

2.无菌包的名称,是否在有效期内。

【计划】

1.护理目标 能正确地使用无菌包。

2.用物准备 无菌持物钳(浸泡在盛有消毒液的大口有盖容器内)、无菌包(内放无菌敷料或无菌治疗巾)、治疗盘、笔、清洁抹布。

【操作过程】

1.备齐用物,备清洁干燥的治疗台。

2.洗手,戴口罩。

3.检查无菌包的名称、灭菌日期。

4.把无菌包平放在清洁、干燥、宽阔的操作台面上，解开系带，挽结放在包布下，依次揭开包布外角、左右两角和内角。

5.用无菌持物钳夹取所需物品，放在事先准备的无菌区内。

6.若包内物品未用完，按原来折痕包盖，系带横向一字形扎好，注明开包日期、时间及签名。

7.若一次将包内物品全部取出，可将包托在手上打开，另一手将包四角抓住，稳妥地将包内物品投放到无菌区内（图2.14）。

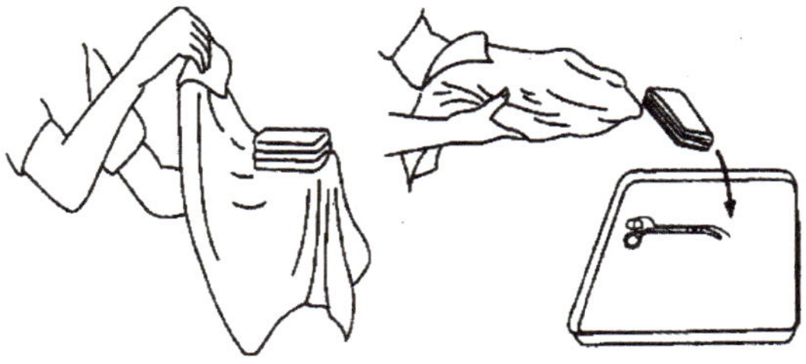

图2.14　投递法

【注意事项】

1.严格遵守无菌技术操作原则。

2.打开无菌包时，手不可触及包布内面，手臂不可跨越无菌区。

3.打开过的无菌包在未污染的情况下放在同类物品的最前面，以便优先使用，有效期为24 h。

【评价】

有较强的无菌观念，开包、关包时手未触及无菌包布的内面。

五、戴脱无菌手套

戴脱无菌手套

【目的】

预防病原微生物通过医务人员的手传播疾病和污染环境，保护患者和医务人员。

【评估】

1.操作环境清洁、干燥、宽敞、明亮，符合无菌操作要求。

2.无菌手套号码合适，在有效期内。

【准备】

1.护士准备　衣帽整洁，修剪指甲，洗手，戴口罩。

2.用物准备　无菌手套、弯盘，必要时备指甲剪。

【操作过程】

1.取下手表、首饰。

2.备清洁干燥的治疗台。

3.剪指甲，洗手，戴口罩。

4.核对无菌手套的号码，检查无菌手套袋外包装有无潮湿、破损，在有效期内。

5.沿开口指示方向撕开无菌手套外包装，取出内层包装，按手套左右提示放好并从下缘打开手套内包装纸。

6.戴手套

（1）一次性取戴手套法　右手捏住两只手套翻折处（手套内面）将两只手套一起向前上方拿出，避免手接触手套无菌面。左手对准五指戴好手套，左手拇指外展，其余四指插入右侧手套的翻边内面(手套外面)右手对准五指戴好,左手顺势将右手手套翻折部分打开(穿长袖工作服时须包住袖口),右手同法将左手手套翻折部分打开(穿长袖工作服时须包住袖口)(图 2.15)。

(2)分次取戴手套法　一手掀开手套内包装开口,另一手捏住一只手套的翻折部分(手套内面)取出手套,对准五指戴好。未戴手套的手掀起另一只袋口,用戴好手套的手指插入另一只手套的翻折部分(手套外面)取出手套,同法戴好(图 2.16)。

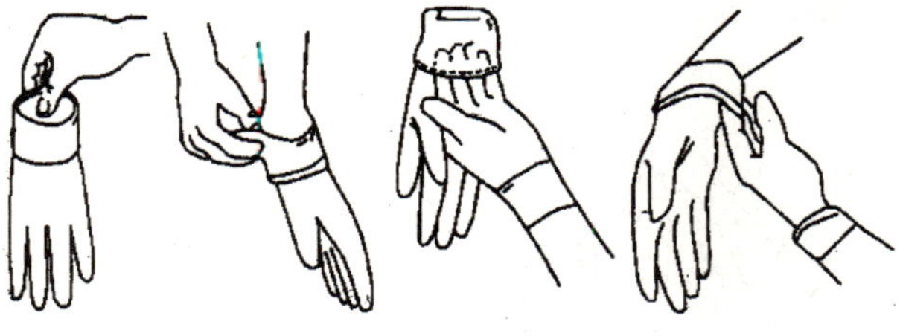

(a)　(b)　(c)　(d)

图 2.15　一次性取戴无菌手套法

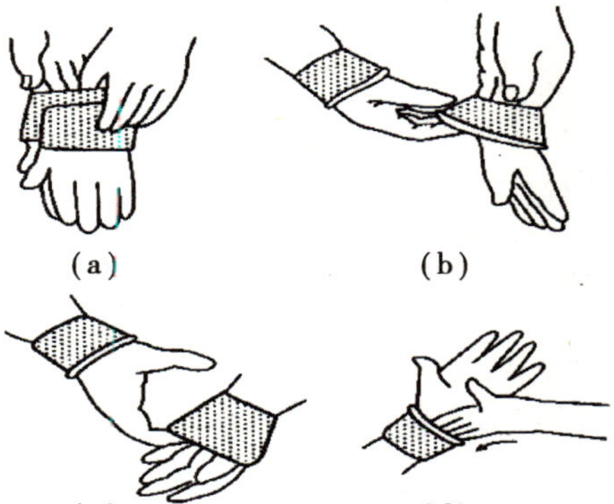

(a)　(b)　(c)　(d)

图 2.16　分次取戴无菌手套法

7.用无菌生理盐水冲净手套上的滑石粉,进行无菌操作。

8.操作结束后,右手捏住左手手套腕部外面,自手套口向下翻转脱下握于右手中,左手拇指插入右手手套内面,自手套口向下翻转脱下,弃于医疗废物桶内,避免手接触污染面。

9.按六步洗手法正确洗手,取口罩。

【注意事项】

1.未戴手套的手不可触及手套外面,戴手套的手不可触及未戴手套的手及手套的内面。

2.手套破裂或污染,立即更换。

3.脱手套时勿使手套外面(污染面)接触皮肤。

【评价】

1.责任护士着装规范,操作过程中未违反无菌操作要求。

2.责任护士戴无菌手套时未污染手套,脱手套时未污染手。

六、取无菌溶液

取无菌溶液

【目的】

保持无菌溶液处于无菌状态,供治疗、护理使用。

【评估】

操作环境是否清洁、宽敞、明亮,符合要求。

【计划】

1.护理目标　能正确地完成取无菌溶液。

2.用物准备　无菌持物钳(浸泡在盛有消毒液的大口有盖容器内)、无菌治疗碗(放在无菌包或贮槽内)、无菌溶液(新型扁平铝盖或易拉环)、小无菌罐(内盛无菌纱布)、棉签、活力碘、治疗盘、弯盘、笔、启瓶器、清洁抹布。必要时备无菌镊(置于无菌有盖容器内)。

【操作过程】

1.核对医嘱,备齐用物。

2.备清洁干燥的治疗台。

3.擦净瓶身灰尘,核对瓶签药名、浓度、剂量、有效期,检查瓶盖有无松动,瓶体有无裂隙,对光检查溶液有无沉淀、浑浊、变色等。

4.洗手,戴口罩。

5.再次核对,启开铝盖。

6.消毒瓶塞,消毒拇指、示指、中指后,用消毒后的手指于标签侧将瓶塞边缘向上翻起,松动瓶塞。

7.备好无菌治疗碗。

8.再次核对药名、浓度、剂量、有效期,一手示指与中指套住橡胶塞将其拉出,另一手拿溶液瓶,标签向手心倒出少许溶液冲洗瓶口,再由原处倒出溶液至已准备好的无菌治疗碗内,盖好瓶塞(图2.17)。

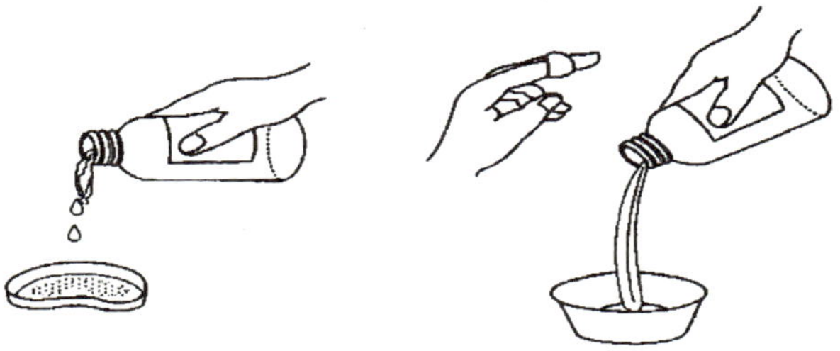

图2.17　倒取无菌溶液

9.将无菌纱布盖于治疗碗上。

10.对瓶塞翻转部进行消毒,盖好瓶塞,用无菌纱布包裹瓶塞。

11.记录开瓶日期、时间并签名。将开启后的无菌溶液放于治疗室固定处。

12.处理用物。

13.洗手,取口罩。

【注意事项】

1.严格遵守无菌技术操作原则。

2.无菌溶液倒出后,不可再倒回瓶中。

3.不可将无菌敷料堵塞瓶口倾倒无菌溶液。

4.不可将无菌敷料直接伸入无菌溶液内蘸取,以免污染剩余的无菌溶液。已开启过的未被污染的溶液可保存24 h。

【评价】

1.手未触及无菌溶液瓶的瓶口。

2.倒溶液时,标签未浸湿。

七、铺无菌盘

无菌盘是将无菌治疗巾铺在清洁、干燥的治疗盘内,形成的放置无菌物品的区域。无菌巾的叠法有纵折法(治疗巾纵折两次,再横折两次,开口边向外,图 2.18),横折法(治疗巾横折后纵折,再重复一次,图 2.19)和三横一纵折叠法(治疗巾横折三次,再纵折一次,图 2.20)。

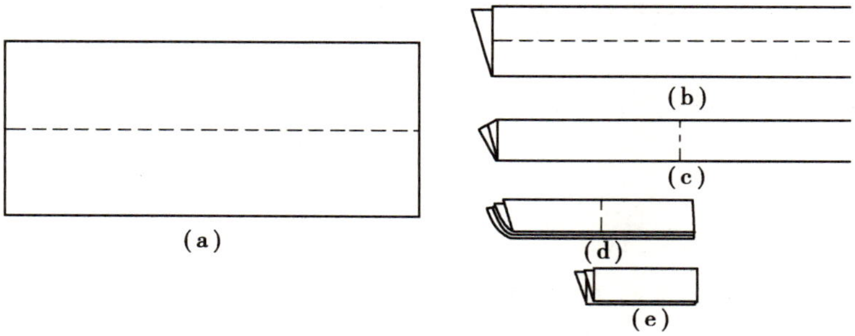

图 2.18 纵折法

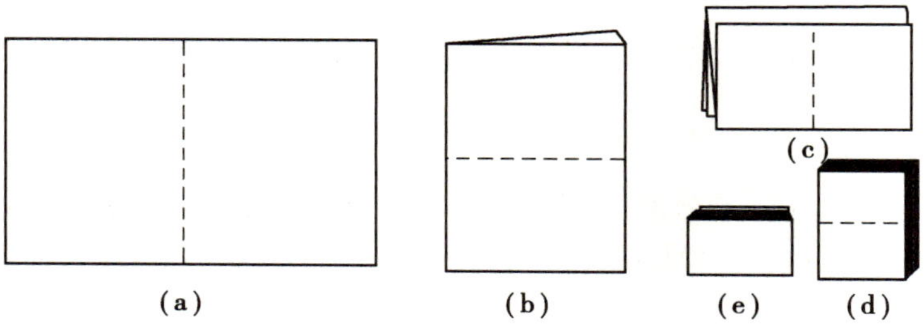

图 2.19 横折法

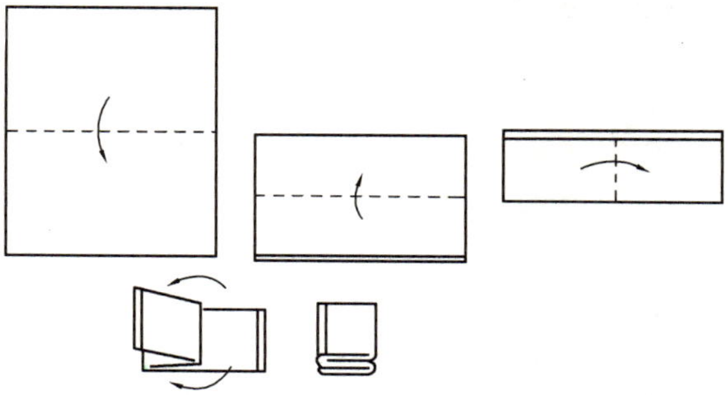

图 2.20 三横一纵折叠法

【目的】

形成无菌区域放置无菌物品,供治疗、护理使用。

【评估】

1.环境清洁、干燥、宽敞、明亮,符合无菌操作要求。

2.治疗盘清洁干燥,所用无菌物品均符合无菌操作要求。

【计划】

1.护理目标　能正确地完成铺无菌盘。

2.用物准备

(1)治疗盘:无菌包(内盛无菌治疗巾)、无菌溶液、无菌治疗碗(外套碗套或置于储槽内)、消毒棉签、消毒溶液、弯盘、无菌持物钳(盛放在无菌容器内)、记录纸、笔、速干手部消毒剂,必要时备启瓶器。

(2)治疗车:下置生活垃圾桶、医疗废物桶各 1 个。

【操作过程】

1.备齐用物,备清洁干燥的治疗盘和治疗台,治疗盘放于适当处。

2.洗手，戴口罩。

3.查对无菌包外灭菌指示胶带颜色及无菌包的名称，有无松散、潮湿、破损，是否在有效期内。

4.解开无菌包系带挽结，打开无菌包，用手按顺序打开外层包布的外角、左右角和内角。用无菌持物钳按顺序打开内层包布的外角、左右角和内角，检查无菌包内灭菌指示卡。

5.铺盘备物。

（1）一铺一盖（一手一钳）铺盘法　①用无菌持物钳取无菌巾，一块置内层包布左侧边缘，以一手一钳将无菌巾轻轻抖开，由远至近铺于治疗盘上。②初步还原无菌包，用无菌持物钳依次还原内层包布内角、左右角、外角，用手还原外层包布内角。③备无菌盘内用物。④用手打开无菌包外层包布内角，用无菌持物钳依次打开内层包布各角。⑤取一块无菌巾由近至远盖于无菌用物上，注意对齐无菌巾。如无菌包内无菌巾未用完，用无菌持物钳按原来折痕分别包盖内层包布内角、左右角、外角，用手包盖外层包布内角、左右角、外角，系带横向一字形扎好。⑥按近、左、远、右（或近、右、远、左）依次向上折叠多出治疗盘部分的无菌巾。

一手一钳法铺无菌盘

（2）半铺半盖铺盘法　①用无菌持物钳取一块无菌巾放在治疗盘内。②双手捏住无菌巾折叠中线两端（横折法），轻轻抖开，横形双折由内向外铺于清洁、干燥的治疗盘上。③将上层无菌巾由内向外扇形折叠，无菌面向上，开口边缘向外，治疗巾内面构成无菌区（图 2.21）。④放入无菌物品后，将上层无菌巾盖于无菌物品上，上下层边缘对齐。⑤将开口处向上折两次，两侧边缘分别向下折一次，露出治疗盘边缘。

半铺半盖法铺无菌盘

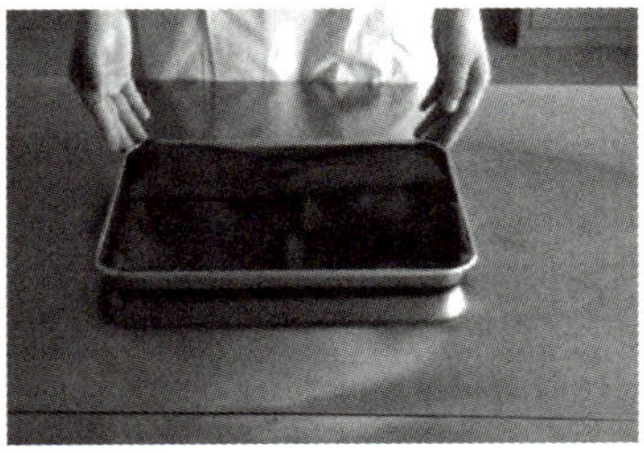

图 2.21　半铺半盖铺盘法

6.记录铺盘日期、时间、内容物及责任人。

7.处理用物。

8.洗手，取口罩。

【注意事项】

1.严格遵循无菌技术操作原则。

2.保持无菌盘干燥，避免潮湿、污染。

3.铺盘时，非无菌物品与无菌盘应保持适当距离，手不可触及无菌巾内面，不能跨越无菌区。

4.铺好的无菌盘应尽早使用，有效期不可超过 4 h。

医院使用手套类型

【评价】

1.责任护士伤口换药用物准备齐全。

2.护士铺无菌盘时未违反无菌操作要求。

（何见平）

课件2.4
隔离技术的应用

任务 2.4　隔离技术的应用

单层底及双层底铺盘法

案例情景

朱某，男，45 岁，同性恋。发热、咳嗽、食欲缺乏、腹泻 10 天，2 个月内明显消瘦。体温38 ℃，全身淋巴结肿大。

请思考：接诊该患者的医务人员应如何防护？

一、隔离基本知识

隔离是将传染病患者、高度易感人群安置在指定的地方，暂时避免和周围人群接触，以达到控制传染源、切断传染途径、保护易感人群免受感染。隔离是防止医院内感染的重要措施之一，护理人员必须严格执行隔离技术。

（一）隔离区域的设置

隔离区域与普通病区应分开设置，远离食堂、水源和其他公共场所。隔离病区要有多个出口，让工作人员和患者分道进出。入口处应有工作人员更衣、换鞋过渡区，病区内配置必要的卫生、消毒设备。

同病种患者住同一病室，与其他病种患者隔离。凡未确诊或已确诊混合感染及危重患者有强烈传染性者，应安排单独的病室进行隔离。

（二）工作区的划分

1.清洁区　是指未被病原微生物污染的区域，如医护办公室、治疗室、配餐室、更衣室、库房、值班室等工作人员使用的场所。

隔离要求：患者及患者接触过的物品不得进入清洁区；工作人员接触患者后应消毒手，脱去隔离衣及鞋方可进入清洁区。

2.半污染区　是指凡有可能被污染的区域，如检验室、走廊等。

隔离要求：患者或穿隔离衣的工作人员通过走廊时，不得接触墙壁、家具等，各类检验标本有固定的存放盘和架子，检验完的标本及容器等应严格按要求分别处理。

3.污染区　是指患者直接或间接接触的区域，如病房等。

隔离要求：污染区的物品未经消毒处理，不得带到他处；工作人员进入污染区时，必须穿隔离衣，戴口罩、帽子，必要时换隔离鞋，离开前脱隔离衣、鞋，消毒双手。

二、隔离原则

（一）一般消毒隔离

1.隔离单位应挂隔离标记，门口放置消毒液浸湿的脚垫，门外设立隔离衣悬挂架或壁柜，备消毒液、清水各一盆及手刷、毛巾、避污纸。

2.工作人员进入隔离室应按规定戴口罩、帽子，穿隔离衣，且只能在规定范围内活动。一切操作要严格遵守隔离规程（此处应强调工作人员必须严格遵守隔离规程，确保医务人员安全）。

3.穿隔离衣前，必须将所需的物品备齐，各种护理操作应有计划并集中进行。

4.凡患者接触过的物品或落地的物品应视为污染，消毒后方可给他人使用。患者的信件、稿件、票证等物品须进行消毒后才能带走。

隔离病房消毒隔离制度

5.了解患者的心理情况，尽量解除患者因隔离而产生的恐惧、孤独、自卑等心理反应。

6.病室每日用紫外线照射或消毒液喷雾消毒，晨间护理后用消毒液擦拭床、床旁桌、椅。

7.严格执行陪伴和探视制度，向患者及陪伴、探视者做好卫生宣教。

8.传染性分泌物连续3次培养结果均为阴性或已度过隔离期，经医师开医嘱方可解除隔离。

（二）终末消毒处理

终末消毒处理是对出院、转科、解除隔离或死亡的患者及其病室与用物等及时进行消毒。

1.患者的终末消毒处理 患者转科、出院或解除隔离后应洗澡、换上清洁衣服后才能进入非隔离病房或出院。个人用物须消毒后方能带出隔离病区。患者死亡后，尸体处理见尸体护理技术。

2.病室单位终末消毒处理 被服放入污物袋注明"隔离用物"，送洗衣房消毒后再清洗。棉絮抖开，床垫、枕芯竖放，抽屉、柜门打开，密闭门窗后用消毒液熏蒸消毒，消毒后开门窗通风。用消毒液擦拭家具、墙面及地面。体温计用消毒液浸泡，血压计、听诊器放熏箱消毒。

三、隔离种类及措施

（一）根据隔离的目的可分为传染病隔离和保护性隔离

1.传染病隔离 将处于传染期的传染病患者和可疑传染病患者及病原携带者，控制在特定区域，与一般人群暂时分离，缩小污染范围，减少传染病传播机会，同时便于污染物的集中消毒及处理。

2.保护性隔离 也称反向隔离，是以保护易感人群作为制订措施的主要依据而采取的隔离，将免疫功能极度低下的患者和少数易感者置于层流洁净病房中，使其免受感染。

（二）基于切断传播途径的隔离预防

基于切断传播途径的隔离预防是指在标准预防的基础上，基于传染源特点，切断疾病传播方式的隔离。主要包括经空气传播途径的预防、经飞沫传播途径的预防和经接触传播疾病的预防。

1.经空气传播疾病的预防 空气传播（又称微生物气溶胶传播）是指病原微生物经悬浮在空气中的微粒（$\leqslant 5\ \mu m$ 大小时）在空气中播放，这种微粒能在空气中悬浮较长时间，可随气流飘浮到较远处。通过这种方式传播的疾病包括开放性/活动性肺结核病、水痘、麻疹等，医务人员接触此类患者除执行标准预防外，还应采取空气隔离措施。

（1）设立隔离室，最好为负压病房，并有黄色隔离标志。若患者病情允许时，应戴外科口罩，限制患者活动范围。

（2）患者或疑似传染病患者应安置在单人隔离间，无条件时，相同病原微生物感染患者可安置于同一病室，且床间距$\geqslant 1.1\ m$，严格进行空气消毒。

（3）医务人员严格按照区域流程和操作规程，在不同区域或进行不同操作时穿戴不同的防护用品，进行可能产生喷溅的诊断操作时，应戴防护目镜或防护面罩，穿戴隔离衣/防护服，当接触患者血液、体液、分泌物和排泄物等物质时，应戴手套。撤离时按要求摘脱，并正确处理使用物品。

（4）无条件收治患者时，应尽快转运至有条件收治呼吸道传染病的医疗机构，护送转运过程中医务人员应注意自身防护，如佩戴医用防护口罩或 N95 口罩或使用更好水平的呼吸器等。

2.经飞沫传播疾病的预防 飞沫传播是指带有病原微生物的飞沫核（$>5\ \mu m$），在空气中短距离移至易感人群的上呼吸道的传播方式。通过飞沫传播的疾病包括百日咳、白喉、流行感冒、病毒性腮腺炎、流行性脑脊髓膜炎等。飞沫传播多发生于医务人员与被感染的患者近距离接触（谈话、咳嗽、打喷嚏）或进行雾化吸入、吸痰等操作时。此类疾病的防护除实施标准预防外，同时应采取飞沫隔离预防措施。

（1）建立隔离室并采用粉红色隔离标志，将患者置于单独的房间或同一房间内安置相同疾病感染的患者，限制患者的活动范围。

（2）加强病室通风，空气可不进行特殊处理。

（3）尽量减少转运，若必须转运时，医务人员应注意自我防护。

(4)医务人员严格按照区域流程，穿戴不同的防护用品，离开时按要求摘脱，正确处理使用物品。

(5)医务人员与患者近距离(1 m 内)接触时，应戴帽子、医用防护口罩；若进行可能产生喷溅的诊疗操作时，应戴护目镜或防护面罩，穿隔离衣/防护服；若接触患者及其血液、体液、分泌液和排泄物等时，应戴手套。

3.经接触传播疾病的预防　接触传播是指病原微生物通过手、媒介物直接或间接接触而传播，如肠道感染、多重耐药菌感染、皮肤感染等皆主要通过此方式传播。接触传播是医院感染主要而常见的传播途径，一般包括直接接触传播和间接接触传播。其预防措施采取标准预防外，还应实施接触隔离预防。

(1)患者应安置于单人隔离病室，无条件时同种病原微生物感染患者可住同一室，并有蓝色隔离标志，限制人员出入。

(2)限制患者离开隔离室，尽量减少转运，如需转运时，应采取有效措施以减少对其他患者、医务人员及环境的污染。

(3)医务人员进入隔离病房根据需要穿戴相应的防护用品，如接触患者的血液、体液、分泌物、排泄物等应戴手套，若手上有伤口时，应戴双层手套。从事可能污染工作服的操作时，应穿脱隔离衣或使用一次性隔离衣。离开隔离病房前，接触污染物品后按要求摘手套、脱隔离衣、严格实施手卫生。

(4)被患者血液、体液、分泌物、排泄物等污染的复用器械，应及时清洗干净和消毒灭菌。

四、隔离技术应用

手卫生是医务人员洗手、卫生手消毒和外科手消毒的总称。工作人员工作前后、更衣前后或对每位患者实施诊疗操作前后，接触污染物品和可能污染的物品后均要洗手或手消毒。

(一)洗手

【目的】

去除手部皮肤污垢、碎屑和部分致病菌，切断通过手传播感染的途径。

【评估】

1.洗手或使用速干手消毒剂的指征

(1)直接接触每个患者前后。

(2)接触患者周围环境及物品后。

(3)接触特殊易感患者前后。

(4)进行无菌技术操作、接触清洁或无菌物品前后。

(5)接触患者血液、体液、分泌物、排泄物、伤口敷料等之后以及处理污染物品后。

(6)处理药物或配餐前。

(7)戴、摘口罩前后，穿、脱隔离衣前后，戴、脱手套前后。

(8)接触患者破损皮肤、黏膜或伤口前后。

(9)在同一患者身上，从污染部位移到清洁部位之前。

(10)当医务人员的手有可见的污染物或者被患者的血液、体液污染后。

2.环境　符合操作要求，清洁、宽敞。

【准备】

1.护士准备　衣帽整洁，修剪指甲，根据情况做好个人准备。

2.用物准备　流动水洗手设施、肥皂或含杀菌成分的洗手液、干手物品或者设施。必要时，备速干手消毒剂。

【操作过程】

1.湿手　打开水龙头，调节合适水流，在流动水下充分淋湿双手。

2.涂皂　关闭水龙头，取适量肥皂或洗手液，均匀涂抹至整个手掌、手背、手指和指缝。

3.揉搓　认真揉搓双手至少 15 s，范围为双手手掌、手背、指缝、指尖及手腕（图 2.22）。

4.冲洗　打开水龙头，在流水下冲净双手。

5.干手　关闭水龙头，用一次性纸巾或清洁毛巾（一人一巾）擦干双手或干手机下烘干双手。

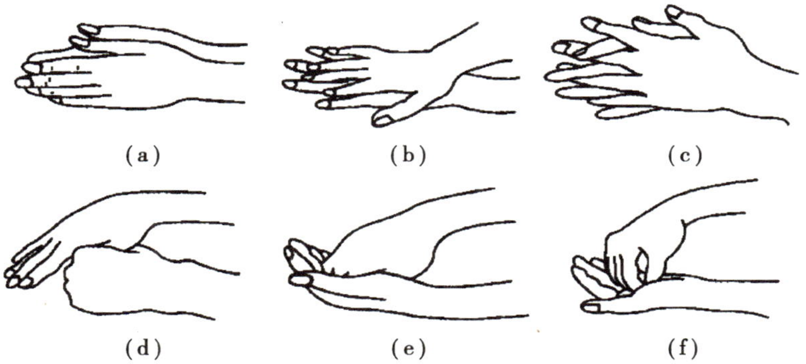

图 2.22　揉搓洗手步骤

【注意事项】

1.操作程序正确，手的各个部位均应洗到、冲净。

2.洗手时，避免污染洗手设施及周围环境。

3.当手部有血液或其他体液等肉眼可见污染时，应使用清洁剂和流动水洗手；当手部没有肉眼可见污染时，可用速干手消毒剂消毒双手以代替洗手，搓洗方法同洗手。

【评价】

1.护士手部外观清洁无污渍。

2.护士手部表面细菌总数达标，未检出致病微生物。

3.未污染洗手设施及周围环境。

（二）卫生手消毒

手卫生

【目的】

清除致病性微生物，预防感染与交叉感染，避免污染无菌物品和清洁物品。

【评估】

1.卫生手消毒的指征及手被污染程度

（1）检查、治疗、护理免疫功能低下的患者前。

（2）出入隔离病房、重症监护病房、烧伤病房、新生儿重症监护病房和传染病病房等医院重点部门前后。

（3）双手直接为传染患者进行检查、治疗、护理或处理传染患者污物后。

（4）接触具有传染性的血液、体液和分泌物以及被传染性致病微生物污染的物品后。

（5）在特殊情况下，因条件限制无法按规定洗手时，可用手消毒剂代替洗手。

（6）进行无菌操作前。

（7）需要双手保持较长时间抗菌活性时。

2.环境　清洁、宽敞，物品放置合理、取用方便。

【准备】

1.护士准备　衣帽整洁,修剪指甲,根据情况做好个人准备。

2.用物准备　流动水洗手设施、清洁剂、干手物品或设施、速干手消毒剂。

【操作过程】

1.洗手　按洗手步骤洗手并保持手的干燥。

2.涂消毒剂　取适量速干手消毒剂于掌心,均匀涂抹至整个手掌、手背、手指和指缝,必要时,增加至手腕及腕上 10 cm。

3.揉搓双手　按照洗手法揉搓双手,确保手消毒剂完全覆盖手部皮肤,直至手部干燥。

【注意事项】

1.卫生手消毒前洗手并保持手的干燥,遵循洗手的注意事项。

2.速干手消毒剂揉搓双手时方法正确,保证手的各个部位均应揉搓到位。

3.严格遵守操作规程,不可污染洗手液或消毒剂等,不可溅湿工作服。

4.经常进行消毒后卫生学监测,保证达标。

外科手消毒

【评价】

1.护士手部外观清洁无污渍。

2.护士手部表面菌落总数达标,未检出致病微生物。

(三)穿脱隔离衣

穿脱隔离衣

【目的】

保护医务人员避免受血液、体液及其他感染性物质污染,或保护患者免受感染。

【评估】

1.患者的病情、治疗与护理、隔离的种类及措施。

2.隔离衣是否符合要求,检查隔离衣的型号、灭菌日期及有效期,以及有无破损、潮湿,灭菌指示胶带是否达到灭菌要求。

3.操作环境是否整洁、宽敞。

【准备】

1.护士准备　衣帽整洁、整齐;修剪指甲、取下手表;卷袖过肘、洗手、戴口罩。

2.用物准备　隔离衣 1 件,刷手及泡手设备。

【操作过程】

1.穿隔离衣

(1)取衣:手持衣领取下隔离衣,清洁面朝向自己,污染面向外,将衣领两端向外折齐,对齐肩缝,露出肩袖内口。

(2)穿袖:一手持衣领,另一手伸入袖内,持衣领的手向上拉衣领,将衣袖穿上,换手持衣领,依上法穿好另一袖。

(3)系领及袖口:两手持衣领,由前向后理顺领边,扣上领扣,再扣好袖口或系上袖带。

(4)系腰带:自一侧衣缝腰带下约 5 cm 处将隔离衣后身向前拉,见到衣边则捏住,再依法将另一边捏住。两手在背后将边缘对齐,向一侧折叠,按住折叠处,并将腰带在背后交叉,回到腰部前方打一活结(图 2.23)。

2.脱隔离衣

(1)解腰带:解开腰带,在前面打一活结。

(2)解袖口:解开袖口,在肘部将部分衣袖塞入工作衣袖内。

(3)消毒双手:①用刷子蘸肥皂水,按前臂、腕部、手背、手掌、手指、指缝、指甲顺序,彻底刷洗,刷半分钟，用流水冲净泡沫，使污水从前臂流向指尖，换刷另一手，反复两次，共 2 min。②浸泡消毒法：将双手浸泡于消毒液中，用小毛巾或手刷反复擦洗 2 min，再用清水冲洗。

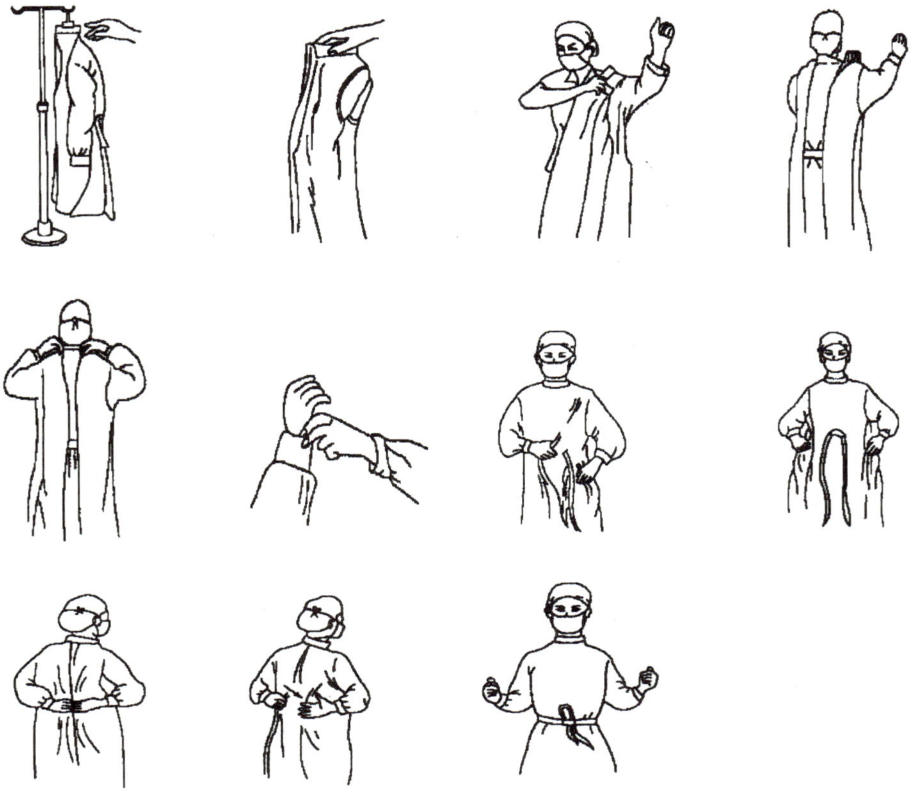

图 2.23　穿隔离衣法

(4)解衣领、脱衣袖：解开领口，一手伸入另一侧袖口内，拉下衣袖过手，再用衣袖遮一手在外面拉下另一衣袖，双手在袖内使袖子对齐，双臂逐渐退出。

(5)挂衣钩：双手持领，将隔离衣两边对齐，挂在衣钩上(图 2.24)。不再穿的隔离衣，脱下后清洁面向外，卷好投入污物袋中。

(6)洗手，取口罩。

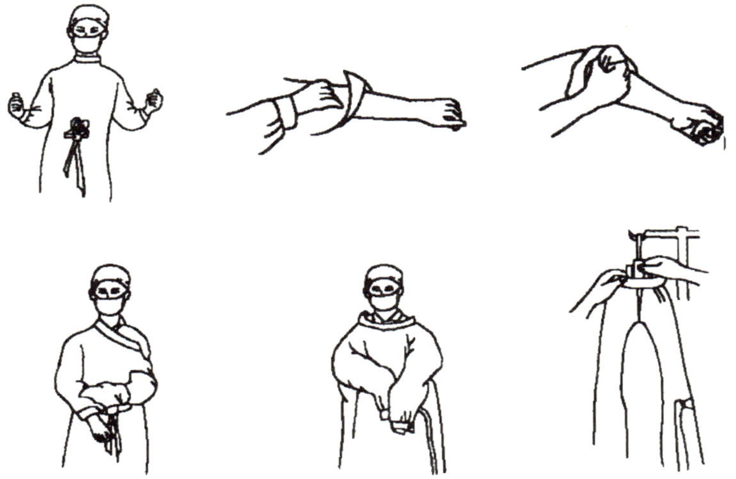

图 2.24　脱隔离衣法

帽子、口罩、避污纸的使用

3.穿脱一次性隔离衣

(1)评估隔离类型,检查环境清洁、宽敞。

(2)检查隔离衣型号合适,在有效期。

(3)洗手,一次性纸巾/毛巾(一人一巾)擦干。

(4)戴口罩、圆帽,取下手表,上卷衣袖过肘。

(5)双手持衣领展开隔离衣,右手持衣领,露出隔离衣内袖口,左手伸入袖内,右手拉领使左手露出;左手持衣领,头向左上仰,右手伸入袖内,左手拉领使右手露出。

(6)下颌上扬,双手将领带系好。

(7)系紧背部的带子,以防露出隔离衣内的衣服。

(8)操作结束,卫生手消毒。

(9)先解开领部的带子,然后再解开背部的带子。

(10)双手持领部的带子将隔离衣从胸前向下拉,右手捏住左衣领内侧清洁面脱去左袖,左手捏住右衣领内侧下拉脱下右袖,将隔离衣污染面向内,衣领及衣边卷至中央成包裹状,丢入黄色垃圾袋内。

(11)取口罩、帽子,洗手。

【注意事项】

1.隔离衣的长短要合适,须全部遮盖工作服,如有破洞,应补好后再穿。

2.隔离衣每日更换,如有潮湿或污染,应立即更换。

3.穿脱隔离衣过程中避免污染衣领和清洁面,始终保持衣领清洁,系领子时污染的袖口不可触及衣领、面部及帽子。

4.穿好隔离衣,双臂保持在腰部以上,视线范围内;不得进入清洁区,避免接触清洁物品。

5.消毒手时不能沾湿隔离衣,隔离衣也不可触及其他物品。

6.脱下的隔离衣如挂在半污染区,清洁面向外;挂在污染区则污染面向外。

世界手卫生日

【评价】

1.护士穿脱隔离衣步骤正确。

2.护患沟通有效,患者能主动配合操作和接受护士的指导。

(何见平)

项目2习题

项目3
生命体征监测及护理

【素质目标】

1.工作认真细致,责任心强,关心、爱护患者。

2.沟通能力强,具有团队协作意识和慎独精神。

▶▷ 知识目标

1. 了解与生命体征监测相关的生理学及解剖学知识。
2. 了解体温计与血压计的分类及构造。
3. 熟悉影响生命体征变化的因素。
4. 掌握生命体征正常值的范围。
5. 掌握正确的监测和记录生命体征的方法。
6. 掌握心电监护仪的使用方法。
7. 掌握异常生命体征患者的护理措施和健康指导方法。

▶▷ 能力目标

1. 能根据医嘱为患者进行体温、脉搏、呼吸、血压的监测。
2. 能对体温、脉搏、呼吸、血压异常的患者实施护理。

生命体征包括体温、脉搏、呼吸和血压。它是机体内在生命活动的表现，是衡量机体活动正常与否的指标。当机体生理功能正常时，生命体征在一定范围内相对稳定；当机体出现病理变化时，生命体征随之发生不同程度的变化。护理人员通过认真仔细观察生命体征的变化，可以获得患者生理状态的基本资料，了解疾病的发生、发展及转归，为临床诊断、治疗和护理提供可靠依据。生命体征的监测及护理是临床护理工作重要的内容之一，是护士应掌握的基本技能。

任务 3.1　体温的观察及护理

课件3.1
体温的观察及护理

案例情景

李某，男，60 岁，突然寒战、高热、咳嗽、胸痛，伴全身肌肉酸痛、乏力，急诊以肺炎收住院。

请思考：①护士如何正确为患者监测体温？②当患者出现体温异常时，应采取哪些护理措施？

体温是指机体内部（胸腔、腹腔和中枢神经）的温度，又称体核温度，其相对稳定，较皮肤温度高。在大脑和下丘脑体温调节中枢的作用下，正常人的机体产热和散热保持动态平衡，体温相对恒定。

一、正常体温及生理变化

（一）正常体温

体核温度不易直接测量，临床上监测体温，通常以口腔、腋下和直肠等部位的温度来代表体温，其中直肠温度最接近人体深部温度，但口腔、腋下温度的监测更为常见、方便。正常人的体温是一个温度范围，而不是一个具体的数值，其正常范围见表 3.1。

表 3.1　成人体温平均值及正常范围

部位	平均温度/℃	正常范围/℃
腋下	36.5	36.0～37.0
口腔	37.0	36.3～37.2
直肠	37.5	36.5～37.7

（二）生理变化

1.昼夜　清晨 2—6 时活动量小，体温最低；午后 2—6 时活动量大，体温较高。

2.年龄　新生儿尤其是早产儿，体温调节中枢发育不完善，体温易受环境变化影响；儿童新陈代谢旺盛，体温略高于成年人；老年人代谢率低，体温略低于成年人。

3.性别　女性体温略高于男性。女性受体内孕激素周期性变化的影响，基础体温随月经周期呈规律性变化，表现为月经期和月经后的前半期体温较低，排卵日最低，排卵后体温升高。

4.运动　运动时骨骼肌紧张并强烈收缩，代谢率增高导致体温上升。

5.其他　情绪激动、进食、精神紧张、环境温度变化、沐浴等都会对体温变化有影响。

二、异常体温的观察及护理

（一）体温过高

体温过高又称发热，是指致热源的作用使机体体温调节中枢的调定点上移，产热增加、散热减少,导致体温升高超过正常范围。

1.发热程度　发热程度可分为以下类型(以口腔温度为标准):低热,37.3~38.0 ℃;中等热,38.1~39.0 ℃;高热,39.1~41.0 ℃;超高热,41.0 ℃以上。

2.发热过程　一般发热过程分为3个阶段:

(1)体温上升期:特点是产热大于散热,体温升高。患者主要表现为畏寒、皮肤苍白、疲乏不适、无汗、可出现寒战。体温上升的方式可分为骤升和渐升两种,骤升是指体温在数小时之内升至高峰,如肺炎球菌性肺炎;渐升是指体温逐渐上升,数日内到高峰,如伤寒。

(2)高热持续期:特点是产热和散热在较高水平上趋于平衡,持续高热。患者主要表现为面色潮红、口唇干燥、皮肤灼热、心率加快、尿量减少、全身不适、软弱无力、头痛、头晕甚至谵妄、惊厥、昏迷等。

(3)退热期:特点是散热大于产热,体温下降至正常。患者主要表现为大量出汗和皮肤温度降低。退热方式有骤退和渐退,高热骤退时大量出汗导致体液丧失,易出现血压下降、脉搏细速、四肢厥冷等虚脱或休克现象,特别是年老体弱、心血管疾病患者、婴幼儿等易发生以上情况,应加强观察及护理。

3.热型　临床上将体温绘制在体温单上所构成的体温曲线称为热型。常见热型如图3.1所示。

(1)稽留热:体温持续在39.0~40.0 ℃,达数日或数周,24 h波动不超过1.0 ℃。常见于肺炎球菌性肺炎、伤寒等急性感染性疾病。

(2)弛张热:体温在39 ℃以上,24 h波动幅度超过1.0 ℃,但最低体温仍高于正常水平。常见于风湿热、败血症、严重化脓性疾病等。

(3)间歇热:体温骤然升高至39.0 ℃,持续数小时或更长时间,然后下降至正常或正常以下,经过一个间歇,体温又再次升高,并反复发作,即机体高热期和无热期交替出现。多见于疟疾等。

(4)不规则热:体温变化无规律,持续时间不等。常见于癌性发热、流行性感冒等。

4.体温过高患者的护理

(1)病情观察:密切观察病情,定时测量体温。体温测量一般每日4次,高热患者应每4 h测量一次,体温降至正常3天后,改为每日测量两次。同时注意观察热型、患者伴随症状、治疗效果等。

(2)降低体温:可采用物理降温或遵医嘱使用药物降温。若体温高于39.0 ℃,可采取局部冷疗,将冰袋、冷毛巾等置于患者头部或者腘窝、腹股沟等体表大血管处;若体温高于39.5 ℃,可为患者做温水擦浴或乙醇擦浴等全身冷疗方式降温。遵医嘱给予药物降温时,应注意药物剂量,对心血管疾病、年老体弱者应防止大量出汗而出现虚脱或者休克。采取降温30 min之后应测量体温,并做好记录和交接班。

(3)休息:发热患者应酌情减少活动,适当休息,以减少能量的消耗,促进身体康复。高热患者应绝对卧床休息,患者的病室应保持安静、通风良好、温湿度适宜。

(4)补充水分和营养:鼓励患者多饮水,以每日2 500~3 000 mL为宜。患者宜少量多餐,进食高热量、高蛋白、高维生素、易消化的流质或半流质食物。不能进食的患者,遵医嘱给予鼻饲或静脉补液。

(5)使患者感到舒适,预防并发症:①口腔护理:应在晨起、餐后、睡前协助患者漱口,必要时行特殊口腔护理,保持口腔清洁,预防口腔感染。②皮肤护理:保持皮肤清洁、干燥,出汗患者及时擦干汗液,更换衣服和床单,预防压疮等并发症的发生。

(6)心理护理:护士应关心和鼓励患者,耐心解答患者提出的问题,以缓解其紧张情绪,消除躯体不适。

(7)健康教育:教会患者及家属准确监测体温;指导发热患者的家庭护理方法。

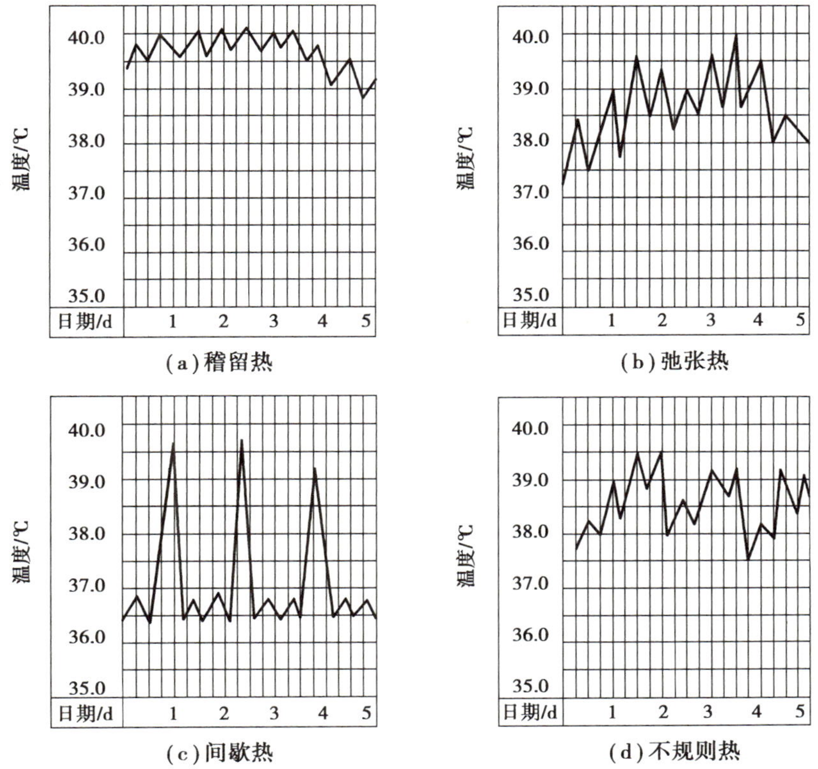

图 3.1　常见热型

(二)体温过低

体温过低是指体温低于正常范围,如体温低于 35.0 ℃称为体温不升。

1.症状　体温过低时,患者可出现皮温下降、皮肤苍白、心律不齐、呼吸减慢、血压下降、尿量减少、意识障碍等。

2.常见原因

(1)体温调节中枢受损或发育不良,如颅脑外伤、脊髓受损、药物中毒等致体温过低;早产儿因体温调节中枢尚未发育成熟,对外界温度变化不能自行调节。

(2)产热减少或散热过多。极度衰竭、严重营养不良使机体产热减少;长时间暴露在低温环境中,使机体散热过多。

3.临床分级　轻度,32.1~35.0 ℃;中度,30.0~32.0 ℃;重度,<30.0 ℃;致死温度,23.0~25.0 ℃。

4.体温过低的护理

(1)监测生命体征:持续监测体温,至少每小时测一次,直至体温恢复正常并稳定。同时观察呼吸、脉搏和血压的变化。

(2)加强保暖措施:维持室温在 22~24 ℃,给予温热饮料;增添棉被、毛毯;放置电热毯、热水袋等保温措施,新生儿可放置温箱中。

(3)去除病因:去除引起体温过低的原因,使体温恢复正常。

(4)心理护理:了解患者情绪变化,加强沟通与交流,做好心理疏导。

(5)健康教育:向患者及家属讲解引起体温过低的原因及护理方法。

三、体温的测量

(一)体温计的种类和构造

1.水银体温计　由一根真空毛细管,外带刻度的玻璃管构成,玻璃管一端为储汞槽,内盛汞液。储汞槽受热之后,汞膨胀上行,显示相应温度。毛细管和储汞槽连接处有一凹陷,使汞受冷之后不会自行下降,保证测量数值的准确性。

水银体温计玻璃管外标有摄氏温度值,在 35.0~42.0 ℃,每一度用短线标出 10 小格,在 0.5 ℃和 1.0 ℃的地方用长且较粗的线标记,在 37.0 ℃刻度处则以红色线条表示。

常用的水银体温计分为口表、肛表、腋表 3 种,如图 3.2 所示。

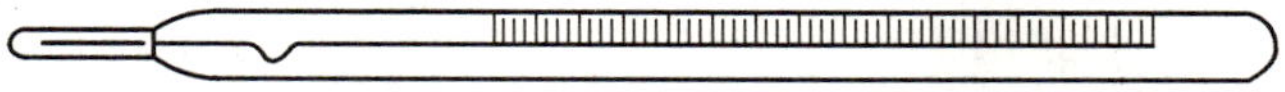

(a)口表:储汞槽细而长,玻璃管呈三棱柱状,可用来测量口温和腋温

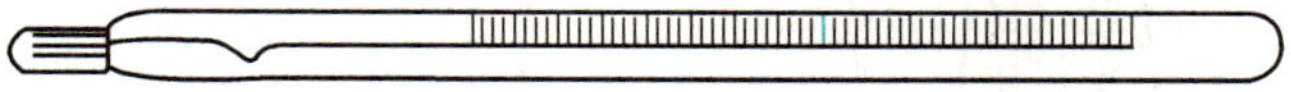

(b)肛表:储汞槽略粗短,玻璃管呈三棱柱状,用于测量肛温

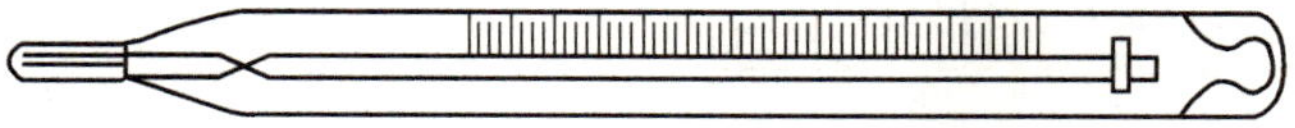

(c)腋表:储汞槽长而扁,玻璃棒呈扁平状,便于贴紧腋窝皮肤

图 3.2　水银体温计的种类

2.电子体温计　通过电子感温探头测量体温,测得的温度直接用数字显示,直观、准确、灵敏度高。

3.红外线测温仪　通过接受红外线辐射来检测体温。红外线测温仪有快速、安全、减少传染概率的特点,但红外线测温仪测得的是体表温度,疑有温度偏高者,还应用水银体温计复测。

(二)体温计的消毒与检查

1.体温计的消毒

(1)口表和腋表的消毒:测温后的体温计置于消毒液中浸泡,5 min 后取出,用清水冲洗擦干后放入清洁、干燥容器中备用。口表、腋表、肛表需分别清洗和消毒。

(2)电子体温计消毒:根据电子体温计材料的不同选择浸泡法、熏蒸法等消毒方法,只消毒电子感温探头部分。

2.水银体温计的检查

将全部体温计的水银柱甩至 35.0 ℃以下,同时放入 40.0 ℃(36.0~40.0 ℃)以下的水中,3 min 后取出检视,凡误差在 0.2 ℃以上或玻璃管有裂缝、水银面自行下降等,不能再使用。

(三)体温测量法

【目的】

1.动态监测体温变化,判断体温有无异常,分析热型和患者伴随症状。

2.协助诊断,为预防、诊断、治疗和护理提供依据。

【评估】

1.患者年龄、病情、意识、心理状态、合作程度、治疗情况等。

2.患者在 30 min 内有无影响体温测量准确性的因素。

3.患者的口腔、腋下、肛门处皮肤黏膜情况。

【准备】

1.护士准备　护士衣帽整洁，修剪指甲，洗手，戴口罩。

2.用物准备　体温计（放清洁容器内）、另备一容器（盛放测温后的体温计）、消毒液纱布、记录本、笔、秒表、弯盘。若测肛温，应另备润滑油、棉签、卫生纸。

【操作过程】

1.备齐用物至床旁，核对解释。

2.安置患者于舒适体位，直肠测温采取侧卧、俯卧、屈膝仰卧位。

3.测量体温。

（1）测量口温：①将口表水银端放于舌下热窝处。②指导患者闭唇含住口表，用鼻呼吸。③测量 3 min。

（2）测量腋温：①解开患者衣扣，擦干腋窝汗液。②将体温计水银端放于腋窝中央，紧贴皮肤。③嘱患者屈臂过胸夹紧体温计，测量 10 min。

（3）测量肛温：①协助患者取侧卧、俯卧或屈膝仰卧位，暴露测温部位。②润滑肛表水银端，插入肛门 3~4 cm，婴儿插入 1.25 cm，幼儿 2.5 cm。③测量 3 min。

4.取出体温计，用消毒液纱布从手持端向水银端擦拭。

5.检视读数，告知患者测量结果，记录。

6.整理患者床单位，协助患者取舒适卧位，询问患者需求。

7.清理用物，消毒体温计。

8.洗手，将测量结果绘制在体温单上。

【注意事项】

1.婴幼儿、昏迷、呼吸困难、精神异常、口腔疾患、口鼻手术的患者不宜测量口温。腋窝有手术、炎症、创伤、腋下出汗多、肩关节受伤或过度消瘦者不宜测量腋温。直肠肛门部位疾病或手术、腹泻、心肌梗死患者不宜测量肛温。

2.测温前若有进食、冷热饮、沐浴、冷湿敷、坐浴、运动、灌肠等，应休息 30 min 后再测量。

3.测口温时，若患者不慎咬碎体温计，应立即清除玻璃碎屑，然后口服蛋清或牛奶，以保护消化道黏膜，减少及延缓汞的吸收。若病情允许，可服用粗纤维食物，促进汞的排出。

4.集中测量多个患者体温时，测量前后均应仔细清点和检查体温计的数量及有无损坏，避免将体温计遗留在患者床上造成意外伤害。发现体温与病情不符时，应重新测量并在床边监测。

5.婴幼儿、躁动症或危重症患者测量体温时，由专人守护，以免发生意外。

【评价】

1.患者安全，无不适与损伤。

2.护士测量方法正确、测量体温准确。

3.护患沟通有效。

（杨志萍）

课件3.2
脉搏的观察及护理

任务 3.2　脉搏的观察及护理

案例情景

李某，男，50 岁，因心前区不适伴全身无力、心慌 4 天由门诊收治入院，自发病以来，神志清楚，饮食、睡眠尚可，大小便正常。

请思考：①护士应如何为患者监测脉搏？②常见的异常脉搏有哪些？

一、脉搏的产生

在每个心动周期中，随着心脏有规律的收缩与舒张，动脉内的压力和容积发生周期性的变化，导致动脉管壁产生周期性搏动，称为动脉脉搏，简称脉搏(P)。

二、正常脉搏及其生理变化

(一)脉率

每分钟脉搏搏动的次数称为脉率。正常成人在安静状态下脉率为 60~100 次/min，脉率的生理性波动受多种因素影响。正常情况下，脉率和心率一致，当脉搏微弱难以测量时，应测心率。影响脉率的生理因素如下：

1.年龄　一般新生儿、幼儿脉率较快，随着年龄增长，脉率逐渐减慢，到老年时稍增快。

2.性别　同年龄的女性脉率比男性稍快，一般快 5 次/min。

3.体型　体表面积越大，脉率越慢。

4.活动和情绪　休息、睡眠、忧郁时稍慢；运动、进食、兴奋、激动、恐惧、焦虑时稍快。

5.药物和其他　使用兴奋剂、饮浓茶、喝咖啡时稍快；使用洋地黄类药物、镇静剂等可使脉率减慢。

(二)脉律

脉搏的节律性称为脉律，它反映了左心室收缩的情况。正常脉律规则、跳动均匀、间隔时间相等。小儿、青少年和一部分成年人中，可出现吸气时增快，呼气时减慢的窦性心律不齐，一般无临床意义。

(三)脉搏的强弱

脉搏的强弱是指血流冲击血管壁的大小。脉搏的强弱取决于脉搏输出量、脉压和外周血管阻力，也与动脉壁的弹性有关。正常情况下脉搏强弱相等，以中等力量按压即可获得。

(四)动脉壁的情况

动脉壁的情况是指触诊时主观感觉到的动脉壁情况。正常动脉壁柔软、光滑，有一定的弹性。

三、异常脉搏的观察及护理

(一)常见的异常脉搏

1.脉率异常

(1)心动过速:又称速脉,指成人在安静状态下脉率超过100次/min。常见于发热、甲亢、心力衰竭、疼痛、休克等患者。一般体温每升高1 ℃,成人脉率增加约10次/min,儿童脉率增加约15次/min。

(2)心动过缓:又称缓脉,指成人在安静状态下脉率低于60次/min。常见于颅内压增高、甲状腺功能减退症、房室传导阻滞、阻塞性黄疸或服用地高辛等药物的患者。若脉率小于40次/min时,应注意患者是否有房室传导阻滞。

2.节律异常

(1)间歇脉:是指在一系列正常均匀的脉搏中,出现一次提前而较弱的脉搏,其后有一较正常延长的间歇(代偿间歇)。产生的生理机制是心脏的异位起搏点过早发出的冲动引起了期前收缩。如每隔一个或两个正常搏动后出现一次期前收缩,则称为二联律或称为三联律。常见于各种器质性心脏病,如心肌病、心肌梗死,也可见于洋地黄中毒等。正常人在过度疲劳、精神兴奋、体位改变时偶尔出现间歇脉。

(2)脉搏短绌:又称绌脉,是指同一单位时间内脉率少于心率。其特点是脉律完全不规则。产生机制是心肌收缩力强弱不等,有些心排血量少的心脏搏动可以产生心音,但不能引起周围血管的搏动,而使脉率低于心率。常见于心房纤颤患者。

3.强弱异常

(1)洪脉:当心排血量增加,脉搏充盈度和脉压差较大时,脉搏强大有力,称为洪脉。常见于高热、甲状腺功能亢进、主动脉瓣关闭不全等疾病。

(2)细脉:当心排血量减少,动脉充盈度降低时,脉搏细弱无力,扪之如细丝,称为细脉,也可称为丝脉。常见于大出血、休克、心功能不全、主动脉瓣狭窄等疾病。

(3)交替脉:是指节律正常而强弱交替出现的脉搏。它由心室收缩强弱交替出现而引起,是心肌损害的表现。常见于高血压性心脏病、冠状动脉粥样硬化性心脏病等。

(4)水冲脉:是指脉搏骤起骤落,急促有力。主要由收缩压偏高,舒张压偏低使脉压增大所致。常见于主动脉瓣关闭不全、甲状腺功能亢进等疾病。检查时将患者前臂抬高过头,检查者用手紧握患者手腕掌面,就可感到急促有力的冲击。

(5)奇脉:是指平静吸气时脉搏明显减弱或消失。其发生主要与吸气时病理原因使心脏束缚,引起左心室搏出量减少有关,是心包填塞的重要体征之一。常见于心包积液、缩窄性心包炎等疾病。

4.动脉管壁异常

由于动脉壁的弹性减弱,动脉变得迂曲且不光滑。另外,随着年龄的增长,动脉管壁上附着了许多脂肪块、粥样斑块,触诊时有紧张条索感,如按在琴弦上。多见于动脉硬化患者。

(二)异常脉搏患者的护理

1.观察病情变化　观察脉搏的频率、节律、强弱及动脉壁的情况;观察药物的疗效及用药后的不良反应。

2.休息　增加患者卧床休息时间,以减少心肌耗氧量。

3.给氧　有吸氧适应证时及时给予氧气吸入。

4.急救准备　根据病情备好抗心律失常的药物、心电监护仪、除颤器等急救药品和器械。

5.心理护理　提供针对性的心理安慰，缓解患者紧张、焦虑、恐惧心理。

6.健康教育　指导患者养成良好的生活习惯，饮食清淡易消化，保持情绪稳定，戒烟限酒，定时排便。

四、脉搏的测量

（一）测量脉搏的部位

凡浅表、靠近骨骼的大动脉均为脉搏的测量部位（图 3.3）。最常用的部位是桡动脉，其次是颈动脉、肱动脉、腘动脉、足背动脉、股动脉等。

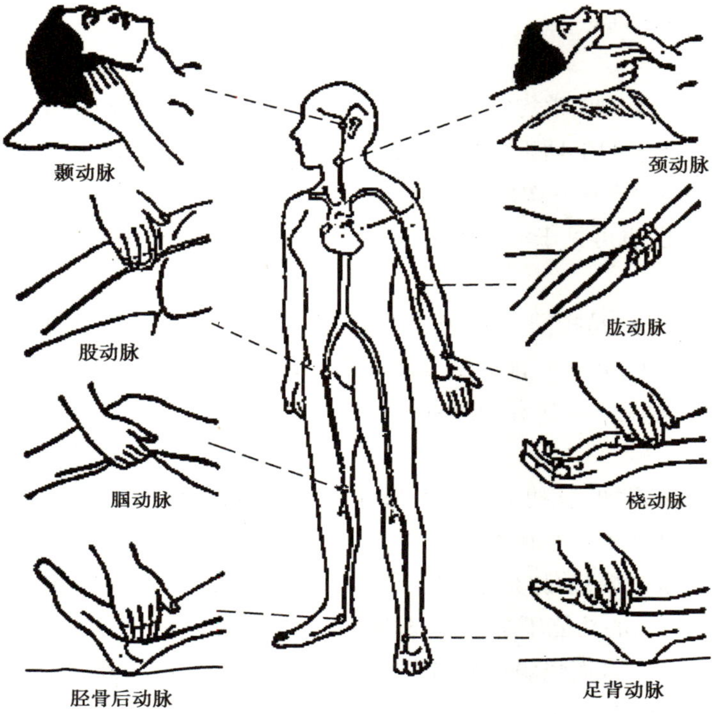

图 3.3　常用诊脉部位

（二）脉搏测量的方法

【目的】

动态监测脉搏变化，判断有无异常，间接了解心脏情况；为预防、诊断、治疗和护理提供依据。

【评估】

1.患者一般情况，如年龄、性别、病情及治疗情况。

2.患者 30 min 内有无剧烈活动、情绪波动等影响脉搏的生理因素存在。

3.患者肢体活动度，有无偏瘫及功能障碍。

4.心理-社会状况，评估患者心理反应及合作程度。

【准备】

1.护士准备　护士衣帽整洁，修剪指甲，洗手，戴口罩。

2.用物准备　有秒针的表、记录本、笔，必要时备听诊器。

【操作过程】

1.核对解释、评估患者。

2.洗手,戴口罩,备齐用物携至床边,再次核对。

3.协助患者取卧位或坐位,手臂伸展、放松。

4.护士以示指、中指、无名指的指端放于桡动脉部位,按压力量适中,以能清楚地触及脉搏搏动为宜。

5.正常脉搏测 30 s,所测数值乘以 2。危重或异常脉搏患者测量 1 min。

6.脉搏细弱难以测量时,用听诊器测心尖搏动 1 min;脉搏短绌患者,应由两名护士同时测量,一人听心率,另一人测脉率,听心率者发出"开始"和"停止"口令,计时 1 min。

7.测量结束后,整理床单位,协助患者取舒适卧位。

8.记录,格式为次/min;脉搏短绌者格式为心率/脉率/min。

9.洗手,取口罩,再将测量值绘制于体温单上。

【注意事项】

1.为保证测量的准确性,测脉搏前患者需保持安静,避免各种影响脉率的因素,如剧烈运动、情绪激动等。

2.不可用拇指诊脉,因拇指动脉搏动较强,易与患者的脉搏相混淆。

3.偏瘫患者应选择健侧肢体测量。

4.测量脉率的同时,应注意脉律、脉搏的强弱及动脉壁的弹性等情况。

5.当脉搏细弱无法测量清楚时,可用听诊器听心率 1 min。

【评价】

1.患者理解操作目的、注意事项,愿意配合。

2.护士测量方法正确、测量脉搏准确。

3.护患沟通有效。

(杨志萍)

任务 3.3 呼吸的观察及护理

课件3.3
呼吸的观察及护理

案例情景

李某,女,60 岁,慢性支气管炎史 10 年,最近因咳嗽、咳痰加剧,活动后感觉心悸、气促、口唇发绀等来院就诊,以肺心病收入院。

请思考:①护士应如何为患者监测呼吸?②临床常见异常呼吸有哪些类型?

一、呼吸的产生

机体与外界环境之间的气体交换称为呼吸(R)。机体通过呼吸不断地从外界环境摄取氧气,排出二氧化碳,以维持机体生命活动,促进自身代谢的正常进行,保持内环境的相对稳定。

二、正常呼吸及其生理变化

（一）正常呼吸

正常成年人在安静状态下呼吸为16～20次/min，节律规则，频率与深度均匀，呼吸无声，不费力。呼吸与脉搏的比例为1∶4，男性、儿童以腹式呼吸为主，女性以胸式呼吸为主。

（二）生理变化

1.年龄　年龄越小，呼吸频率越快，如新生儿的呼吸约为44次/min。

2.性别　同年龄的女性呼吸频率比男性稍快。

3.情绪　强烈的情绪变化，如害怕、恐惧、愤怒、悲伤、紧张等刺激呼吸中枢，引起屏气或呼吸加快。

4.运动和休息　运动可使呼吸加深加快；休息和睡眠使呼吸减慢。

5.其他　如环境温度升高或海拔增加，均会使呼吸加深加快。

三、异常呼吸的观察及护理

（一）异常呼吸的观察

1.频率异常

（1）呼吸增快：成人安静状态下呼吸频率超过24次/min，称为呼吸增快，也称气促。常见于发热、缺氧、疼痛、甲状腺功能亢进等情况。一般体温每升高1.0 ℃，呼吸增加3～4次/min。

（2）呼吸减慢：成人安静状态下呼吸频率低于10次/min，称为呼吸减慢。常见于颅内压增高、麻醉剂或镇静剂过量、巴比妥类药物中毒等情况。

2.节律异常

（1）潮式呼吸：又称陈-施呼吸，是一种周期性呼吸异常。其特点是呼吸由浅慢逐渐加快加深，达到高潮后，又逐渐变浅变慢，然后暂停（5～20 s）之后，又出现上述状态的呼吸，如此周而复始，其形态如潮水起伏。产生机制是由于呼吸中枢的兴奋性降低，只有当缺氧严重，二氧化碳积聚到一定程度时，才能刺激呼吸中枢，使呼吸恢复或加强，当积聚的二氧化碳呼出后，呼吸中枢又失去有效的刺激，呼吸再次减弱或暂停，从而形成了周期性变化。多见于颅内压增高、脑炎、脑膜炎、尿毒症、巴比妥类药物中毒等患者。

（2）间断呼吸：又称比奥呼吸。其特点是有规律地呼吸几次后，突然停止呼吸，间隔一个短时间后，又开始呼吸，如此呼吸与呼吸暂停反复交替出现。产生机制同潮式呼吸，但比潮式呼吸更严重，预后更差，常发生在临终前。

（3）叹气式呼吸：其特点为急促微弱的呼吸中有一次深大的呼吸，伴有叹气声。偶尔出现一次叹气式呼吸属于正常情况，常见于精神紧张、神经症的患者。反复出现叹气式呼吸，是临终前的表现。

3.深度异常

（1）深度呼吸：又称库斯莫呼吸，表现为呼吸深大但有规则。发生机制是增加的H^+刺激呼吸感受器，通过深大呼吸排出体内过多的二氧化碳来调节酸碱平衡。多见于糖尿病酮症酸中毒、尿毒症酸中毒等患者。

（2）浅快呼吸：表现为呼吸浅快而不规则，有时呈叹息样。多见于呼吸肌麻痹、胸肺有疾患、呼吸中枢衰竭、休克等患者。

4.声音异常

(1)蝉鸣样呼吸:表现为吸气时产生一种高音调似蝉鸣样的音响,发生机制是声带附近阻塞,使空气吸入困难。多见于支气管哮喘、喉头水肿、喉头异物等患者。

(2)鼾声呼吸:表现为呼吸深大带鼾声。发生机制是气管或支气管内有较多的分泌物蓄积。多见于昏迷患者。

5.形态异常

(1)胸式呼吸减弱,腹式呼吸增强:多见于肺、胸膜或胸壁疾病,如胸膜炎、肺炎、肋骨骨折、肋间神经痛等产生的剧烈疼痛,均可使胸式呼吸减弱,腹式呼吸增强。

(2)胸式呼吸增强,腹式呼吸减弱:妊娠后期、大量腹水、腹腔内巨大肿瘤等疾病使腹压增高,膈肌下降受限,造成腹式呼吸减弱,胸式呼吸增强。

6.呼吸困难　是指气体交换不足,机体缺氧所致的呼吸频率、节律和深浅度的异常。患者主观上感到空气不足、胸闷、呼吸费力、不能平卧,可出现烦躁、张口耸肩、发绀、鼻翼扇动、端坐呼吸。根据临床表现可分为:

(1)吸气性呼吸困难:其特点是吸气困难,吸气时间延长,有明显的三凹征(即吸气时胸骨上窝、锁骨上窝、肋间隙出现凹陷)。多因上呼吸道部分梗阻,气流不能顺利进入肺,吸气时呼吸肌收缩,肺内负压极度增高所致。常见于喉头水肿、气管异物等患者。

(2)呼气性呼吸困难:其特点是呼气费力,呼气时间延长。多因下呼吸道部分梗阻,气流呼出不畅所致。常见于支气管哮喘、阻塞性肺气肿等患者。

(3)混合性呼吸困难:其特点是吸气、呼气均感费力,呼吸表浅而频率增加。多因广泛性肺部病变导致呼吸面积减少,影响换气功能。常见于重症肺炎、广泛性肺纤维化、大片肺不张、大量胸腔积液等患者。

(二)异常呼吸患者的护理

1.加强观察　注意患者有无咳嗽、咳痰、咯血、发绀、呼吸困难及胸痛等表现。

2.保持环境舒适　病室应安静、舒适、整洁,温湿度适宜。

3.充分休息　患者卧床休息,以减少耗氧量,可根据病情取半坐卧位或端坐位。

4.保持呼吸道通畅　及时清除呼吸道分泌物,必要时吸痰。

5.吸氧　根据病情给予氧气吸入,提高动脉血氧饱和度,改善呼吸困难症状。

6.心理护理　消除患者紧张、恐惧心理,使其主动配合治疗和护理。

7.健康教育　戒烟限酒,养成规律的生活习惯;教会患者缩唇式呼吸、腹式呼吸及有效咳嗽方法。

四、呼吸的测量

【目的】

监测呼吸变化,了解患者呼吸功能及病情变化;协助诊断,为预防、治疗、护理提供依据。

【评估】

1.患者年龄、病情、意识、治疗等情况。

2.有无影响呼吸测量的因素,如患者 30 min 内有无剧烈活动、情绪波动。

3.患者心理状态、合作程度。

【准备】

1.护士准备　护士衣帽整洁,修剪指甲,洗手,戴口罩。

2.用物准备　带秒针的表、记录本、笔、棉签(必要时)。

【操作过程】

1.核对解释、评估患者。

2.洗手,戴口罩,备齐用物携至病床旁,再次核对。

3.协助患者取舒适体位。

4.护士测量完脉搏后保持诊脉姿势,观察患者胸部或腹部的起伏状况,并计数。

5.一般情况下测 30 s,乘以 2。婴儿、呼吸异常者测 1 min;呼吸微弱者可用少许棉花置于鼻孔前,观察棉花被吹动的次数,计数 1 min。

6.将呼吸值(次/min)记录在记录本上。

7.洗手,取口罩。将呼吸值绘制在体温单上。

【注意事项】

1.呼吸受意识控制,测量呼吸时应不让患者察觉。

2.测呼吸前如有剧烈运动、情绪激动等,应休息 30 min 后再测量。

3.呼吸微弱者可用少许棉花置于鼻孔前,观察棉花纤维被吹动的次数,计数 1 min。

【评价】

1.患者理解操作目的、注意事项,愿意配合。

2.护士测量方法正确、测量呼吸准确。

3.护患沟通有效。

(杨志萍)

任务 3.4　血压的观察及护理

课件3.4
血压的观察及护理

案例情景

王某,女,63 岁。诊断为结肠癌,行经腹乙状结肠癌根治、回肠部分切除、阑尾切除术。术后病理显示乙状结肠溃疡型中高分化腺癌。术中全麻,手术顺利。从手术室回病房 3 h 后才完全清醒。术后第 2 天,体温 37.7 ℃,留置导尿。血压不稳定,神志清醒,能够对话。既往患有高血压病史 10 年,血压一直维持在 140/85 mmhg 左右。

请思考:①护士应如何监测患者的血压?②高血压患者的护理措施有哪些?

血管内流动着的血液对单位面积血管壁的侧压力,称为血压。血压可分为动脉血压、静脉血压、毛细血管血压。一般所指的血压是指动脉血压,通常是指测得的肱动脉的血压。

在一个心动周期中,动脉血压呈周期性变化。心室收缩时,血液对动脉管壁所形成的压力最大,称为收缩压。心室舒张末期,血液对动脉管壁所形成的压力最小,称为舒张压。收缩压与舒张压之差称为脉压。

测量生命体征

一、影响血压的因素

（一）每搏输出量

心率和外周阻力不变时，每搏输出量增加时，射入动脉的血量增多，动脉收缩压明显升高。收缩压的高低主要反映每搏输出量的多少。

（二）外周阻力

心排血量不变而外周阻力增大时，血液向外周流动的速度减慢，心舒末期存留在主动脉中的血量增多，舒张压明显升高。在心缩期，动脉血压升高，使血流速度加快，收缩压升高不如舒张压明显，脉压减小。舒张压的高低可以反映外周阻力的大小。

（三）循环血量和血管容积

正常情况下，循环血量和血管容积相适应，以保持一定水平的体循环充盈压，如果循环血量减少或血管容积扩大，血压则会下降。

（四）主动脉和大动脉管壁的弹性

大动脉的弹性扩张可以缓冲血压。老年人血管的弹性减弱，大动脉的弹性储器作用减弱，对血压的缓冲能力下降，收缩压升高，舒张压下降，脉压增加。

（五）心率

在心排血量和外周阻力不变时，心率增快，心舒期缩短，心舒期内流向外周的血量减少，心舒末期主动脉内存流的血量增多，舒张压明显增高。在心缩期，动脉压升高，使血流速度加快，心缩期内仍有较多的血液从主动脉流向外周，但收缩压升高不如舒张压明显，脉压减小。心率主要影响舒张压。

二、正常血压及其生理变化

（一）正常血压

临床测量血压一般以肱动脉血压为准。在安静状态下，正常成人的血压比较稳定，其正常范围为：收缩压 90～139 mmHg（12～18.5 kPa），舒张压 60～89 mmHg（8～11.8 kPa），脉压 30～40 mmHg（4～5.3 kPa）。

（二）生理变化

1.年龄　随着年龄的增长，血压会增高，其中，收缩压的增高比舒张压的增高更为显著，儿童血压较成人稍低（表 3.2）。

表 3.2　各年龄组的平均血压值

年龄组	平均血压/mmHg	年龄组	平均血压/mmHg
1 岁	95/65	14～17 岁	120/70
6 岁	105/65	成年人	120/80
10～13 岁	110/65	老年人	140～160/80～90

2.性别　成年男子的血压比女性略高 5 mmHg；更年期后，女性血压逐渐升高，与男性差别不显著。

3.昼夜和睡眠　一般夜间血压最低，清晨起床活动后血压迅速升高。大多数人的血压凌晨 2—3 时最低，上午 6—10 时和下午 4—8 时各有一个高峰，晚上 8 时后血压就逐渐下降，表现为“双峰双谷”。睡眠不佳、过度劳累时，血压稍增高。

4.环境　寒冷环境血压略升高；高温环境血压可略下降。长时间泡热水澡可使血压下降。

5.体位　立位血压高于坐位血压，坐位血压高于卧位血压。对长期卧床或使用某些降压药物的患者，若由卧位改为立位时，可出现头晕、血压下降等体位性低血压的表现。

6.部位　约有 1/4 的健康人两上肢血压不相等，右侧上肢血压高于左侧上肢血压 10～20 mmHg；左右下肢的血压基本相等，高于上肢血压 20～40 mmHg。

7.体型　通常高大、肥胖者血压较高。

8.其他　剧烈运动、情绪、吸烟、饮酒、疼痛、药物等对血压有一定的影响。

三、异常血压的观察及护理

（一）常见的异常血压

1.高血压　高血压是指在未服抗高血压药的情况下，成人收缩压≥140 mmHg（18.7 kPa）和（或）舒张压≥90 mmHg（12 kPa）。根据引发原因不同，将高血压分为原发性高血压和继发性高血压两种。95%的患者的血压升高的原因不明，称为原发性高血压；约 5%的患者血压升高是其某种疾病的一种临床表现，称为继发性高血压。中国高血压分类标准（2010 版）见表 3.3。

表 3.3　中国高血压分类标准

分级	收缩压/mmHg		舒张压/mmHg
正常血压	<120	和	<80
正常高值	120～139	和（或）	80～89
高血压	≥140	和（或）	≥90
1 级高血压（轻度）	140～159	和（或）	90～99
2 级高血压（中度）	160～179	和（或）	100～109
3 级高血压（重度）	≥180	和（或）	≥110
单纯收缩期高血压	≥140	和	<90

2. 低血压　血压低于 90/60 mmHg 称为低血压。常见于大量失血、休克、心肌梗死等患者。患者可有明显的血容量不足的表现，如头晕、心悸、脉搏细速等。

3.脉压异常

（1）脉压增大：指脉压>40 mmHg。多见于主动脉瓣关闭不全、主动脉硬化，甲状腺功能亢进、动静脉瘘等患者。

（2）脉压减小：指脉压<30 mmHg。多见于心包积液、缩窄性心包炎、末梢循环衰竭等患者。

（二）异常血压的护理

1.加强观察　密切监测血压的变化，指导患者按时服药，观察伴随症状及药物的不良反应。

2.合理饮食　选择易消化、低盐、低脂、低胆固醇、高维生素、富含纤维素的食物，避免食用刺激性辛辣食物，适当限制盐的摄入，建议每日供给食盐不超过 6 g。

3.休息与活动　注意休息，保证充足的睡眠时间，根据病情可选择慢跑、太极拳等有氧运动。当出现头晕、心慌、气急等症状时应就地休息；若血压急剧升高，有明显不适时应绝对卧床休息。

4.控制情绪　精神紧张、情绪激动、忧愁、烦躁、焦虑等都是诱发高血压的精神因素，要指导患者保持心情舒畅、情绪平稳。

5.健康教育　指导患者养成良好的生活习惯，戒烟限酒，保持大便通畅，情绪稳定，生活规律；指导自我监测血压和紧急情况的处理方法。

四、血压的测量

(一)血压计的种类与构造

1.水银血压计　又称汞柱式血压计(图 3.4)，分台式和立式两种，立式血压计可调节高度。

水银血压计由以下 3 个部分组成：

(1)输气球及调节空气压力的活门。

(2)袖带：由内层长方形扁平的橡胶气囊和外层布套组成，一般上肢标准规格的气囊袖带长 22~26 cm，宽 12 cm。肥胖者或下肢测量血压时，应使用大规格的气囊袖带；儿童应使用小规格的气囊袖带。袖带上有两根橡胶管，一根与输气球相连，另一根与压力表相连。

(3)测压计：由玻璃管、标尺、水银槽 3 个部分组成。玻璃管上标有双刻度，为 0~40 kPa(0~300 mmHg)，每一小格分别为 0.5 kPa 和 2 mmHg。玻璃管上端以金属帽和大气相通，下端和水银槽(内装水银 60 g)相通。水银血压计测得的数值准确，但体积较大，玻璃管易破碎。

2.无液血压计　又称弹簧式血压计或压力表式血压计(图 3.5)。其外形呈表状，正面盘上标有刻度，指针提示血压数值。其优点是携带方便，但欠准确。

3.电子血压计(图 3.6)　袖带内有一传感器可收集血压声音，将信号数字化处理，在显示屏上直接显示收缩压、舒张压、脉搏数值。其优点是操作方便，清晰直观，不需听诊器，但准确性差。

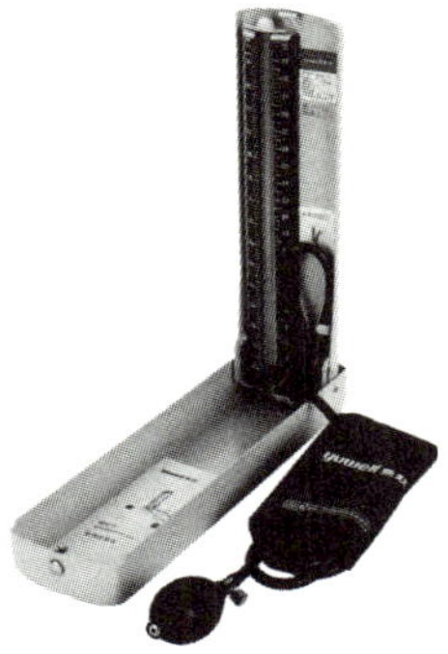

图 3.4　汞柱式血压计

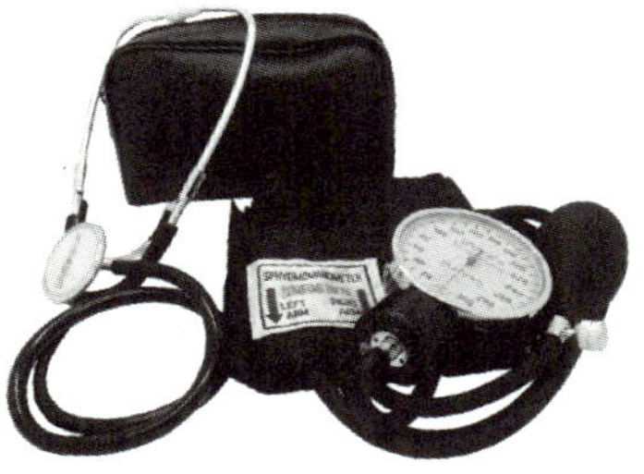

图 3.5　无液血压计

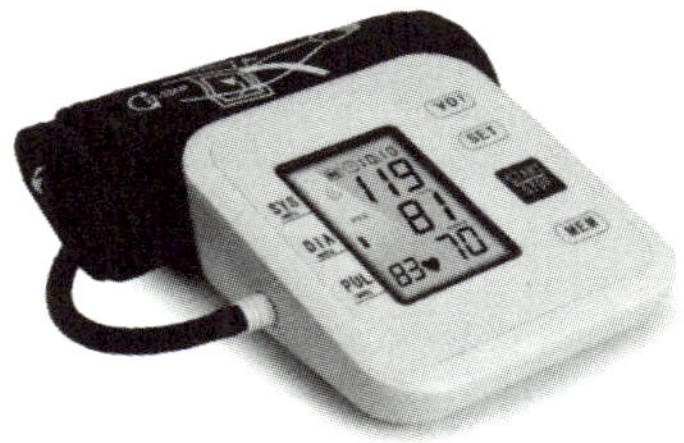

图 3.6　电子血压计

(二)血压的测量

【目的】

监测血压有无异常，了解患者循环系统的功能状况；协助诊断，为预防、治疗、护理提供依据。

【评估】

1.患者的一般情况如年龄、性别、意识以及目前的病情、治疗情况。

2.30 min 内患者有无吸烟、活动、情绪波动等影响血压测量的因素。

3.患者有无功能障碍、偏瘫及测量部位皮肤情况。

【准备】

1.护士准备　护士衣帽整洁,修剪指甲,洗手,戴口罩。

2.用物准备　血压计、听诊器、记录本、笔。

【操作过程】

1.核对医嘱,准备用物。

2.核对床号、姓名,评估患者。

3.洗手,戴口罩,携用物至床边,再次核对。

4.选择体位。

(1)肱动脉测量血压法:①患者取坐位或仰卧位,坐位时平第四肋软骨,仰卧位时平腋中线。被测肢体的肘臂伸直,掌心向上,肱动脉和心脏在同一水平。②置血压计于上臂旁,驱尽袖带内的空气,将袖带平整地缠在上臂中部,袖带下缘距离肘窝 2~3 cm,袖带的松紧以能放入一指为宜。③将听诊器胸件放在肱动脉搏动最明显的地方,以一手稍加固定。

(2)腘动脉测量血压法:①患者取平卧位、侧卧位或俯卧位,暴露一侧下肢。②将血压计袖带缠于大腿下部,其下缘距腘窝 3~5 cm,将听诊器胸件放在腘动脉搏动最明显处。

5.打开水银槽开关,戴上听诊器,关闭输气球气门,手握橡皮球,均匀充气至肱动脉(腘动脉)搏动音消失,再升高 20~30 mmHg。注意充气要适度,不可过猛、过快,以免水银溢出和引起患者不适。

6.缓慢松开输气球的阀门,缓慢放气,速度以每秒 4 mmHg 左右为宜,双眼平视水银柱刻度,同时注意肱动脉搏动音的变化。

7.当听到第一声搏动时,此时水银柱所指刻度即为收缩压;当搏动音突然变弱或消失时,水银柱所指刻度即为舒张压。WHO 规定应以肱动脉搏动音消失为舒张压。

8.测量结束,解开袖带,驱尽袖带内空气,整理患者衣袖。安置患者于舒适卧位,整理床单位。

9.将血压计向右倾 45°,关闭水银槽开关,卷平袖带,放入血压计盒内,关闭血压计盒盖。

10.记录血压,记录格式为收缩压/舒张压 mmHg;当变音与消失音之间有差别时,记录格式为收缩压/变音/消失音 mmHg。下肢血压记录时应注明。

11.整理用物,洗手,取口罩。

【注意事项】

1.需要密切观察血压者应做到“四定”:定时间、定部位、定体位、定血压计。

2.测量血压前,若患者有运动、情绪激动、进食等影响血压的因素存在,让患者休息 20~30 min 后再测。

3.偏瘫患者应选择健侧手臂或下肢测量。避免选择静脉输液一侧测量,以免影响液体输入。

4.当血压听不清或异常时应重新测量。重新测量时,待水银降至零点,休息片刻后再测,必要时作双侧对照。

5.排除影响血压的外界因素:①袖带太窄,需要用较高空气压力才能阻断动脉血流,测得的血压值偏高。②袖带过宽,使大段血管受压,导致搏动音在到达袖带下缘之前已消失,测得的血压值偏低。③袖带过松,使橡胶带呈球状,导致有效的测量面积变窄,测得的血压偏高。④袖带过紧,血管在未充气之前已受压,测得的血压值偏低。

6.保持测量者视线与血压计刻度平行,汞柱零点、被测肢体与心脏处于同一水平。手臂低于心脏水平,血压值会偏高;反之,血压值会偏低。

高血压新定义和新分层

【评价】

1.患者理解操作目的、注意事项,愿意配合。

2.护士测量方法正确、测量血压准确。

3.护患沟通有效。

（杨志萍）

任务3.5　心电监护仪的使用

课件3.5
心电监护仪的使用

案例情景

患者,男,40岁,2天前以急性阑尾炎收入院,现患者阑尾切除术后,医嘱予心电监护。

请思考:①如何给患者进行心电监护? ②操作中有哪些注意事项?

【目的】

1.监测患者的生命体征,同时记录患者的心率、血压、指脉血氧、呼吸,对突发的病情变化可以做到及时发现及时处理。

2.发现恶性室性心律失常或心脏停搏并报警,为抢救患者赢得宝贵的时间。

【评估】

1.评估患者病情、意识状态、皮肤情况、指甲情况、有无过敏史、有无起搏器。

2.评估患者周围环境、光照情况及有无电磁波干扰。

【准备】

1.护士准备　护士衣帽整洁,修剪指甲,洗手,戴口罩。

2.用物准备　心电监护仪、酒精棉片、记录本、笔。

【操作过程】

1.核对患者,解释操作目的并取得合作。

2.洗手,戴口罩。

3.安置患者舒适的仰卧位。

4.连接监护仪电源,打开主机开关,检查监护仪功能是否完好。

5.连接血氧饱和度插件,连接血压计袖带;连接心电导联线,五电极连接正确。

6.暴露胸部,正确定位,用酒精棉片清洁皮肤,取导联线粘贴电极片:①右上(RA):胸骨右缘锁骨中线第一肋间;②左上(LA):胸骨左缘锁骨中线第一肋间;③右下(RL):右锁骨中线剑突水平处;④左下(LL):左锁骨中线剑突水平处;⑤胸导(C):胸骨左缘第四肋间。

7.为患者系好衣扣。

8.取75%酒精棉片擦拭患者手指,取血氧饱和度连线,安装检测探头于患者手指。

9.正确为患者绑扎血压袖带,按血压测量键,设置测量间隔时间。

10.打开报警系统,根据患者情况,设定正常成人各报警上下限参数。

11.选择标准Ⅱ导联,清晰显示 P 波,调节波形大小。

12.洗手,取口罩,记录。

【注意事项】

1.连接患者身体部位的电极片,要注意其位置的准确性。

2.当出汗、沾湿电极片时,要及时更换,定期观察电极片处皮肤情况,一旦出现皮肤破溃、溃疡、过敏等情况,及时停止粘贴电极片。

3.测量血压的袖带、测量血氧饱和度的指夹,长期使用需要定时更换位置或者放松一段时间。

【评价】

1.患者理解操作目的、注意事项,愿意配合。

2.护士正确连接心电监护仪、设定仪器参数。

3.护患沟通有效。

(杨志萍)

项目3习题

项目4
护理文件书写

【素质目标】

1.工作严谨、态度认真,善于学习。

2.具有良好的人际沟通能力和团队协作意识。

3.关心爱护患者,注意保护患者隐私。

▶▷ 知识目标

1.了解护理文件书写的意义。
2.了解首次入院护理记录单的书写要求。
3.熟悉医嘱分类。
4.熟悉护理文件书写的原则及管理要求。
5.掌握体温曲线的绘制方法。
6.掌握医嘱的处理方法及注意事项。
7.掌握患者首次入院评估单的填写方法。
8.掌握出入液量记录内容及记录方法。
9.掌握病区交班报告的书写要求及书写顺序。

▶▷ 能力目标

1.能正确绘制体温单。
2.能正确处理医嘱。
3.能正确填写患者首次入院评估单。
4.能正确填写出入液量记录单。
5.能正确填写病区交班报告。

护理文件是医院和患者重要的档案资料，是指护理人员在护理活动过程中形成的文字、符号、图表等资料的总称。包括体温单、护理记录单、长期医嘱单、临时医嘱单、首次入院评估单等资料，主要由护士完成。护理文书必须书写及时、规范，妥善保管，并且要保证其正确性、完整性和原始性。它是护理工作的全面记录。根据《医疗事故处理条例》规定，体温单、医嘱单、护理记录单属于患者复印或复制资料的范围，具有法律效力。

护理文件书写可以提供患者的信息资料，提供教学与科研资料，提供法律依据，同时在一定程度上反映医院护理质量、学术及技术水平，是衡量医院医疗护理管理水平的重要标志之一，也是作为医院等级评定、护理人员考核评定的重要参考资料。

在临床护理工作中，护理文件的书写是每日工作的必做事项，主要包括绘制体温单、处理医嘱、填写护理记录单。护士必须掌握常用的护理文件书写规范及管理要求。护理文件书写要求字迹清晰、字体端正，语句通顺、标点正确、表述准确、不得使用自造句，不能随意涂改、刮擦、剪贴或使用修改液。

课件4.1
体温单的绘制

任务 4.1 体温单的绘制

案例情景

雷某，男，36 岁，诊断为社区获得性肺炎，由门诊收治入院，护士接诊，查体：体温 39.6 ℃，脉搏 106 次/min，呼吸 27 次/min，血压 116/78 mmHg，身高 175 cm，体重 80 kg，遵医嘱进行青霉素皮试，结果为阴性(-)；给予患者物理降温，半小时后复测体温 38.5 ℃。

请思考：①护士应如何将以上信息填写在体温单上？②针对以上情况绘制体温单应该注意什么？

体温单主要是记录患者的生命体征及包括患者入院、手术、分娩、转科、出院、死亡时间、体温、呼吸、脉搏、血压、体重、出入量及大便次数等情况。患者在住院期间，按照护理文件的排放顺序，体温单放置在住院病历的首页，为医务工作者查阅提供便利(表 4.1)。

【目的】

记录患者身体的一般情况。

【用物】

体温单、红蓝圆珠笔或水芯笔、绘图尺、蓝(黑)色钢笔、红色钢笔。

【绘制方法】

1.眉栏填写要求

(1)眉头填写　患者入住的科别、姓名、性别、年龄、出生日期、病案号、床号、入院日期等项目使用蓝(黑)色钢笔填写。

(2)“日期”栏填写　每页第 1 天应填写年、月、日，其余 6 天只写日。如在 6 天中遇到新的年度或月份，则应填写年、月、日或月、日。用蓝(黑)色钢笔填写。

(3)“住院天数”栏填写　从入院当日起，连续写至出院日止。用阿拉伯数字 1、2、3、……填写。用蓝(黑)色钢笔填写。

(4)“手术(分娩)后天数”栏填写　以手术(分娩)次日为第 1 日，使用阿拉伯数字 1、2、3、……依次填写至 14 日止，若在 14 日内进行第二次手术，则将第一次手术日数作为分母，第二次手术日数作为分子，依次填写至第二次手术后的 14 日为止。用红色钢笔填写。

2.40.0~42.0 ℃横线之间填写要求　在体温单 40.0~42.0 ℃横线之间相应的时间纵格里面，用红色钢笔纵向填写入院、转入、手术、分娩、出院、死亡等项目，再用中文及大写数字记录具体时间，时间应精确到分钟。其中，手术不写具体手术名称和具体手术日期，转科患者转入时间由转入科室填写。如果时间与体温单上的整点时间不相等时，填写在靠近侧的时间栏内，如“入院—九时”则填写在 10 时栏内。如“转入—九时三十分”“手术—十时”。

3.体温曲线的绘制要求(培养严谨的工作态度)

(1)体温绘制从35.0~42.0 ℃,每小格为0.2 ℃,每大格为1.0 ℃,在37.0 ℃处以红线明显标出。

(2)口温以蓝“●”表示,腋温以蓝“×”表示,肛温以蓝“○”表示。相邻的温度用蓝直线相连,在同一平行线上可不连接。

(3)体温如果低于35.0 ℃时,为体温不升,绘制要求是在35.0 ℃线以下相应的时间位置纵格内用红色钢笔写“不升”,不再与相邻温度相连。

(4)体温若与上次温度差异较大或与病情不符时,应重复测试,无误者在原体温符号上方用蓝(黑)钢笔写上一小英文字母“v”(verified,核实)。

(5)患者因某些原因未查体温,如“拒测”“外出”“请假”或患者“体温不升”,出现体温符号中断时,相邻两点之间不连线,不需在体温单上作任何描述,只需要在体温单40.0~42.0 ℃之间用红色钢笔在相应的时间纵格内填写相应的原因即可。

(6)需密切观察体温的患者,如医嘱为“每2 h测体温一次”,体温单上规定时间测得体温照常填写,其他时间测得体温应记录在护理记录单上。

(7)物理降温0.5 h后测量的体温以红“○”表示,画在物理降温前温度的同一纵格内,并用红虚线与降温前温度相连,下次测得的温度仍用蓝线与降温前温度相连。

4.脉率(心率)曲线的绘制要求

(1)脉率符号以红“●”表示,每小格为4次/min,相邻脉搏以红直线相连,同在一平行线上可不连接。

(2)脉搏短绌时,心率以红“○”表示,相邻心率用红线相连,同一纵格内的脉搏与心率之间用红竖线相连。

(3)脉搏与体温重叠时,先用蓝笔画体温符号,再用红笔在外画“○”。

5.呼吸的填写要求　在体温单呼吸栏相应纵格内用红色钢笔,用阿拉伯数字填写。如每日连续记录呼吸两次以上,则相邻两次之间上下交错记录,每天普查1次记录要求相同。

6.疼痛评估的填写要求　根据新入院患者疼痛情况,在疼痛评估表中按照具体评分项评估患者的疼痛等级以及相应的得分。在体温单中只需要按照0~10分与疼痛评估表得分分值对应填写即可。

7.底栏的填写要求　底栏用蓝(黑)钢笔填写。数值以阿拉伯数字记录,不写计量单位。内容包括血压、体重、大便次数、入量、出量、尿量等需要观察和记录的内容。

(1)血压　入院患者根据患者病情及医嘱测量并记录血压,一日内需要连续测量血压时,在上午时间段测量的血压值写在前半格内,在下午时间段测量的血压值写在后半格内;手术前的血压写在前面,手术后的血压写在后面;如果一日内测量血压的次数超过两次,多余的次数则应记录在护理记录单上,不用填写在体温单中血压一栏内。另外,需要使用阿拉伯数字填写,不用填写计量单位,如果测量的是下肢血压则应在护理记录单备注栏中注明“左下肢”或“右下肢”。记录方式为收缩压/舒张压,记录单位为毫米汞柱(mmHg)。

(2)体重　患者入院时,护士应为能下床活动的患者测量体重,并用阿拉伯数字将体重的千克(kg)数填写在体温单的体重栏内。如患者病情危重或卧床不能测量,应在体重栏内注明“卧床”。以后每周是否测量体重则根据医嘱和患者病情而定。

(3)大便次数　记录前一日的大便次数,每24 h记录一次,未解大便以“0”表示;大便失禁以“※”表示,人工肛门以“☆”表示,灌肠符号以“E”表示。例如,1/E表示灌肠后大便1次,0/E表示灌肠后无大便排出,1^2/E表示自行排便1次,灌肠后排便2次,2^2/E表示灌肠2次后排便2次。外科手术前的清洁灌肠不宜在体温单的大便栏内用“E”表示,只需如实记录大便次数,灌肠则记录在护理记录单上，使用开塞露者，记录要求相同。

（4）入量和出量　医嘱要求记录 24 h 出入液量者，由当天夜班护士于 7am 进行总结并及时填写在前一日相应的入量和出量栏内。

（5）尿量　特殊患者医嘱有要求记录尿量时，记录前一日 24 h 的尿液总量，每天记录 1 次。导尿用“C”表示，如 24 h 内经留置尿管引流尿量为 1 500 mL，则记录为“1 500/C”。尿失禁以“※”表示。尿量记录单位为毫升（mL）。

（6）其他　作为机动栏，根据患者病情需要填写，如记录引流量、痰量、腹围等，液体以毫升（mL），长度以厘米（cm）记录。

8.页码　用蓝（黑）钢笔在每页下方以阿拉伯数字逐页填写。

【评价】

1.记录及时、准确、完整、规范。

2.点圆线直，清洁、整齐、美观，无涂改。

随着我国互联网及科学技术的飞速发展，医院信息化工作普及率不断提升，一些大中型医院已经普及使用电子体温单。将护士从绘制体温单的繁重工作中解放出来，避免了手绘体温单出现的字迹不清、涂改、错填、漏填、绘图弯曲、续页序号错误等问题，提高护士绘制体温单的工作效率和准确性。

（鲁宏霞）

智能电子体温单系统

体温单

任务 4.2　医嘱处理

课件4.2 医嘱处理

案例情景

患者，男，58 岁，3 周前不明原因出现上腹胀痛，呈阵发性，以剑突下为主，伴解黑便两次，量约 30 mL，伴头昏及眼花，无畏寒发热，无咳痰，无胸闷气促，无晕厥，精神食欲欠佳，小便正常。既往史：2018 年诊断为慢性胃窦炎，2020 年诊断为胃溃疡，无高血压、肝炎、肺结核病史，无药物过敏史。辅助检查：血常规，WBC 7.5×10^{9}/L，HGB 87g/L，RBC 2.86×10^{12}/L，HCT 26.8%。以上消化道出血、失血性贫血收入院治疗。医嘱：西咪替丁 200 mg+铋剂 100 mg+阿莫西林 500 mg+甲硝唑 200 mg，每天 3 次，共服 14 天。

请思考：责任护士如何遵医嘱为患者用药？

医嘱是医师根据患者的病情需要，为达到诊断、治疗目的而拟订的书面嘱咐。医嘱一般由医师负责开写，护士负责具体执行。医嘱的内容包括床号，姓名，科别，住院病历号，日期，时间，护理常规，护理级别，饮食，体位，药物（注明剂量、浓度、用法、时间等），各种检查及治疗，术前准备和医师、护士的签名。

一、医嘱相关表格的组成

1.医嘱单　医师开写医嘱所用，包括长期医嘱单（表 4.1）和临时医嘱单（表 4.2），作为整个医疗活动的记录之一，既是护士执行医嘱的依据，也是患者出院结算的原始记录和依据。

2.各种执行卡　包括口服药卡、注射卡、治疗卡、输液卡、护理及饮食等相关卡片，护士将医嘱转抄于各项执行卡上，既便于治疗和护理的实施，也有利于医嘱的查对。

3.长期医嘱执行单　是护士执行长期医嘱单关于注射给药后的记录，包括序号式、表格式（表4.3）、粘贴式3种。序号式和表格式长期医嘱执行单用于护士执行医嘱后直接书写执行时间和签名。粘贴式长期医嘱执行单用于粘贴各种执行卡的原始记录。

二、医嘱的分类

医嘱包括长期医嘱、临时医嘱、备用医嘱3类。

1.长期医嘱　长期医嘱有效时间在24 h以上，医师开出停止医嘱方失效，如一级护理、低脂饮食、烟酸肌醇酯0.2 g tid po。

2.临时医嘱　临时医嘱有效时间在24 h以内。应在短时间内或立即执行（st），一般只执行一次，如阿托品0.5 mg im st；有的需在限定时间内执行，如手术、会诊、X线摄片及各项特殊检查等。出院、转科（转入、转出）、死亡等也列入临时医嘱。需一日内连续用药数次者，也可按临时医嘱处理，如奎尼丁0.2 g q2 h×4。

3.备用医嘱　包括长期备用医嘱和临时备用医嘱两种。

（1）长期备用医嘱（prn）：有效时间在24 h以上，必要时用，两次执行之间有时间间隔，如哌替啶50 mg im q4 h prn。长期备用医嘱由医师注明停止日期后方为失效。

（2）临时备用医嘱（sos）：指自医师开写医嘱起12 h内有效，必要时用，只用一次，过期未执行则失效，如哌替啶50 mg im sos。

三、医嘱的处理

【目的】

落实诊疗方案，使患者得到及时有效的治疗与护理。

【用物】

蓝黑墨水或碳素墨水笔、医嘱单、治疗本、服药本、口服药卡、注射卡、治疗卡、输液卡、饮食卡等用物。

【处理方法】

1.长期医嘱　检查医嘱；将长期医嘱单上的医嘱分别转抄至各种执行卡（单）上，如口服药卡、注射卡、治疗卡、输液卡、饮食卡等，注明具体执行时间，执行医嘱处理工作的护士在医嘱单签名栏签全名；定期执行的长期医嘱应在执行本上注明具体执行时间，如硝苯地平10 mg tid，在服药本上则应注明硝苯地平10 mg 8am、12N、4pm；护士执行长期医嘱后应在长期医嘱执行单上注明执行时间，并签全名。

2.临时医嘱　检查医嘱；需要立即执行的医嘱，护士执行后，在"执行者"栏内签全名，并注明执行时间；有限定执行时间的临时医嘱，护士应及时转抄至临时治疗本或交班记录本上；会诊、手术、检查等各种申请单应及时送到相应科室。

3.备用医嘱　包括长期备用医嘱和临时备用医嘱的处理。

（1）长期备用医嘱　由医师开写在长期医嘱单上，患者需要时使用。每次执行时应由医师在临时医嘱单上记录医嘱内容，护士每次执行后应在临时医嘱单上记录执行日期、时间并签名，供下一次使用时参考，每次执行前必须了解上次执行时间。

（2）临时备用医嘱　写在临时医嘱单上，自医师开写医嘱起12 h内有效。护士将临时备用医嘱抄在特殊交班本上，患者需要时执行，执行后按临时医嘱处理。过期未用，则由护士用红墨水笔在该项医嘱栏内写“未用”二字，并在执行者栏内签全名。凡需下一班执行的临时医嘱应交班。

4.停止医嘱　将该医嘱相应的执行卡（单），如服药卡、治疗单、饮食单、注射单等上的有关项目注销（用红色墨水笔标记 DC 或用红色墨水笔画去）。在医嘱单的原医嘱内容的停止栏注明停止日期和时间并签全名。

5.重整医嘱、术后医嘱、转科医嘱　医嘱调整项目较多，或长期医嘱单超过 3 页应重整。重整医嘱时在医嘱栏第一行用蓝色墨水或碳素墨水写“重整医嘱”字样，在其下画单红线，重整医嘱的时间据实书写，对继续执行的医嘱照抄原医嘱、时间及内容，执行医师栏由重整医嘱医师签名。医师重整医嘱后，当班护士将重整后的医嘱所有的项目与各种治疗护理本及各种治疗卡（单）进行认真核对，确认无误后，在整理后的有效医嘱执行栏内签上全名。术后医嘱、转科医嘱则分别在医嘱栏第一行用蓝色墨水或碳素墨水书写“术后医嘱”“转科医嘱”字样，其他同重整医嘱处理。

6.出院、转院医嘱　医师在临时医嘱单上开具医嘱，护士按停止医嘱方法处理相应执行卡（单），通知膳食科停止供膳。

【注意事项】

1.医嘱必须经医师签名后方为有效。原则上护士在一般情况下不得执行口头医嘱，抢救或手术过程中医师下达口头医嘱时，执行护士应先复诵一遍，双方确认无误后方可执行，抢救结束或手术结束后应及时补开医嘱。

2.对有疑问的医嘱，必须核对清楚后方能执行。凡需下一班执行的临时医嘱要认真交班，除口头交班外，还需在护士交班记录上注明。

3.应根据“先急后缓”原则处理医嘱，需即刻执行的临时医嘱，应立即安排执行。

4.医嘱需每班、每日核对，每周总查对，并有医嘱查对的书面记录，参与医嘱查对者必须签全名。

5.凡已写在医嘱单上而又不需执行的医嘱，不得贴盖、涂改，应由医师在该医嘱的第二个字上重叠用红墨水笔写“取消”字样，并在医嘱后用蓝墨水笔或碳素墨水笔签全名。

6.一项医嘱如占数行，不能使其分写在两页上，应视情况将上一页剩下几行放弃，并在日期栏、医嘱栏和签名栏分别画斜线注销，表示作废，在下一页填写医嘱。

7.护士每天执行长期医嘱及临时医嘱的给药单、输液单、治疗单等，由执行护士签名，不归入病历，但应由医疗机构保存两年。

长期医嘱单

临时医嘱单

表格式长期医嘱执行单

【评价】

医嘱处理及时、准确，内容无涂改，签名正规、清晰可辨。

（鲁宏霞）

任务 4.3　患者首次入院护理评估单的填写

课件4.3 患者首次入院护理评估单的填写

案例情景

黄某，男，16 岁，诊断为支气管肺炎，由门诊收治，步行入院，护士接诊，查体：体温 39.9 ℃，脉搏 110 次/min，呼吸 25 次/min，血压 106/68 mmHg，身高 170 cm，体重 60 kg，意识状态清楚。

请思考：①护士应该在患者入院多久完成患者首次护理评估单的书写？②患者首次护理评估单的书写应该注意什么？

患者首次护理评估单是指患者入院后由责任护士或值班护士书写的第一次护理过程记录，应在患者入院后 4 h 内完成（表 4.4）。其主要内容包括患者基本信息（科别、床号、姓名、性别、年龄、出生日期、病案号等）、入院时间、入院方式、门（急）诊诊断、基本情况评估（意识状态、体位、皮肤黏膜、饮食、排便、排尿、过敏史、吸烟、饮酒等）、生活自理能力、跌倒/风险评估、疼痛评估、入院介绍、联系电话和其他情况说明。

【目的】

记录患者入院时的生理、心理、社会等方面的基本情况，为诊断及护理计划的制订提供依据。

【用物】

住院患者首次护理评估单、蓝（黑）钢笔。

【填写方法】

1.凡栏目前面有"□"的内容　应根据评估结果，在相应"□"内打"√"；有横线的地方，根据评估结果填写具体的内容。

2.出生日期　应按照实际公历的年、月、日填写；年龄为实足年龄。

3.入院时间　应准确填写，与体温单上填写的时间保持一致；联系电话应填写与患者或家属联络的准确信息。

4.门（急）诊诊断　指患者在住院前，由门（急）诊接诊医生在住院证上填写的门（急）诊诊断。

5.基本情况评估

（1）意识状态　包括清楚、嗜睡、模糊、昏睡、昏迷 5 种状态。

（2）体位　有主动体位、被动体位、被迫体位（包括端坐位、半坐卧位、侧卧位、俯卧位）、其他栏。凡是评估为被迫体位的，需勾选具体的被迫体位，列举项目以外的被迫体位填写在其他栏内。

（3）皮肤黏膜　除皮肤黏膜正常情况外，评估皮肤黏膜异常时，如有压疮、烫伤、外伤选项，还应在后面的横线上方描述具体部位、范围、程度等；"其他"栏目可填写手术切口、瘢痕等。

（4）饮食　包括普食、半流质、流质、禁食、鼻饲和治疗饮食。凡选择治疗饮食者，需具体描述，如高热量饮食、高蛋白饮食、低盐饮食、无盐低钠饮食等。

（5）排便　包括正常、便秘、腹泻、失禁、造瘘和其他选项栏，其中如果勾选便秘，则需要填写几日排便 1 次，有无辅助排便情况；如果勾选腹泻，则需要填写每日腹泻的次数；如果勾选造瘘，则需要选择患者能否自理情况。

（6）排尿　包括正常、尿失禁、尿潴留、排尿困难、留置尿管和其他栏，根据患者的情况如实填写。

（7）过敏史　有过敏史者，应在其后的括号内填写具体的药物或食物名称，如青霉素、普鲁卡因、牛奶、花生、鱼、虾等；"其他"栏目可填写花粉、油漆等过敏物。

6.跌倒风险评估　包括跌倒史、活动异常、辅助用具、睡眠异常、视力异常等。这些情况都是跌倒的风险因素，根据评估情况选择。

（1）慢性病　选项以外的需在"其他"栏内描写具体的疾病名称。

（2）其他　对以上评估未涉及内容的补充，如眩晕、末梢神经感觉障碍、下肢无力、中风病史等。

7.疼痛评估

（1）疼痛者，应具体描述部位及进行疼痛程度评分。

（2）疼痛程度　0 分代表无痛，1~3 分代表轻微痛，4~6 分代表比较痛，7~9 分代表非常痛，10 分代表剧痛。

8.入院介绍 包括入院须知、环境设施、经管医护人员、饮食、安全管理制度、告知疾病相关知识和其他栏。这是护士接诊新入院患者必须的沟通内容，护理工作人员一定要如实介绍到位。

9.其他 指在“住院患者首次护理评估单”中未被列入，但与患者身体情况及疾病有相关的内容，如无名氏或急救“120”护送入院，不能自己叙述病史者，应在此栏目内注明具体情况。

住院患者首次护理评估单

【评价】

字迹清晰、表述准确，客观、真实，及时、完整。

（鲁宏霞）

课件4.4 出入液量记录单的填写

任务4.4 出入液量记录单的填写

案例情景

张某，38岁，肾源性水肿入院，医嘱：卧床休息，控制摄水量，严密监测记录24 h出入液量。

请思考：①摄水量包括哪些内容？②如何正确记录出入液量？

【目的】

记录24 h出入液量，作为了解病情、确定诊疗方案的重要依据。常用于休克、大面积烧伤、大手术后或心脏病、肾脏疾病、肝硬化腹水等患者。

【用物】

出入液量记录单（表4.5）、蓝（黑）钢笔。

【内容】

1.每日摄入量 包括每日的饮水量、食物含水量、输入的液体量以及注射药液量等。医院常见食物含水量见表4.6，常见水果含水量见表4.7。

2.每日排出量 主要为尿量，其次为大便量、呕吐量、咯血量、痰量、出血量、胃肠减压抽出液量、胸腹腔抽出液量、各种引流液量及伤口渗出液量等。

【记录方法】

1.所有内容一律用蓝（黑）钢笔书写；液体记录均以毫升（mL）为单位。

2.患者饮水或进食时，应使用量杯或固定用已测定过容量的容器，以便准确记录。

出入液量记录单

3.静脉用药只需要写溶质名称。例1：5% GS100 mL+多巴胺600 mg，只需记录为“多巴胺组”。例2：静脉注射泵NS 20 mL+硝酸甘油注射液20 mg，只需记录为“硝酸甘油组”，在其他栏记录泵入速度；如果溶剂里面加入多种药物，统一记录医嘱中第一种溶质名称。例3：5%GS 500 mL+维生素C注射液2 000 mg+维生素 B_6 注射液200 mg+氯化钾注射液1.5 g，只需记录为“维生素C组”，每组液体记录的量为溶液和溶质的总和。

医院常见食物含水量表

4.对昏迷患者、尿失禁患者或需密切观察尿量的患者，为准确记录尿量，最好留置导尿；婴幼儿测量尿量时，先测量干尿布的质量，再测量湿尿布的质量，两者之差为尿量；对不易收集的排出量，可依据定量液体浸润棉织物的情况进行估算。

5.固体食物需要换算出食物的含水量，如米饭100 g，70 mL。

常见水果含水量表

6.记录同一时间的摄入量与排出量，应在同一行开始记录，记录不同时间的摄入量与排出量均应各自另起一行。

7.每天 7am 由夜班护士对 24 h 的出入液量进行总结，并将结果记录在体温单前一日相应栏内。

【评价】

记录及时、准确、规范、完整。

（鲁宏霞）

课件4.5 交班报告的书写

任务 4.5 交班报告的书写

案例情景

某医院心血管内科，白班护士下午 4:30 巡视病房后准备书写病区交班报告。

请思考：①护士应首先填写什么内容？②交班报告书写应该注意什么？

【目的】

记录值班期间病区的情况及患者的病情动态变化，以便接班护士能够全面了解病区患者的情况，明确本班需继续观察的重点问题和将要实施的治疗与护理。

【用物】

病区交班报告表（表 4.8）、蓝（黑）钢笔。

【书写方法】

1.交班内容

（1）出院、转出、死亡患者　出院患者应写明离开病室时间；转出患者应注明转出时间、具体诊断及转诊医院或科室名称；死亡患者应简要记录抢救过程及死亡时间。

（2）新入院及转入患者　应写明入院（转入）时间、方式、原因，主要症状与体征，既往病史与过敏史，治疗与护理措施及效果，下一班接班后需要重点观察的内容和注意事项。

（3）危重患者和有异常情况、特殊检查治疗的患者　应写明患者主诉、生命体征、病情动态、治疗护理、特殊抢救及其他重要情况，下一班接班后需重点观察的内容和后续的治疗及护理。

（4）手术患者　准备手术患者需记录术前准备情况以及术前用药停药情况，当日手术患者需报告用何种麻醉，手术名称及经过，麻醉清醒时间，回病房后血压、伤口、引流、排尿及镇痛药使用情况等。次日准备手术、检查和待行特殊治疗的患者应报告注意事项、术前用药和准备情况。

（5）产妇　应报告胎次、产程、分娩时间、会阴切口及恶露情况，何时自行排尿、新生儿性别等情况。

（6）老人、小儿和生活不能自理的患者　应报告生活护理情况，如压疮的预防及护理、口腔护理、留置导尿管护理等。

2.书写顺序

（1）用蓝（黑）钢笔填写眉栏各项　包括科别、日期、时间、患者总数、入院、出院、转出、转入、手术、分娩、病危、死亡患者人数等。

（2）根据顺序书写交班报告　首先写离开病室的患者（出院、转出、死亡）；其次写进入病室的患者（入院、转入），需要注明由何院、何科转来；再次写本班重点患者（手术、分娩、危重及有异常情况的患者）；最后书写次日手术需要做术前准备或特殊检查需要作相关准备的患者。

【记录要求】

1.书写内容应全面、真实，简明扼要，重点突出。

2.不得随意涂改、粘贴，字迹清楚，使用医学术语。

3.填写交班报告时，注意填写先后顺序，先写姓名、床号、住院号、诊断，再简要记录病情、治疗和护理情况。

4.对新入院、转入、手术、分娩、病危、病重患者，在诊断的下一行分别注明“新”“转入”“手术”“分娩”“病危”或“病重”。

5.交班报告填写还需要报告患者的心理状态以及下一班接班后重点观察及完成的事项。夜间还需要记录患者的睡眠情况。

6.需要经常巡视和了解患者的病情为书写基础，写完后，注明页数并签全名。

7.护士长或者护理质量管理者应每班检查，符合质量后签全名。

【评价】

记录内容客观、真实、准确、规范、完整。

（鲁宏霞）

病区交班报告

病例书写、保管与排序

项目4习题

项目5
标本采集

【素质目标】

1.工作严谨、慎独,具有较强的医疗安全意识。

2.关心、爱护患者,具有较强的沟通能力。

▶▷ 知识目标

1.说出标本采集的意义及原则。
2.区分尿、大便、痰以及咽拭子标本采集的目的。
3.阐述采集尿、大便、痰以及咽拭子标本的注意事项。

▶▷ 能力目标

能指导、协助或为患者采集尿、大便、痰以及咽拭子标本。

在临床诊断及治疗过程中，通过对患者的血液、分泌物、排泄物、体液及组织细胞等标本的实验室检查，获得反映患者机体功能状态、病因、病理变化等客观资料，结合其他临床资料对患者病情进行综合分析、判断。为保证检验标本的质量，护士应熟练、正确进行标本采集、保管及运送，以确保临床标本检验结果成为疾病诊断、临床治疗、护理及预后的重要依据。

课程思政
抗疫前沿最勇敢的排雷人

课件5.1
三大常规
标本采集法

任务 5.1 三大常规标本采集法

案例情景

消化内科夜班护士，于清晨6时为住院患者采集了27例血标本，全部使用抗凝真空管。上午9:30病区值班护士接到医院检验科的紧急通知，已经送检的标本有11例发生凝血，需重新采集。

请思考：①为何有11例标本会发生凝血？②夜班护士在以后的临床标本采集过程中应遵守哪些原则？

一、标本采集的意义与原则

（一）意义

标本采集是指根据患者病情和检验项目要求，采集患者的血液、排泄物（尿、粪）、分泌物（痰、鼻咽分泌物）、呕吐物、体液（胸水、腹水）和脱落细胞（食管、阴道）及组织等样品供临床医学检验。标本检验在一定程度上反映人体正常的生理现象和病理改变，其结果的正确与否直接影响疾病的诊断、治疗、预防以及药物监控、健康状况评估等，而标本采集的质量直接关系化验结果的准确性。护士应熟悉各种标本采集方法，并了解可能影响检验结果的主要因素及避免干扰因素的措施，指导患者正确配合医护人员采集标本。

（二）标本采集的原则

1.遵医嘱采集标本　采集、送检各种标本时均应严格按照医嘱执行。医生根据诊疗需要开出医嘱，填写检验申请单，要求字迹清楚，检验目的明确，申请人应签全名。护士在采集标本前应认真查对医嘱，若有疑问，应及时与相关医生核实清楚后再执行。

2.采集前做好充分准备

（1）护士准备　采集标本前，护士应明确检验项目、检验目的、采集标本量、采集方法、采集时间及注意事项等。操作前护士应修剪指甲，洗手，戴口罩、帽子、手套，必要时穿隔离衣。

（2）患者准备　经护士的解释和指导，患者或家属对留取标本的目的、方法、注意事项及配合要求等有一定认识，愿意配合操作，并能按要求做好必要的准备，如晨起空腹、不进食、饮水等。

（3）物品准备　护士根据检验目的备好所需物品，选择合适的标本容器，在容器外贴上标签或条形码（电脑医嘱自动生成电子条形码），注明患者的床号、姓名、科室、住院号、检验项目、标本采集的日期和时间。

（4）环境准备　采集标本时环境应安静、整洁、光线或照明充足、温湿度适宜，操作过程中护士注重保护患者隐私。

3.严格执行查对制度　采集标本前应认真查对医嘱，核对申请项目，患者的床号、姓名、住院号等，并检查标本容器有无破损，是否符合检验目的和要求，采集结束后及送检前应重复核对。

4.正确采集标本　为了保证送检标本的质量，必须掌握正确的采集方法。培养标本须放入无菌容器内，采集时应严格执行无菌操作原则，不可混入防腐剂、消毒剂及其他药物。采集培养标本最好在患者使用抗生素之前采集，如已使用抗生素，应在血药浓度最低时采集并在检验单上注明。做尿妊娠试验时，要留晨尿，晨尿内绒毛膜促性腺激素的含量最高，容易获得阳性结果。

5.及时送检　标本采集后应及时送检，不可放置时间过久，以免影响检验结果。标本运送过程中需保证安全性，各类标本应区分运送容器，注意容器的密闭性、安全性，防止过度震荡、标本容器破损等；运送途中应妥善放置，防止标本被污染、破坏、变质、丢失及混淆。特殊标本要注明采集时间，如血气分析等应立即送检。

二、血标本采集法

血标本采集包括动脉血标本采集、静脉血标本采集和毛细血管血标本采集。毛细血管血标本采集通常由检验人员完成，以下仅介绍静脉血标本采集和动脉血标本采集。

（一）静脉血标本采集法

静脉采血

【目的】

1.全血标本　是指抗凝标本，主要用于测定红细胞沉降率、血常规及血液中某些物质如血糖、肌酐、尿素氮、尿酸、肌酸、血氨等。

2.血浆标本　抗凝血经离心所得上清液称为血浆。适用于内分泌激素、血栓和止血检测等。

3.血清标本　不加抗凝剂的血，经离心所得上清液为血清。适用于临床化学和免疫学的检测，如测定血清酶、脂类、电解质和肝功能等。

4.血培养标本　多用于检测血液中的病原体。

【评估】

1.患者的病情、治疗情况、意识状态、肢体活动情况。

2.患者对血标本采集的认知、合作程度。

3.患者需作检查的项目、采血量，是否需要特殊准备

4.采集部位皮肤及静脉充盈度和管壁弹性，穿刺部位皮肤有无水肿、结节瘢痕、炎症、破损等。

5.患者有无情绪的变化，如检验前紧张、焦虑等，有无运动、饮食、吸烟、药物及饮酒、咖啡或茶等。

【计划】

1.护理目标

（1）患者准备充分，配合良好。

（2）血标本采集方法正确，剂量准确。

2.用物准备　治疗盘、碘伏、棉签、一次性注射器和针头（5 mL 或 10 mL）或采血针、标本容器（干燥试管、抗凝管或血培养瓶）或真空采血试管、止血带、一次性手套、一次性治疗巾、弯盘、锐器盒及医用垃圾桶。必要时加乙醇灯、火柴。

【操作过程】

1.核对医嘱，将检验单附联贴于标本容器外，注明科别、病室、床号、姓名。

2.核对床号、姓名、住院号，评估患者，向患者解释。

3.洗手，戴口罩，根据需要准备用物。

4.携用物至患者床旁，再次核对。

5.协助患者取舒适体位，暴露采血部位，将一次性治疗巾垫于穿刺部位下方。

6.戴手套，采集标本。

（1）一次性注射器采血　①选择合适的静脉，按静脉注射法将针头刺入静脉，见回血即抽取所需

血量。②抽血毕，松开止血带，嘱患者松拳，迅速拔出针头，以干棉签按压穿刺点至无出血为止。③按检验目的及时将血液注入标本容器中。

血培养标本：注入密封瓶时，先除去铝盖中心部分，常规消毒瓶塞，更换针头后将血液注入瓶内，轻轻摇匀。注入三角烧瓶时，先松开瓶口纱布，取出瓶塞，迅速在乙醇灯火焰上消毒瓶口，取下针头，将血液注入瓶内，轻轻摇匀。

全血标本：取下针头，将血液沿管壁缓慢注入盛有抗凝剂的试管内，轻轻摇动，使血液与抗凝剂充分混匀。

血清标本：取下针头，将血液沿管壁缓慢注入干燥试管内。

（2）一次性静脉采血针采血　①检查并打开采血针包装，取出采血针，取下针头保护套。②按静脉穿刺法穿刺，确认进入静脉后，为了防止头皮针针柄翘起或打转，可用右手无名指轻压针柄，右手手掌悬空不动，左手持采血针末端交于右手拇指、示指捏住。③左手握采血试管，口端向右手侧倾斜，将采血针的末端插入真空管内，管内负压可使所需血液流入管内。如采集多管血标本，则第一管采完后，更换下一只采血试管，如此反复操作即可。④采血完毕，迅速拔针，用干棉签按压穿刺点至无出血为止。

7.再次核对，脱手套，整理床单位，协助患者取舒适体位。

8.处理用物，洗手，取口罩。

9.按要求正确处理血标本。

【注意事项】

1.严格执行无菌操作原则及查对制度，避免感染与差错。

2.作生化检验，应在清晨空腹时采集血标本，事先通知患者抽血前勿进食、饮水，以免影响检验结果。

3.采集细菌培养标本尽可能在使用抗生素前或伤口局部治疗前、高热寒战期进行标本采集。已经使用抗生素或不能停用的药物应予以注明。一般血培养取血 5 mL，亚急性细菌性心内膜炎患者，为提高培养阳性率，采血量需增至 10~15 mL。

4.采集血标本时应防止污染，严格执行无菌操作技术，抽血前应检查培养基是否符合要求，瓶塞是否干燥，培养液是否充足。血培养标本应注入无菌容器内，不可混入药物、消毒剂、防腐剂，以免影响检验结果。

5.肘部采血时，不要拍打患者前臂，结扎止血带时间以不超过 40 s 为宜，避免结扎时间过长引起局部淤血、静脉扩张，影响检验结果。

6.严禁在输液和输血的肢体或针头处抽取血标本，应在对侧肢体上采集，防止血液被稀释后影响检验结果。若女性患者做了乳腺切除术，应在手术对侧的手臂进行采血。

7.使用真空管采血时，不可在穿刺成功前先将真空采血管与采血针头相连，以免试管内负压消失而影响采血。

8.真空采血器采血时，多个检测项目同时进行时按以下顺序采血：血培养—无添加剂管—凝血管—枸橼酸钠管—肝素管—EDTA 管—草酸盐—氟化钠管。

【评价】

1.患者采集部位无血肿、无感染发生。

2.护士无菌观念强，标本留取方法正确，操作规范、保证治疗。

3.护患沟通有效，患者积极配合，彼此需要得到满足。

（二）动脉血标本采集法

内容见二维码。

动脉血标本采集法

三、尿标本采集

尿液检查是临床上常用的重要检测项目之一。尿液的组成及含量的变化，不仅能反映泌尿系统及其周围组织器官病变，而且能反映血液、循环等系统的功能，还能为临床疾病诊断、治疗、监测以及预后判断等提供重要的客观依据。

尿液标本分为3种：常规标本、培养标本及12 h或24 h标本。

【目的】

1.尿常规标本　检查尿液的色泽、透明度、比重、蛋白、糖定性、细胞和管型等。

2.尿培养标本　取未被污染的尿标本作细菌学检查，以明确诊断。

3.12 h或24 h尿标本　作尿的各种定量检查，如钠、钾、氯、17-羟类固醇、17-酮类固醇、肌酐、肌酸、尿糖定量、尿浓缩查结核杆菌等。

【评估】

1.评估患者的病情、临床诊断和治疗情况。

2.了解检查目的和项目。

3.评估患者意识状态、心理状态及合作程度。

【计划】

1.护理目标

(1)尿液留取方法正确。

(2)患者了解留取标本的方法、目的，愿意配合。

2.用物准备

(1)常规标本：容量100 mL以上的清洁标本容器及检验单，必要时备便器。

(2)尿培养标本：有盖培养试管、长柄试管夹、无菌手套、乙醇灯、火柴、无菌棉签、无菌纱布、消毒液(1∶5 000高锰酸钾溶液、碘伏)、便器、屏风、检验单。必要时备导尿用物。

(3)12 h或24 h尿标本：容量3 000 mL以上的清洁带盖大口容器、防腐剂(依检验项目而定)、检验单。

【操作过程】

1.核对医嘱，贴检验单附联于标本容器上，核对床号、姓名，评估患者。

2.备齐用物携至病床旁。再次核对、解释与指导以取得患者合作。

3.收集尿标本。

(1)常规标本：①可下床的患者，给予标本容器，嘱患者将晨起第一次尿约30 mL留于标本容器内，若测定尿比重需留尿100 mL。②行动不便的患者，协助其在床上使用便器，收取足量尿液于标本容器内。③留置导尿的患者，先放空集尿袋内尿液，再于集尿袋下方引流孔处收集尿液。

(2)尿培养标本：①中段尿留取法。a.屏风遮挡，协助患者取适宜的卧位，放好便器。b.按导尿术清洁、消毒外阴。c.嘱患者排尿，弃去前段尿，用试管夹夹住试管于乙醇灯上消毒试管口后接取中段尿5～10 mL。然后用乙醇灯消毒试管口和试管塞，随即盖紧试管放于试管架上，熄灭乙醇灯。d.协助患者穿好衣裤，整理床单位，清理用物。②导尿术留取法。按导尿术插入导尿管引流尿液，留取尿标本。

(3)24 h或12 h尿标本：①嘱患者于7am排空膀胱后，开始留取尿液，至次日7am留最后一次尿液。若为12 h尿标本，则于7pm排空膀胱，弃去尿液后开始留尿，至次日7am留最后一次尿。②请患者将尿液先排在便器内，再收集到标本容器中，根据检验目的加入防腐剂。常用的几种防腐剂的用途及用法如下:a.甲醛。每 30 mL 尿液加 40%甲醛 1 滴,防止细菌生长和固定尿中的有机成分。用于做尿爱迪氏计数(12 h 尿细胞计数)等。b.盐酸。24 h 尿中加 5~10 mL,防止尿中激素被氧化。用于内分泌系统的检查,如 17-酮类固醇、17-羟类固醇等。c.甲苯。在第一次尿液倒入后使用,每 100 mL 尿液加 0.5%~1%甲苯 2 mL,使之形成薄膜盖于尿液表面,防止细菌污染和延缓尿液中化学成分的分解。常用作尿蛋白定量、尿糖定量检查。如果测定尿中钠、钾、氯、肌酐、肌酸等,则每100 mL尿液需加 0.5%~1%甲苯 10 mL。③于收集时间结束前,再请患者排尿,测量并记录总量。

4.处理用物。洗手,取口罩,记录。

5.按要求送检标本。

【注意事项】

1.尿液标本应按要求留取,必须确保新鲜。

2.避免污染。标本中不可混入粪便、阴道分泌物、月经血、精液、前列腺液、消毒液等其他物质。

3.若会阴部分泌物过多时,先清洁或冲洗会阴后再收集。

4.标本留取后要及时送检,以免细菌繁殖、细胞溶解或被污染等。常规检查在标本采集后尽快送检,最好不超过 2 h,如不能及时送检应冷藏或防腐处理。

【评价】

1.患者无泌尿系感染发生。

2.护士标本留取方法正确,操作规范,标本送检及时。

3.护患沟通有效,患者积极配合,掌握尿标本采集的正确方法。

四、粪便标本采集

正常粪便是由消化和未消化的食物残渣、消化道分泌物、大量细菌和水分组成。临床上通过粪便检查判断消化系统有无炎症、出血、寄生虫感染、恶性肿瘤等疾患,也可间接了解消化道、胰腺、肝胆的功能,以及肠道菌群是否合理、有无致病菌,以协助诊断肠道传染病。

粪便标本分为 4 种:常规标本、隐血标本、寄生虫及虫卵标本、培养标本。

【目的】

1.常规标本　检查粪便的颜色、性状,有无脓血、寄生虫卵等。

2.寄生虫及虫卵标本　检查寄生虫成虫、幼虫及虫卵。

3.培养标本　检查粪便中的致病菌。

4.隐血标本　检查粪便中肉眼不能察觉的微量血液。

【评估】

1.患者的病情、临床诊断、治疗、排便状况、检验目的。

2.患者的意识状态、心理状态及合作程度。

【计划】

1.护理目标

(1)采集方法正确,标本质量高。

(2)患者了解留取标本的方法、目的,愿意配合。

2.用物准备　检验单、手套。根据检验目的不同,另备下列用物。

(1)常规或隐血标本:检便盒(内附检便匙或棉签)、清洁便器。

(2)寄生虫及虫卵标本:检便盒(内附检便匙或棉签)、透明胶带或载玻片(查找蛲虫)。

(3)培养标本:消毒便盆、粪便培养管、无菌棉签。

【操作过程】

1.核对医嘱，贴检验单附联于标本容器上。

2.携用物至床旁，核对患者，解释并指导。

3.用屏风遮挡，嘱患者排空膀胱。

4.戴手套，收集标本。

(1)常规标本或隐血标本:①嘱患者排便于清洁便盆中。②用检便匙或清洁棉签取中央部分或黏液脓血部分约 5 g，置于检便盒内。

(2)培养标本:①嘱患者排便于消毒便盆中。②用无菌棉签取中央部分粪便或脓血黏液部分2～5 g 置于培养管或无菌蜡纸盒中。③患者无便意时，用长无菌棉签蘸无菌生理盐水，由肛门插入 6～7 cm，顺一方向轻轻旋转后退出，将棉签置于培养管内。

(3)寄生虫标本:①检查寄生虫卵。嘱患者排便于清洁便盆中，取不同部位带血或黏液部位 5～10 g 置于检便盒内。②检查蛲虫。嘱患者睡前或清晨未起床前，将取标本的透明胶带粘在肛门周围。晨起取下粘有虫卵的透明胶带，粘贴在玻璃片上或将透明胶带对合，立即送检。也可在 11pm 左右，患者感觉肛门周围瘙痒时，用无菌棉签蘸生理盐水，自肛门周围皱襞处拭取，然后插入试管内，塞好管口送检。③检查阿米巴原虫。在收集标本前，将便盆加温至接近患者体温，便后连同便盆立刻送检，或将标本置于已加温的容器中送检。

5.清洁、消毒便盆，脱手套。

6.洗手，记录，按要求送检标本。

【注意事项】

1.用于放粪便标本的容器应该加盖，并有明确标记。

2.检查阿米巴原虫时，在收集标本前几天，避免给患者服用钡剂、油质或含金属的泻剂，以防金属制剂影响阿米巴虫卵或包囊的显露。

3.采集隐血标本时，在采集标本前 3 天禁食肉类、动物血、含铁丰富的药物、食物及绿色蔬菜，以免造成假阳性。

4.粪便标本中不应混有尿液、泥土、污水等异物，不能从卫生纸、衣裤或纸尿裤等物品上留取标本，也不能用棉签的棉花端挑取标本。

【评价】

腹泻患儿大便采集方法

1.患者在粪便采集过程中无不适、安全。

2.护士标本留取方法正确，操作规范，标本送检及时。

3.护患沟通有效，患者积极配合，掌握粪便标本采集的正确方法。

(焦普生)

任务 5.2 咽拭子、痰标本采集法

课件5.2 咽拭子、痰标本采集法

一、咽拭子标本采集法

正常人咽峡部有口腔正常菌群，无致病菌生长。咽部细菌均来自外界，正常情况下不致病，当机

体抵抗力下降或其他外部因素作用下出现感染等而致疾病。咽拭子细菌培养可分离出致病菌，有助于白喉、化脓性扁桃体炎、急性咽喉炎等疾病的诊断。

核酸标本采集

【目的】

从咽部和扁桃体取分泌物作细菌培养或病毒分离，查出致病菌，协助诊断、治疗。

【评估】

1.患者的病情、诊断、治疗情况及理解与合作能力。

2.患者口腔黏膜及咽部情况。

3.患者进餐时间，避免在进餐后 2 h 内取标本，以防引起呕吐。

【计划】

1.护理目标

(1)患者能说出咽拭子标本采集的目的及注意事项。

(2)患者能主动配合采集咽拭子标本。

2.用物准备 无菌咽拭子培养管、乙醇灯、火柴、压舌板、手电筒、检验单、一次性手套。

【操作过程】

1.查对医嘱，准备用物，贴检验单附联于咽拭子培养管上。

2.核对床号、姓名，评估患者。

3.洗手，戴口罩，携用物至病床旁，再次核对。

4.点燃乙醇灯，戴手套，协助患者用清水漱口，然后让患者张口发“啊”音，必要时使用压舌板。

5.用培养管内的无菌长棉签，擦拭两侧腭弓、咽及扁桃体上分泌物。如作真菌培养，须在溃疡面上采集分泌物。

6.在乙醇灯火焰上消毒试管口，将棉签插入培养试管中，塞紧培养管塞。

7.再次核对标签，注明标本采集时间，及时送检。

8.脱手套，协助患者取舒适卧位。

9.处理用物，洗手，取口罩，记录。

【注意事项】

1.操作过程中，应注意试管口消毒，保持容器无菌。

2.最好在使用抗菌药物治疗前采集标本。

【评价】

1.护患沟通有效，患者理解采集标本的目的及注意事项，配合良好。

2.护士操作规范，患者无不适反应。

二、痰标本采集法

痰标本采集法

内容见二维码。

(焦普生)

项目5习题

项目6
口腔护理

【素质目标】

1.热爱护理工作,工作认真细致,关心体贴患者。

2.沟通协调能力强,具有团队协作意识。

▶▷ 知识目标

1.了解牙刷及牙膏的选择。
2.了解义齿的清洁与护理。
3.熟悉正确的刷牙方法。
4.掌握口腔护理常用溶液及其作用。
5.掌握特殊口腔护理的操作步骤和注意事项。

▶▷ 能力目标

1.能根据患者口腔卫生状况进行口腔卫生指导。
2.能根据患者病情实施特殊口腔护理。

正常情况下,口腔中有大量致病性和非致病性的微生物,健康人唾液中溶菌酶的作用,加上每日饮水、进食、漱口、刷牙等活动,减少和清除了细菌,一般不会出现口腔健康问题。患病时,机体抵抗力下降,加上上述相应活动的减少,口腔细菌滋生繁殖,患者会出现口腔问题,如口腔炎症、口臭、龋齿等。

护士应向患者作口腔卫生的健康宣教,指导患者养成良好的口腔卫生习惯,对特殊患者,要为其作特殊口腔护理。

任务 6.1　一般口腔护理

案例情景

欧某，女，15 岁，因高热待查入院，入院后第 2 天，体温 39.6 ℃，患者意识清醒，食欲不佳，自理能力下降。

请思考：护士应如何对患者进行口腔卫生指导？

世界卫生组织对口腔健康的定义是“牙齿清洁、无龋洞、无痛感，牙龈颜色正常、无出血现象”。口腔是人体的重要组成部分，口腔健康是全身健康的基础。口腔疾病与全身疾病可相互影响，常见的牙周病会诱发或加重全身性疾病，如心脑血管疾病、糖尿病、早产、老年痴呆等。全身系统性疾病如糖尿病、艾滋病、某些血液病等也会在口腔有所表现。口腔疾病是可以预防、控制和治疗的，良好的口腔卫生习惯与定期口腔专业保健相结合可维护口腔健康，促进全身健康，提高生命质量。

牙周病和龋病是常见的口腔疾病。我国中老年人牙周健康率不足 15%，5 岁儿童乳牙龋病的患病率为 66%，中年人和老年人龋病的患病率分别为 88.1%和 98.4%。牙菌斑是黏附在牙齿表面的细菌膜，是龋病和牙周病的致病因素。有效刷牙是减少和控制牙菌斑最主要的方法，牙菌斑没有及时清除，就会形成牙石，增加牙周病发生的风险。

一、预防和控制龋病

龋病早期没有自觉症状，只有通过定期检查才能发现，及时治疗效果好，如任其发展，就会出现疼痛、牙根发炎、肿胀，治疗复杂，费用高，甚至丧失牙齿。

1.氟化物可有效预防龋病。可使用含氟牙膏、含氟漱口液，以及口腔医师使用的含氟涂料和氟化泡沫等。

2.窝沟封闭可有效预防窝沟龋。

3.减少糖的摄入次数，少喝碳酸饮料，避免口腔内细菌利用其产酸破坏牙齿而产生龋齿。

二、预防和控制牙周病

牙周病包括牙龈炎和牙周炎，是成人牙齿丧失的首要因素。牙龈炎主要表现为牙龈出血，可治愈但易反复发生。牙周炎是牙龈炎进一步发展的结果，可出现牙龈红肿出血或萎缩，牙齿松动、移位，口腔异味等。及时治疗可控制病变，但需长期维护，否则会加重或复发。

养成良好的口腔卫生习惯，早晚刷牙，餐后漱口，使用牙线或牙间刷。

1.刷牙是控制牙菌斑的主要方法，提倡用水平颤动拂刷法，重点刷牙龈边缘和牙缝处的牙面，刷牙要面面俱到，每次至少刷牙 2 min。

2.洁牙（洗牙）是清除牙石最有效的方法。提倡每年 1 次到具备执业资质的医疗机构洁治，预防牙周病的发生。

3.吸烟是牙周病的主要危险因素之一，吸烟者患牙周病的概率较不吸烟者高，戒烟对防治牙周病非常重要。

三、及时修复缺失牙，维持口腔功能

缺失牙在我国中老年人群中很常见，约一半老年人的缺失牙没有得到及时修复，且大多数修复的义齿没有得到正确的护理。牙齿缺失会影响美观、发音和咀嚼功能，应当及时修复。修复后要正确佩戴，注意维护和清洁。

1.患者晚间应取下义齿，使牙床得到保养和休息，取下义齿后，护士应指导或协助患者用刷牙的方法将义齿刷洗干净，冲洗后浸泡于冷水中。患者还需用温水漱口，用质软的尼龙小牙刷或纱布进行口腔护理。

2.义齿不可浸入热水中，不可用乙醇等消毒液浸泡或擦洗，以免变色、变形和老化。

四、有效刷牙

(一)清洁用具的选择

1.牙刷　保健牙刷的要求是牙刷头宽窄合适，刷头大小适当，一般覆盖 2~3 个牙面，便于刷牙时面面俱到。刷毛是由优质尼龙丝制作，优质尼龙丝弹性好，吸水性差，可防止细菌积存。牙刷柄长短合适，便于握持，使之具有足够的刷去污物和按摩牙龈的力量，各组刷毛的间隔距离适当，易于保持牙刷本身的清洁，每组刷毛经过磨圆处理，防止刺伤或擦伤牙龈。选择牙刷时应熟悉自己口腔的牙齿排列情况，选择大小、形状、刷毛软硬适度的牙刷，一般来说，选择刷毛软硬度中等、刷头较小的牙刷即可。目前市场上销售的国产牙刷，使用 1~3 个月刷毛就弯曲了，不仅不能剔净牙缝中的食物残渣，还会擦伤牙龈。发现牙刷毛弯曲了应立刻换牙刷，一般建议每 3 个月更换一次牙刷。此外，每次刷完牙后，应用清水将牙刷毛冲净并甩干，将牙刷头向上放于口杯中，让其充分干燥，防止细菌在牙刷毛上繁殖。

2.牙膏　牙膏的主要成分有磨砂剂、表面活性剂、氟化物，还有保湿剂、甜味剂、相关功能成分(美白、抗敏感)等。牙膏的基本作用是清洁口腔，而美白、防蛀、脱敏、止血等功效都是辅助性的。对于口腔健康的人来说，选择具有清洁功能的牙膏就行。牙膏中起到清洁作用的主要成分是摩擦剂，它可以帮助去除牙菌斑，其好坏直接反映牙膏的质量。含氢氧化铝和磷酸氢钙的牙膏清洁能力较好，二氧化硅次之，碳酸钙的作用最低。此外，各种摩擦剂的颗粒有大小区别，颗粒细一点的对牙齿表面的损伤小，牙膏的选择应该根据自身的情况进行选择。牙龈有炎症、有牙周病的时候，可以选择抗菌消炎的牙膏，如云南白药牙膏等；小朋友没有牙周炎、牙龈炎时，应选用含氟牙膏，促进再矿化和防龋；如果是有楔状缺损或是磨耗以及冷热、酸甜敏感，就应该选择一些脱敏牙膏。平时在挑选牙膏的时候，可以认真地看一下牙膏的底部，会标有短线的颜色，分别是绿、蓝、红、黑色 4 种，这些彩色短线所代表的含义不同：绿色代表纯天然成分，蓝色代表天然加药物成分，红色代表天然+化学成分，黑色则代表纯化学成分。消费者可以根据自身需要挑选适合自己的牙膏。

(1)含氟牙膏：含氟牙膏在市场上非常多见，它是在普通牙膏的基础上，增加了氟化物成分。使用含氟牙膏可使龋齿患病率降低 20%~60%。已经证实，氟具有明确的预防龋齿的作用。但要，氟是具有双面性的，如果人体吸收过多会引起氟中毒，挤含氟牙膏切勿超过 1 cm。

(2)中草药牙膏:它是在普通牙膏的基础上添加了某种中草药,如金银花、两面针、田七、黄芩等具有消炎止血作用的药物,有助缓解牙龈的炎症。牙龈经常出血的人,不妨选用中草药牙膏,可以起到固齿保健的作用。

(3)消炎药物牙膏:在普通牙膏的基础上加入某些抗菌药物,如洗必泰牙膏、康齿宁牙膏等。这些药物一般都具有消炎抗菌作用。药物牙膏对口腔疾病虽有一定的作用,但如长期使用消炎护齿类牙膏,会使口腔中的致病菌产生抗药性,而且在杀灭一些病菌的同时,还会杀灭口腔中的正常细菌。另外,许多药物牙膏中含有生物碱和刺激性强的物质,长期使用,会损害口腔内的娇嫩黏膜,还会因长期不断的较强刺激,使牙龈、口腔、舌头、口唇、咽喉等处发炎。

(4)防过敏牙膏:在牙膏中加入脱敏成分,减轻牙齿遇冷热酸甜发生的过敏性疼痛的症状。

(5)去垢增白牙膏:美白牙膏仅有助于去除牙齿外源性色斑,对四环素牙、氟斑牙等牙齿发育异常所导致的深层内源性色斑没有效果。美白牙膏更适用于长期喝茶、喝咖啡或吸烟的人。这类牙膏中含有过氧化物或羟磷灰石、高档硅等物,帮助去除牙石,增加牙齿洁白效果。一般来说,牙膏的膏体呈冻状的、质地比较细腻光滑的,通常是用高档硅作摩擦剂,对牙釉质磨损少。可以把牙膏放在口中尝一尝,若感觉粗糙,需要多次漱口才能清除的,大多内含的摩擦剂比较粗糙,建议不用。

(二)正确的刷牙方法

刷牙时牙刷的毛面应与牙齿呈45°,快速环形来回颤动刷洗;前排牙齿内侧面可用牙刷毛面的顶端震颤刷洗;上下咬合面刷洗时,刷毛与牙齿平行;最后由内向外纵行刷洗舌面。(帮助患者树立科学的刷牙观)

1.水平颤动法(Bass法) 保护牙周组织,利于清除龈沟附近和邻间隙处的菌斑。一般选择软毛牙刷,刷毛末端圆钝。方法:将牙刷对准牙齿与牙龈交接的地方,刷上排牙齿时刷毛朝上,涵盖一点牙龈,牙刷作水平短距离的运动,刷下排牙齿时刷毛朝下,依同样的要领刷。刷毛与牙齿呈45°~60°,同时将刷毛向牙齿轻压,使刷毛略呈圆弧,刷毛的侧边与牙齿有相当大的接触。牙刷定位后,开始作短距离的水平运动,两颗、两颗牙前后来回约刷10次。刷牙时张大嘴,看到上排右边最后一颗牙。由右后方颊侧开始,刷到左边;左边咬合面、左边舌侧再回到右边舌侧,右边咬合面。刷咬合面时,也是两颗两颗牙来回地刷。上颚后牙的舌侧是较不易刷的地方,刷毛仍对准牙齿与牙龈的交接处,刷柄要贴近大门牙。刷右边舌侧时刷柄自然会朝向左边,此外,刷后牙的颊侧用同侧手,同时刷柄可将脸颊撑开,以便查看。刷完上面的牙齿,再用同样的原则与方法,刷下面的牙齿。

2.竖转动法(Rolling法) 适合牙龈萎缩者,选择软毛或中等硬度的牙刷。方法:刷毛与牙齿长轴平行,毛端指向牙龈,加压,使刷毛与牙齿长轴呈45°;转动牙刷,使刷毛由牙龈缘刷向合方;每个部位转刷5~6次,然后移动牙刷位置。

3.牙线使用法 牙线可清除牙齿间的牙菌斑及碎屑,预防牙周病。尼龙线、丝线、涤纶线等均可作牙线材料。使用牙线剔牙对牙齿、牙龈损害较小,且清洁彻底。建议每日剔牙两次,餐后剔牙效果更好。方法:取一段长约20 cm的牙线,两端打结或缠在两中指上,示指和拇指绷紧牙线,留出2~3 cm的距离。将牙线放在两个邻牙之间,拉锯状移动,使牙线轻轻通过接触区;将牙线紧贴并呈C包绕一侧牙面颈部,将邻面菌斑"刮除",再将牙线绕于另一牙邻面,同法操作,然后将牙线从切(合)方取出。同法依次将全口的牙邻面菌斑去除。每清完一个区域的菌斑后用清水漱口,漱净"刮下"的菌斑(图6-1)。

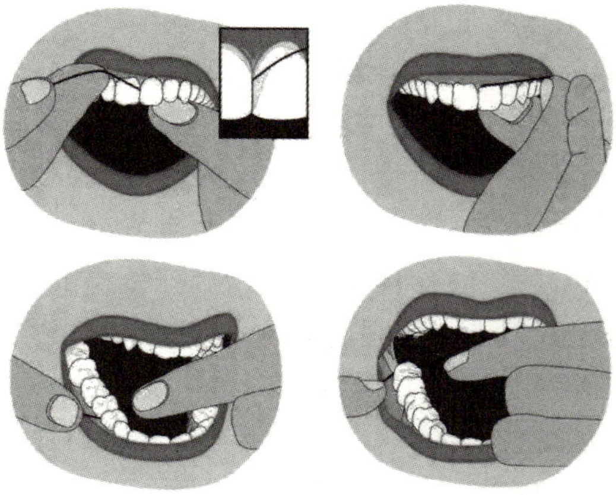

图 6.1 牙线使用

（杨志萍）

任务 6.2 特殊口腔护理

案例情景

张某，女，60 岁，在家中突然昏倒，神志不清而入院，入院诊断为脑出血，经抢救治疗后意识清醒，但患者右侧肢体偏瘫，生活不能自理。近日来患者精神较差，食欲不振，护士检查发现患者口唇干裂，口腔黏膜有溃疡，伴口臭。

请思考：①请问患者口腔出现了什么问题？②护士应如何对患者进行护理？

高热、危重、昏迷、口腔疾患、鼻饲、禁食、术后、生活不能自理的患者，护士应遵医嘱给予特殊口腔护理每日 2 次或 3 次。如病情需要，可酌情增加次数。

【目的】

1.保持患者口腔清洁、湿润，预防口腔感染等并发症。

2.预防和减轻口腔异味，增进食欲，保持口腔正常生理功能。

3.观察口腔黏膜、舌苔及口腔气味等的变化，提供病情变化的动态信息。

【评估】

1.患者的病情、自理能力、心理反应及合作程度。

2.患者的口腔状况。如口唇色泽、湿润度；牙齿是否齐全及义齿的数量、是否有龋齿；口腔黏膜的颜色、完整性、有无溃疡；牙龈、舌、腭部、悬雍垂及扁桃体的颜色以及口腔内分泌物、气味等有无异常。

3.患者的口腔卫生知识及习惯。

【准备】

1.护士准备 护士衣帽整洁，修剪指甲，洗手，戴口罩。

2.用物准备

（1）治疗盘内：治疗碗（内盛漱口溶液浸湿的棉球约 16 个，弯止血钳、镊子各一把），压舌板 1 个，水杯(内盛温水)及吸管,手电筒,棉签,治疗巾,弯盘,液状石蜡或唇膏,必要时备开口器、舌钳、牙垫等。

(2)治疗盘外:①口腔外用药:遵医嘱准备,常用的有新霉素、冰硼散、西瓜霜、锡类散、制霉菌素甘油等。②常用漱口溶液见表6.1。

表6.1 口腔护理常用漱口溶液

溶液名称	浓 度	作 用
氯化钠溶液	0.9%	清洁口腔,预防感染
过氧化氢溶液	1%~3%	抗菌防臭,适用于口腔感染有溃疡、坏死组织者
碳酸氢钠溶液	1%~4%	碱性溶液,适用于真菌感染
朵贝尔溶液(复方硼酸溶液)		轻度抑菌,消除口臭
硼酸溶液	2%~3%	酸性防腐溶液,有抑菌、清洁的作用
呋喃西林溶液	0.02%	清洁口腔,广谱抗菌
醋酸溶液	0.1%	适用于铜绿假单胞菌感染
甲硝唑溶液	0.08%	适用于厌氧菌感染

【操作过程】

1.核对、解释,取得患者合作,评估患者。

2.洗手,戴口罩,备齐用物。

3.携用物至患者床旁,再次核对。

4.协助患者侧卧或仰卧,头偏向护士侧。

5.取治疗巾围于患者颌下及前胸,弯盘置于患者口角旁。

6.清点棉球数量。

7.用棉签蘸温水湿润患者口唇。

8.嘱患者张口(昏迷患者或牙关紧闭者用开口器协助张口,有义齿者先取下),一手持手电筒,一手用压舌板轻轻撑开颊部,观察口腔情况。

9.协助患者用吸管吸温水漱口,昏迷患者禁忌漱口。

10.按顺序擦洗口腔:用镊子取无菌湿棉球,用弯止血钳拧干,前者在上、后者在下。

(1)牙外侧:嘱患者咬合上、下齿,用压舌板轻轻分开左侧颊部,由磨牙向门齿纵向擦洗左外侧面。同法擦洗牙齿右外侧面。

(2)牙内面和咬合面:嘱患者张口,依次擦洗左侧牙齿上内侧面→上咬合面→下内侧面→下咬合面→弧形擦洗左侧颊部。同法擦洗右侧。

(3)由内向外横行擦洗硬腭、舌面、舌下。

(4)擦洗完毕,清点棉球数量。

11.协助患者漱口,用治疗巾擦净口唇周围。

12.再次检查口腔,黏膜有溃疡者可涂相应外用药,有义齿者清洗后协助患者戴上,口唇干裂者涂液状石蜡或唇膏。

13.移去治疗巾和弯盘,协助患者取舒适卧位,整理床单位。

14.询问患者需要。

15.处理用物。

16.洗手,取口罩,记录。

【注意事项】

1.擦洗时动作要轻,特别是对凝血功能差的患者,要防止碰伤黏膜及牙龈导致出血。

2.擦洗时棉球不可过湿,以防溶液进入呼吸道造成误吸;棉球要用止血钳夹紧,每次夹 1 个;注意勿将棉球遗留在口腔内。

3.昏迷患者禁忌漱口,需用张口器时应从臼齿处放入,牙关紧闭者不可暴力助其张口。

4.擦洗舌面及硬腭时,勿触及患者咽部,以免引起恶心。

5.长期使用抗生素者,应注意观察口腔内有无真菌感染。

6.传染病患者的用物按消毒隔离原则处理。

【评价】

1.患者感觉清洁、舒适,口腔无异味,原有病灶好转或痊愈。

2.护患沟通有效,患者能积极配合。

3.患者及家属掌握了口腔卫生保健方面的知识和技能。

4.护士操作娴熟、动作轻柔,无牙龈出血。

(杨志萍)

项目6习题

项目7
饮食护理

【素质目标】

1.培养爱伤观念,具有高度的同情心和责任心。
2.关心患者,有较强的沟通能力及团队协作精神。

▶▷ 知识目标

1.了解七大营养素的种类、功能、来源及每日供给量。
2.了解医院饮食的类别及各类饮食的种类、适用原则与适用范围。
3.熟悉营养素、治疗饮食、试验饮食、鼻饲法的概念。
4.熟悉饮食与营养的评估。
5.熟悉鼻饲法的目的、适应症、禁忌症。
6.掌握对患者营养状态的评估。
7.掌握鼻饲法的操作方法及注意事项。
8.掌握根据患者的营养状况进行恰当的饮食指导的方法。
9.掌握一般患者的饮食护理措施。

▶▷ 能力目标

1.能对患者的营养状况进行评估。
2.能根据患者的营养状况进行恰当的饮食指导,并为其提供相应的饮食护理措施。
3.能正确实施鼻饲法。

饮食是维持机体生命的源泉,人类通过食物获得各种营养素以满足机体的需要。均衡的饮食和营养可以维持机体正常的生理功能,促进生长发育,提高机体免疫力,预防疾病,提高人的生存质量。合理的饮食可以促进疾病康复,也可以起到辅助临床诊断的作用。护理人员应掌握饮食与营养的相关知识,能正确且全面评估患者的营养状况、饮食习惯,根据患者的病情,制订科学合理的饮食护理计划,采取合适的饮食供给方式,维持机体的营养需要,促进患者早日恢复健康。

课程思政
战场上的花

课程思政
仁心仁术,大医精诚

任务 7.1　一般患者饮食护理

课件7.1
一般患者饮食护理

案例情景

张某，男，66 岁，身高 170 cm，体重 80 kg，独居，喜好腌制食品，有高血压病史 8 年，长期服用降压药物。近一年来感觉胸闷、气促伴下肢水肿来院就诊，查体：体温 36.2 ℃，脉搏68 次/min，呼吸 19 次/min，血压 172/110 mmHg，经检查后诊断为冠心病、高血压。

请思考：①如何评估患者的营养状况？②如何指导患者选用合理的饮食并为其提供相应的护理？

一、合理膳食与健康

食物是人类赖以生存的基础，人类通过每日摄取一定量的食物，从中获得各种营养素以满足机体的需要。均衡的饮食和营养对维持及促进机体健康有非常重要的意义，可以促进生长发育、构成机体组织、调节机体机能、提供热能、增强机体免疫力，预防疾病，提高人的生存质量。

（一）热能

热能是人体维持生命和生长发育及进行各种生命活动所需要消耗的能量，由食物内的化学潜能转化而来。主要来源于碳水化合物，其次是脂肪和蛋白质，它们被称为“热能营养素”。人体对热能的需求受年龄、性别、生理特点及劳动强度等因素影响。

（二）营养素

营养素是指能在人体内被利用，可给人体提供能量、机体构成成分和组织修复以及生理调节功能的化学成分。人体所需的营养素有蛋白质、脂肪、碳水化合物、矿物质、维生素、水、纤维素七大类。各种营养素的生理功能、主要来源、每日供给量见二维码。

各种营养素功能、来源及供给量表

二、饮食与营养的评估

（一）影响饮食与营养的因素

1.生理因素

（1）年龄：人在生长发育过程不同阶段对热能和营养素的需求量有所不同。婴幼儿期需要高蛋白、高维生素、高矿物质及高热量饮食；青春期对营养的需求量较大，需摄入足够的蛋白质、维生素和微量元素；老年人新陈代谢率降低、活动量减少，对营养的需求量相对减少，但对钙的需求却增加。同时，不同年龄的人们对食物质地的选择有所不同，如婴幼儿咀嚼及消化功能尚未完善，老年人咀嚼及消化功能减退，应给予软质易消化的食物。

（2）活动量：活动强度、工作性质、工作条件不同，热能消耗也不同，活动或劳动强度大的人每日所需的热能和营养素会比活动量小的人要求更多。

(3)特殊生理状况:妊娠及哺乳期的女性对营养的需求明显增加,同时会有饮食习惯的改变。

2.心理因素

个人的心理状态会影响食欲,不良的情绪状态,如焦虑、抑郁、恐惧、悲哀等使食欲降低,进食减少甚至厌食;愉快、轻松的心理状态则会增进食欲。

3.病理因素

(1)疾病与外伤:疾病与外伤会影响患者的食欲、食物的摄取及食物在体内的消化和吸收等。一方面,疾病所导致患者出现的焦虑、悲哀等不良情绪及疼痛等不适因素,会使患者食欲减退;另一方面,处于发热、伤口愈合和感染期间,其代谢增加,营养需求量也会增加。

(2)食物过敏和不耐受食物:某些人对某种特定的食物过敏,如牛奶、海产品等,在进食后出现腹泻、哮喘、荨麻疹等过敏反应,影响营养的摄入或吸收。体内某种特定酶的遗传缺陷引起对食物不耐受,如机体对食物的色素、添加剂或食物中天然含有物质不耐受。

4.社会文化因素

(1)经济状况:经济状况的好坏会直接影响人们对食物的购买力,影响人们对食物的选择,从而影响人们的营养状况。

(2)饮食习惯:不同的地理位置、文化背景、宗教信仰生活方式等均会影响个体的饮食习惯,从而影响食物的摄入和营养的吸收,有时甚至会导致疾病的发生。例如,东北地区居民冬天喜食腌制酸菜,其中含有较多的亚硝酸铵类物质,易导致消化系统肿瘤的发生。

(二)饮食状况评估

对患者饮食状况的评估可以明确患者是否存在影响营养状况的饮食护理,包括进餐的时间、频率、方式、饮食是否规律;摄入食物的种类、摄入量,有无偏食,数量及相互比例是否适宜,是否容易被人体消化;食欲的变化,活动水平,有无影响营养需要和饮食摄入的因素等。

(三)身体状况评估

1.体格检查

通过对患者体重、外貌、皮肤、毛发、肌肉和骨骼等方面进行评估,了解患者的营养状况(表 7.1)。

表 7.1 不同营养状况的身体征象

项目	营养良好	营养不良
皮肤	有光泽、弹性好	无光泽、干燥、弹性差,色过淡或过深
毛发	浓密,有光泽,坚固	缺乏自然光泽,干燥稀疏,易掉落
指甲	粉色,坚实	粗糙,无光泽,易断裂,中间线状隆起
肌肉或骨骼	肌肉结实,皮下脂肪丰满而有弹性,骨骼无畸形	肌肉松弛无力,皮下脂肪菲薄,肋间隙、锁骨上窝凹陷,肩胛骨和髂骨嶙峋突出

2.体格测量

(1)身高、体重测算:身高和体重是综合反映生长发育及营养状况的重要指标。由于身高、体重受到饮食、遗传、种族等多因素的影响,因此在评价营养状况时需将测量的身高、体重的值与人体的正常值进行比较。通常有以下两种计算方法:

方法 1 实测体重占标准体重的百分数计算公式:(实测体重-标准体重)÷标准体重×100%,即计算实测体重与标准体重的差值占标准体重的百分数。

其中我国常用的标准体重的计算公式为

男性:标准体重(kg)=身高(cm)-105

女性:标准体重(kg)=身高(cm)-105-2.5

参考值:实测体重处于标准体重±10%范围,为正常体重;增加10%~20%为过重;超过20%为肥胖;减少10%~20%为消瘦;低于20%为明显消瘦。

方法2 体重指数测算:体重指数(body mass index,BMI)即采用体重和身高的比例来衡量体重是否正常。

计算公式为:体重(kg)÷身高$(m)^2$

根据中国营养学会的BMI评价标准:18.5~23.9为健康体重;<18.5为体重过低;24~27.9为超重;≥28为肥胖。

(2)皮褶厚度:又称皮下脂肪的厚度,反映身体脂肪含量,对判断肥胖或消瘦有重要意义。常用来测量的部位有肱三头肌、肩胛下部、腹部。测量时选用准确的皮褶计,测定3次取平均值。最常采用的部位是肱三头肌,其标准值是:男性12.5 mm,女性16.5 mm。

(四)实验室检查

利用各种生化检验可测定人体内各种营养素水平,如测定血清蛋白、血脂、尿素氮、血清钙及肌酐等,是评价人体营养状况较客观的指标,可以早期发现亚临床营养不足;免疫功能测定可了解机体的免疫功能,间接反映机体营养状况。

三、医院饮食

不同病情的患者,营养状况不同,因疾病、治疗和康复的需要,需要调整某些营养素来帮助诊断、治疗和促进康复。医院饮食分为基本饮食、治疗饮食和试验饮食三类。

(一)基本饮食

基本饮食

适用范围较广,是其他饮食的基础,包括普通饮食、软质饮食、半流质饮食和流质饮食4种。

(二)治疗饮食

治疗饮食

治疗饮食是在基本饮食的基础上,根据病情的需要,适当调整热能和营养素,以达到辅助治疗的目的。

(三)试验饮食

试验饮食

试验饮食是指在特定的时间内,通过对饮食内容的调整,来协助疾病的诊断和提高实验室检查结果正确性的一种饮食。

四、一般饮食护理

在评估患者的营养状况的基础上,结合患者疾病特点及其对营养的需要,护士可与医生、营养师进行协商,明确护理诊断,制订营养计划,做好患者的饮食护理,帮助其摄入足量的能量和营养素,促进患者早日康复。

(一)患者进食前的护理

1.饮食指导 护士可参照中国居民平衡膳食宝塔(图7.1),根据患者所需的饮食种类对患者进行解释和饮食指导,解释目的,宜选用和不宜选用食物的类型及进餐的时间和次数等,取得患者的配合。在制订营养计划时,应尽量符合患者的饮食习惯,根据患者的年龄、病情、个人喜好及经济状况等指导患者合理饮食,尽量选用一些患者容易接受的食物代替限制食物,使用替代的调味品或佐料,以使患者容易适应改变后的饮食习惯。良好的饮食指导能够让患者理解并愿意遵循营养计划。

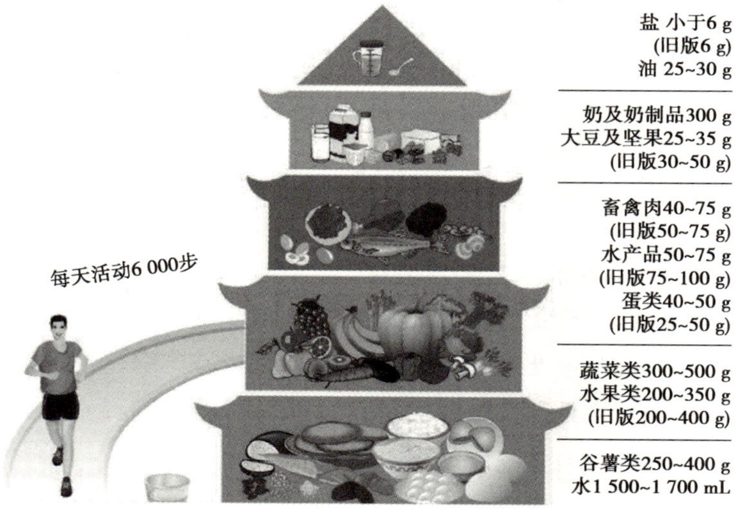

图 7.1　中国居民平衡膳食宝塔(2022)

2.环境准备　患者用餐环境应保持清洁、整齐、空气新鲜、气氛轻松愉快。①进食前收拾床旁桌椅及床上不需要的物品,去除一切不良气味及不良视觉印象,如饭前半小时开窗通风、移去便器等。②进食前暂停非紧急的治疗护理工作。③如有病危或呻吟的患者,可用屏风遮蔽。④如有条件可安排患者在病室餐厅共同进餐,以增加轻松、愉快的气氛。

3.患者准备　患者进食前感觉舒适会有利于进食。①减轻或去除各种不舒适因素,如疼痛患者给予适当的镇痛,高热给予降温等。②协助患者洗手和清洁口腔,对病情严重的患者应给予口腔护理,以促进食欲。③采取舒适的进餐姿势,不便下床者,可安排坐位或半坐卧位,放置床上桌及餐具,卧床患者安排侧卧位或仰卧位(头转向一侧),并给予适当支托。③将治疗巾或餐巾围于患者胸前,以保护衣服和被单的清洁,并让患者做好进食的准备。

(二)患者进食中的护理

1.及时准确分发食物　护士着装整洁,洗净双手,戴口罩;核对患者及饮食单,协助配餐员及时准确地将饭菜分发给每位患者;对禁食患者,应告知原因,以取得配合,在床尾挂上标记,并作交班。掌握好当日当餐的特殊饮食要求,如禁食或限量等,并仔细核对,防止差错。

2.鼓励并协助进食

(1)在患者进餐期间,护士应加强巡视病房,观察患者进食情况,鼓励患者进食;督促治疗饮食、试验饮食的实施并检查落实情况;征求患者对饮食方面的意见和建议,及时反馈;纠正不良饮食习惯及违规饮食行为。

(2)能自行进食者,鼓励患者自行进食,并提供必要的帮助,协助将餐具、食物放到易取处。对不能自行进食者,护士应给予喂食,做到喂食量、速度适中,温度适宜,一般用汤匙盛1/3满的食物,避免过冷、过热;避免噎食或烫伤;进食顺序合理,饭和菜、固体和液体食物应轮流喂食。为避免呛咳应将患者头部稍垫高并偏向一侧。进流质饮食者,可用吸管吸吮。

(3)对双目失明或眼睛被遮盖的患者,除遵守上述喂食要求外,应告知喂食内容以增加患者进食的兴趣,刺激食欲。如患者要求自己进食,可按时钟平面图(图 7.2)摆放食物,并告知患者食物的名称及方位,利于患者取用。

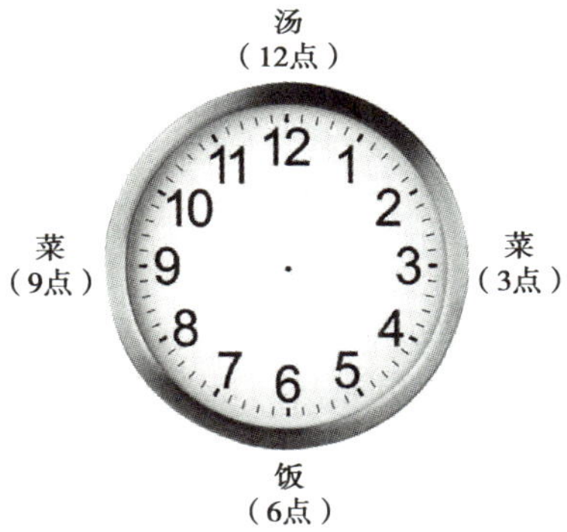

图 7.2　食物放置时钟平面图

3.特殊问题处理　在进食过程中如患者出现恶心，护士应嘱其做深呼吸，并暂停进食。如出现呕吐，应及时给予帮助，提供容器盛装呕吐物，将患者头偏向一侧，防止呕吐物进入气管，并尽快清除呕吐物，及时更换被污染的被服等；协助患者漱口，去除口腔异味；开窗通风换气，去除室内呕吐后的气味；征求患者意见，是否愿意继续进食，对不愿继续进食者，可帮助其保存好剩下的食物，待其愿意进食时给予。同时，护士应观察呕吐物的性质、颜色、量和气味等并作记录。

（三）患者进食后的护理

1.清洁整理　患者进餐后及时撤去餐具，清理食物残渣，整理床单位。

2.使患者感到舒适　督促和协助患者洗手、漱口或做口腔护理；若发现患者口干，可用湿棉球湿润口唇，经常给予少量水，以免口渴。

3.记录　根据需要作记录，如进食的种类、量，患者进食时和进食后的反应等。

4.交接班　如果患者未进食，应了解原因，并通知其责任护士以便于改变饮食或采取其他护理措施。对暂需禁食、暂时不能进食的患者应做好交接班。

（崔艳）

任务 7.2　鼻饲法

课件7.2
鼻饲法

案例情景

患者，男，45 岁，因脑出血而入院治疗，经治疗后，病情基本稳定。目前患者神志清楚，但仍不能说话及正常吞咽，全身皮肤干燥、苍白，肌肉松弛，皮下脂肪薄，皮肤弹性差，医嘱要求给予鼻饲，补充营养。护士小张在插管过程中，患者出现呛咳、呼吸困难。

请思考：①导致患者出现这种情况的原因是什么？②护士小张该如何处理？③插管过程中容易出现哪些问题？如何处理？

胃肠内营养是经口服或管饲等方法，通过胃肠道供给机体能量及营养素的营养支持疗法。管饲法是指对于不能经口或不愿经口进食、病情危重、消化道功能障碍的患者，为保证其摄入足够的热能和营养素，通过导管给予营养丰富的流质饮食、营养液、水及药物的方法。

胃肠内营养根据所提供营养食品的不同,可分为要素饮食、非要素饮食等。要素饮食(elemental diet)是一种人工合成的化学精制食物,含有人体所需的全部营养素,如游离氨基酸、单糖、必需脂肪酸、维生素、无机盐类和微量元素等。其主要特点是营养全面、均衡,不含乳糖,无须经过消化过程,可直接被肠道吸收,且多为干粉制剂,携带方便,易于保存。主要适用于:①外科手术前后需要营养支持者;②肠炎及其他腹泻患者,如消化道瘘、慢性胰腺炎、短肠综合征等消化和吸收不良的患者;③肿瘤或其他消耗性疾病引起的慢性营养不良患者;④超高代谢患者,如严重烧伤、创伤、严重化脓性感染、多发性骨折等;⑤其他,如脑外伤、免疫功能低下患者。其应用方法为:①口服。口服剂量50 mL/次,渐增至100 mL/次,6~8 次/天。适用于病情较轻且能经口进食的患者。②分次注入。将配制好的要素饮食或现成制品用注射器通过鼻胃管注入胃内,每日4~6次,每次250~400 mL。主要用于非危重患者,经鼻胃管或造瘘管行胃内喂食者。优点是操作方便,费用低廉。缺点是较易引起恶心呕吐、腹胀腹泻等胃肠症状。③间歇滴注。将配制好的要素饮食或现成制品放入有盖吊瓶内,经输液管与造瘘管连接,缓慢注入,每日4~6次,每次400~500 mL,每次输注持续时间为30~60 min。④连续滴注:装置与间歇滴注相同,在12~24 h内持续滴入,或用微量泵保持恒定滴速,多用于经空肠喂食的危重患者。

管饲法根据导管插入的途径,可分为:①口胃管:导管由口插入胃内;②鼻胃管:导管经鼻腔插入胃内;③鼻肠管:导管由鼻腔插入小肠;④胃造瘘管:导管经胃造瘘口插入胃内;⑤空肠造瘘管:导管经空肠造瘘口插至空肠内。临床上以鼻饲法最常用。

鼻饲法是指将胃管经鼻腔插入胃内,经胃管灌注流质食物、药物及水分的方法,以满足患者营养和治疗的需要。适用于以下患者:①不能经口进食者,如昏迷、口腔疾患、口腔手术后的患者;②早产儿及病情危重的患者;③不能张口者如破伤风患者;④食管狭窄者及拒绝进食的患者。

【目的】

通过导管供给食物和药物,保证患者摄入足够的热能、蛋白质等多种营养素,满足其营养和治疗的需要,促进机体康复。

【评估】

1.患者的年龄、病情、意识及治疗情况,严格掌握插管的禁忌证(食管、胃底静脉曲张、食管癌和食管梗阻的患者)。

2.患者鼻腔黏膜的情况,有无充血肿胀、出血,有无鼻中隔偏曲及鼻息肉,鼻腔的通畅性等。

3.患者的心理状态及合作程度,既往有无鼻饲的经历,是否紧张,是否了解插管的目的,是否能承受插管的刺激及是否愿意配合插管等。

【计划】

1.护理目标

(1)插管安全顺利,操作正确,管道通畅,无黏膜损伤、出血等并发症。

(2)患者能理解并积极配合操作,无不适反应发生。

2.用物准备

(1)治疗车上层:插管时治疗盘内备无菌鼻饲包(含治疗碗、胃管、镊子、止血钳、压舌板、纱布、治疗巾、50 mL注射器。胃管可选用橡胶、硅胶或新型胃管)、液状石蜡、棉签、胶布、别针、夹子(或橡皮圈)、听诊器、手电筒、弯盘、适量温开水、流质饮食(38~40 ℃)、水温计;拔管时治疗盘内备治疗碗(内放纱布)、治疗巾、弯盘、棉签、松节油、乙醇、漱口杯(内盛温开水)。治疗盘外备手消毒剂。

(2)治疗车下层:医用垃圾桶、生活垃圾桶。

鼻饲法

【实施】

1.操作过程

插管：

(1)核对医嘱，核对床号、姓名，向患者解释操作目的、操作方法和操作过程中配合方法，做好评估。

(2)洗手，戴口罩。携用物至患者床旁，再次核对，取得合作。

(3)协助患者取合适体位，能配合者取半坐卧位或坐位，无法坐起者取仰卧位。为昏迷患者插管时，应先协助患者取去枕仰卧位，头向后仰。

(4)铺治疗巾于患者颌下，弯盘置于患者口角旁，备胶布。

(5)观察鼻腔，选择通畅一侧，并用棉签清洁鼻腔。

(6)戴手套，检查胃管是否通光滑、刻度是否清晰，注射器注入少量空气确认胃管是否通畅。

(7)测量胃管长度，做好标记。插入长度测量方法一般为前额发际至胸骨剑突处或鼻尖经耳垂到胸骨剑突处，一般成人插管长度为45~55 cm，小儿插入长度为眉间至剑突与脐中点的距离。

(8)用液状石蜡纱布润滑胃管前端，一手持纱布托住胃管，一手持镊子夹住胃管前端沿一侧鼻孔轻轻插入，清醒病人插入10~15 cm(咽喉部)时，指导其做吞咽动作，顺势将胃管向前推进至预定长度。如为昏迷患者，应取去枕仰卧位，头向后仰，当胃管插至15 cm时，托起患者头部，使下颌靠近胸骨柄，可增加咽喉通道的弧度，便于胃管顺利通过咽部以提高插管成功率，再缓缓插至预定长度(图7.3)。插管中若出现恶心、呕吐，可暂停插入，嘱患者深呼吸；若插入不畅时，检查口腔，判断胃管是否盘曲在口腔内，若在口腔内应回抽一段，再小心插入；若胃管误入气管，会出现发绀、呛咳或呼吸困难，应立即拔出胃管，待患者休息片刻后，重新插管。

(9)胃管插至预定长度后，应验证胃管是否在胃内，确认胃管在胃内的方法有三种：

①用注射器连接胃管末端回抽出胃液；②置听诊器于患者胃部，用注射器向胃内快速注入10 mL空气，能听到气过水声；③将胃管末端置于盛水的治疗碗内，无气泡逸出。

(10)确定胃管在胃内后，用胶布将胃管固定于鼻翼及同侧面颊部。

(11)在胃管末端接注射器抽出胃液，先注入少量温开水，再缓慢灌注流质饮食或药液，药片应研碎溶解后灌入；每次灌注量不超过200 mL，间隔时间大于2 h，每次灌注前应测量温度；灌注完毕后，再次注入少量温开水冲洗胃管，避免鼻饲液积存于管腔中变质，造成胃肠炎或堵塞管腔。

(12)将胃管末端反折，用纱布包好，橡皮圈系紧，用别针固定于大单、枕旁或患者衣领处，防止胃管脱落。

(13)协助患者清洁口鼻，脱手套，撤去治疗巾。整理床单位，嘱患者维持原卧位20~30 min，有助于防止食物反流和呕吐。清洗注射器，用纱布盖好放于治疗盘内备用。

(14)洗手、取口罩，记录鼻饲的时间，鼻饲液的种类、量及患者的反应等。

拔管(用于停止鼻饲或长期鼻饲需更换胃管时)：

(1)备齐用物至床旁，核对、解释，颌下铺治疗巾，弯盘置于患者颌下。

(2)夹紧胃管末端置于弯盘内，轻轻揭去固定的胶布。

(3)戴手套，用纱布包裹鼻孔处胃管，嘱患者深呼吸，在患者呼气时迅速拔出胃管，边拔管边用纱布擦拭胃管，至咽喉处迅速拔出，包住拔出的胃管置于弯盘内，撤出弯盘。

(4)清洁口鼻及面部，除去胶布痕迹，协助患者漱口，撤去治疗巾。

(5)协助患者采取舒适卧位，整理床单位，清理用物。

(6)洗手、取口罩，记录拔管时间及患者的反应等。

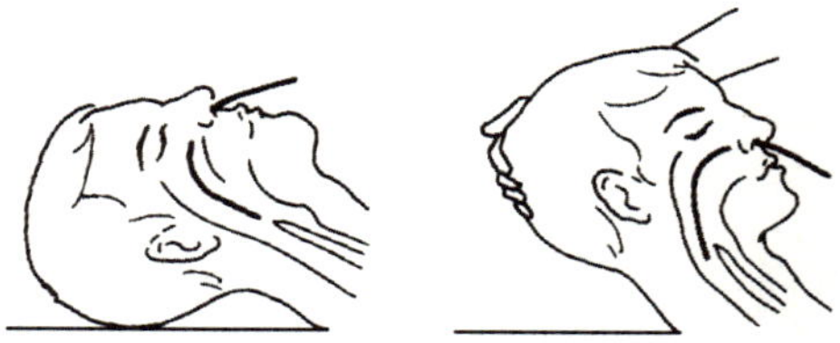

图 7.3　昏迷患者插管

2.注意事项

(1)插管时动作应轻稳,尤其是通过食管 3 个狭窄部位时,要注意轻慢,避免损伤食管黏膜。

(2)插管过程中,如患者出现呛咳、呼吸困难、发绀等,表明误入气管,应立即拔出胃管。

(3)每次注食前必须验证胃管在胃内且通畅,并检查有无胃潴留情况,如未发生胃潴留,则用少量温开水冲管后再喂食,鼻饲完毕后再次注入少量温开水,防止鼻饲液凝结。应避免灌入空气,以免引起腹胀。

(4)每次鼻饲量不超过 200 mL,温度为 38~40 ℃,间隔时间不少于 2 h。鼻饲者需用药物时,应先将药片研碎,溶解后再灌入。

(5)长期鼻饲者,应每天进行口腔护理,普通胃管每周更换一次,硅胶管每月更换一次,聚氨酯胃管放置时间可达两月。更换胃管时晚上拔出,次晨再由另一侧鼻腔插入。

【评价】

1.插管一次成功,固定牢固无脱出,鼻饲液温度、量、灌注速度恰当;无黏膜损伤、出血等并发症发生。

2.关心患者,患者感到满意;护患沟通有效,充分体现人文关怀。

3.拔管后患者无不适反应。

验证胃管在胃内的其他方法

项目7习题

(崔艳)

项目8
排尿观察及护理

【素质目标】

1.尊重和关心患者,主动了解患者的需求,耐心、细致,不怕脏。
2.有较强的职业责任感,严格遵守无菌操作原则和查对制度。
3.体贴患者,保护患者隐私,动作轻柔,确保患者安全。

▶▷ 知识目标

1.理解排尿的影响因素,膀胱冲洗的注意事项。
2.熟悉排尿的评估要点及其临床意义。
3.掌握排尿异常患者的护理要点,留置导尿术患者的护理要点。
4.掌握一次性导尿术、留置导尿术、膀胱冲洗的操作目的。
5.掌握一次性导尿术、留置导尿术的操作程序及注意事项。

▶▷ 能力目标

1.能指导患者养成良好的排尿习惯。
2.会判断患者排尿异常,并能为排尿异常者提供护理。
3.能正确评估患者病情及排尿需要。
4.能正确实施一次性导尿术、留置导尿术、膀胱冲洗。

排泄是机体将新陈代谢所产生的废物排出体外的生理过程,是人体的基本生理需要之一,也是维持生命的必要条件之一。人体排泄废物的途径有皮肤、呼吸道、消化道以及泌尿道,其中消化道和泌尿道是主要的排泄途径。许多因素会直接或间接地影响人体正常的排泄功能而使机体出现不同健康问题。护士应该掌握与排泄有关的护理知识和技术,指导或协助患者维持正常的排泄功能,使之获得最佳的健康和舒适状态。

排尿是人体的基本生理需要之一,机体可以通过排尿将代谢的终末产物、过剩盐类、有毒有害物质和药物排出体外,同时调节水、电解质及酸碱平衡,维持内环境的相对稳定。

任务 8.1 尿液观察及排尿异常护理

课件8.1
尿液观察及排尿异常护理

案例情景

李某,男,65岁,因无法自行排尿4 h入院。患者极度紧张,焦躁不安,频繁呻吟。主诉有强烈尿意,但无法排出,下腹部胀痛难忍。体格检查可见耻骨上膨隆,扪及囊性包块,叩诊呈实音,压痛明显。

请思考:①该患者出现了哪种类型的排尿异常?②应为该患者采取哪些护理措施?

一、尿液的观察

(一)影响排尿的因素

正常情况下,排尿受意识控制,无痛苦,无障碍,但下列因素可影响排尿的进行。

1.心理因素　心理因素对正常排尿影响很大,压力会影响会阴部肌肉和膀胱括约肌的放松和收缩,如个体处在过度的焦虑和紧张状态,有时会促使排尿出现尿频、尿急,有时会抑制排尿出现尿潴留。排尿还受暗示的影响,任何听觉、视觉或其他身体感觉的刺激均可诱发排尿,如有的人听见流水声就会产生尿意。

2.个人习惯　长期的生活习惯使个体形成各自的排尿习惯,当排尿的姿势改变、时间不够充裕或环境不适宜均会影响排尿活动的完成。

3.液体和饮食的摄入　肾脏具有维持体液平衡的功能,如果其他影响体液的因素不变,液体的摄入量将直接影响尿量和排尿的频率,液体摄入多,尿量就多。摄入液体的种类也影响排尿,如咖啡、茶、酒类饮料,有利尿作用。某些食物的摄入也会影响排尿,如含水量多的水果、蔬菜等可增加液体摄入量,使尿量增多;进食含盐较高的饮料或食物则会造成水钠潴留,使尿量减少。

4.气候变化　夏季炎热,身体出汗量大,体内水分减少,血浆晶体渗透压升高,可引起抗利尿激素分泌增多,促进肾脏的重吸收,导致尿液浓缩和尿量减少;冬季寒冷,外周血管收缩,循环血量增加,体内水分相对增多,反射性地抑制抗利尿激素的分泌,使尿量增加。

5.治疗及检查　外科手术、外伤均可导致失血、失液,若补液不足,则机体处于脱水状态,尿量减少;手术中使用麻醉药物可干扰排尿反射,改变患者的排尿形态,导致尿潴留;当输尿管、膀胱、尿道肌肉损伤失去正常功能,不能控制排尿时,会发生尿潴留或尿失禁;某些诊断性检查前要求患者禁食禁水,体液减少会导致尿量发生变化;有些检查,如膀胱镜检查,可能造成尿道损伤、水肿与不适,导致排尿形态改变;某些药物直接影响排尿,如利尿剂增加尿量,止痛剂、镇静剂影响神经传导干扰排尿。

6.疾病　神经系统的损伤和病变会导致排尿反射的神经传导和排尿的意识控制障碍,出现尿失禁;肾脏的病变造成尿液的生成障碍,出现少尿或无尿;泌尿系统的肿瘤、结石或狭窄可导致排尿障碍,出现尿潴留。老年男性前列腺肥大压迫尿道,可出现排尿困难。

7.其他因素　女性在妊娠早期,可因子宫增大压迫膀胱致使排尿次数增多;在月经周期中排尿形态也有改变,行经前,大多数妇女有体液潴留、尿量减少的现象,行经开始,尿量增加。婴儿大脑发育不完善,其排尿由反射作用产生,不受意识控制,2~3 岁后才能自我控制。老年人因膀胱的肌肉张力减弱,出现尿频。

(二)尿液的评估

1.排尿次数　一般成人白天排尿 3~5 次,夜间 0~1 次。

2.尿量　尿量是反应肾脏功能的重要指标之一。正常情况下每次尿量 200~400 mL,24 h的尿量为 1 000~2 000 mL,平均为 1 500 mL。尿量与排尿次数受多方面因素的影响。

(1)多尿　是指 24 h 尿量超过 2 500 mL。正常情况下饮用大量液体、妊娠可出现多尿;病理情况下常由内分泌代谢障碍或肾小管浓缩功能不全引起,见于糖尿病、尿崩症、急性肾功能不全(多尿期)等患者。

(2)少尿　是指 24 h 尿量少于 400 mL 或每小时尿量少于 17 mL。发热、液体摄入过少、休克等使患者体内血液循环不足可致少尿;某些疾病如心脏、肾脏、肝脏功能衰竭也可发生少尿。

(3)无尿或尿闭　是指 24 h 尿量少于 100 mL 或 12 h 内完全无尿。见于严重休克、急性肾衰竭、药物中毒等。

3.颜色　正常新鲜尿液呈淡黄色或深黄色,是由尿胆原和尿色素所致。当尿液浓缩时,可见尿液量少色深。尿的颜色还受某些食物、药物的影响,如进食大量胡萝卜或服用核黄素,尿液呈深黄色。在病理情况下,尿液的颜色有以下变化:

(1)血尿　血尿颜色的深浅与尿液中所含红细胞量的多少有关,尿液中含红细胞量多时呈洗肉水色。见于急性肾小球肾炎、输尿管结石、泌尿系统肿瘤、结核及感染。

(2)血红蛋白尿　各种原因导致大量红细胞在血管内破坏,血红蛋白经肾脏排出形成血红蛋白尿,呈浓红茶色、酱油色。见于血型不合所致的溶血、恶性疟疾和阵发性睡眠性血红蛋白尿。

(3)胆红素尿　尿液呈深黄色或黄褐色,震荡尿液后泡沫也呈黄色。见于阻塞性黄疸和肝细胞性黄疸。

(4)乳糜尿　尿液中含淋巴液,排出的尿液呈乳白色。见于丝虫病。

4.透明度　正常新鲜尿液清澈透明,放置后可呈现微量絮状沉淀物,系黏蛋白、核蛋白、盐类及上皮细胞凝结而成。蛋白尿不影响尿液的透明度,但震荡时可产生较多且不易消失的泡沫。新鲜尿液发生混浊有以下原因:

(1)尿液含有大量尿盐时,尿液冷却后混浊,但加热、加酸或加碱后,尿盐溶解,尿液即可澄清。

(2)尿液中含有大量脓细胞、红细胞、上皮细胞,细菌或炎性渗出物时,排出的新鲜尿液呈白色絮状混浊,此种尿液在加热、加酸或加碱后,其浊度不变,见于泌尿系统感染。

5.酸碱反应　正常人尿液呈弱酸性,一般尿液 pH 值为 4.5~7.5,平均为 6。饮食的种类可影响尿液的酸碱度,如进食大量蔬菜时,尿液可呈碱性;进食大量肉类时,尿液可呈酸性。酸中毒患者的尿液可呈强酸性;严重呕吐患者的尿液可呈强碱性。

6.比重　成人在正常情况下,尿比重在 1.015~1.025 波动,一般尿比重与尿量成反比。尿比重的高低主要取决于肾脏的浓缩功能,若尿比重经常固定在 1.010 左右,提示肾功能严重障碍。

7.气味　正常尿液气味来自尿内的挥发性酸。尿液久置后,因尿素分解产生氨,故有氨臭味。若新鲜尿液有氨臭味,疑有泌尿道感染;糖尿病酮症酸中毒时,因尿液中含丙酮,故有烂苹果气味;尿液带有粪臭味,考虑是膀胱直肠瘘。

8.其他　膀胱刺激征主要表现为尿频、尿急、尿痛,产生的主要原因是膀胱及尿道感染或机械性刺激。有膀胱刺激征时常伴有血尿。

(1)尿频 是指单位时间内排尿次数增多,主要由膀胱炎症或机械刺激引起。

(2)尿急 是指患者突然有强烈尿意,不能控制需立即排尿,主要是由膀胱三角或后尿道的刺激,造成排尿反射活动特别强烈,常与尿频同时发生。

(3)尿痛 是指排尿时膀胱区及尿道产生疼痛,可以发生在排尿初、中、末或排尿后,疼痛呈烧灼感,与膀胱、尿道或前列腺感染有关。

二、维持正常排尿的功能

(一)液体摄入

正常人平均每日液体需要量为1 200~1 500 mL,如患者发热、大汗等,则需要增加液体摄入量。对活动受限的患者应鼓励每日摄入2 000~3 000 mL液体,以稀释尿液,防止形成结石和发生泌尿系统感染,同时鼓励患者进食含水分多的食物。

(二)运动

教会患者做会阴肌肉运动,以增强会阴部肌肉的肌力。方法为收缩会阴部肌肉,像憋尿一样,持续数秒钟,两次收缩之间,则像排尿时一样放松。每天数次,以不疲劳为宜。

(三)维持正常的排尿习惯

遵从患者原有的排尿习惯,如排尿时间、姿势。

(四)自我放松和隐蔽性

自我放松对排尿非常重要,而提供一个隐蔽的环境有助于自我放松。切勿强迫患者排尿,患者并不一定能够在要求的时间内排尿。

(五)姿势

女性多采用蹲姿或坐姿排尿,男性常是站姿。若病情允许,应尽量协助女性采取坐姿、男性采取站姿排尿。同时,鼓励患者身体前屈,如果病情允许,可用手按压腹部,以增加腹内压。

(六)诱导排尿

排尿是一种条件反射,利用暗示或刺激等方法可以有效地促进患者排尿,如轻轻揉搓患者大腿内侧、使之听流水声、用温水冲洗会阴部或采用温水坐浴等措施均是较好的方法。

三、排尿异常的护理

(一)尿潴留

尿潴留是指尿液大量存留在膀胱内而不能自主排出。当尿潴留时,膀胱容积可增至3 000~4 000 mL,膀胱高度膨胀可至脐部。患者主诉下腹胀痛,排尿困难。体检可见耻骨上膨隆,扪及囊性包块,叩诊呈实音,有压痛。

1.分类及原因

(1)机械性梗阻 膀胱颈部或尿道有梗阻性病变,如前列腺肥大或肿瘤压迫尿道,造成排尿受阻。

(2)动力性梗阻 由排尿功能障碍引起,而膀胱、尿道并无器质性梗阻病变,如外伤、疾病或使用麻醉剂所致脊髓初级排尿中枢活动障碍或抑制,不能形成排尿反射。

(3)其他 各种原因引起的不能用力排尿或不习惯卧床排尿,包括某些心理因素,如焦虑、窘迫使排尿不能及时进行。尿液存留过多，膀胱过度充盈，致使膀胱收缩无力，造成尿潴留。

2.护理措施

(1)心理护理　安慰患者，消除其焦虑和紧张情绪。

(2)提供隐蔽的排尿环境　关闭门窗，屏风遮挡，请无关人员回避。适当调整治疗和护理时间，使患者安心排尿。

(3)调整体位和姿势　酌情协助卧床患者取适当卧位，如协助卧床患者略抬高上身或坐起，尽可能使患者以习惯姿势排尿。对需绝对卧床休息或某些手术的患者，应事先有计划地训练床上排尿，以免因不适应排尿姿势的改变而导致尿潴留。

(4)诱导排尿　利用某些条件反射如听流水声或用温水冲洗会阴等诱导排尿。

(5)热敷、按摩　可放松肌肉，促进排尿。如果病情允许，可用手掌自膀胱底部向尿道方向推移按压，逐渐加力，协助排尿。切记不可强力按压，以防膀胱破裂。

(6)针灸法　可采用针刺中极、曲骨、三阴交穴或艾灸关元、中极穴等方法刺激排尿。

(7)药物治疗　必要时根据医嘱肌内注射卡巴胆碱等，兴奋膀胱平滑肌，解除尿潴留。

(8)导尿术　经上述处理仍不能解除尿潴留，可根据医嘱采用导尿术。

(二)尿失禁

尿失禁是指排尿失去意识控制或不受意识控制，尿液不自主地流出。尿失禁可分为：

1.真性尿失禁　膀胱完全不能储存尿液，稍有存尿，便会不由自主流出，膀胱处于空虚状态。

原因：脊髓初级排尿中枢与大脑皮质之间联系受损，如昏迷、截瘫。因排尿反射活动失去大脑皮质的控制，膀胱逼尿肌出现无抑制性收缩，还见于因手术、分娩所致的膀胱括约肌损伤或支配括约肌的神经损伤、病变所致膀胱括约肌功能不良。另外，膀胱与阴道之间有瘘管或先天性尿路畸形均可导致尿失禁。

2.假性尿失禁　膀胱内储存部分尿液，当膀胱充盈达到一定压力时，即可不自主溢出少量尿液。当膀胱内压力降低时，排尿立即停止，但膀胱仍呈胀满状态而不能排空。

原因：脊髓初级排尿中枢活动受抑制，膀胱充满尿液，内压增高迫使少量尿液流出；创伤感染、肿瘤所致的神经性排尿功能障碍，以及膀胱以下的尿路梗阻如前列腺增生、膀胱颈梗阻及尿路狭窄等所致。

3.压力性尿失禁　即当咳嗽、打喷嚏或运动时腹肌收缩，腹内压升高，以致不自主地有少量尿液排出。

原因：膀胱括约肌张力降低，骨盆底部肌肉及韧带松弛。多见于中老年女性、多次分娩者、肥胖者。

4.护理措施

(1)心理护理　无论何种原因引起的尿失禁，都会给患者造成很大的心理压力，如精神苦闷、忧郁、丧失自尊等。尿失禁给患者的生活带来许多不便，他们期望得到他人的帮助和理解。医护人员应尊重理解患者，给予安慰、开导和鼓励，使其树立恢复健康的信心，积极配合治疗和护理。

(2)皮肤护理　保持皮肤清洁干燥，床上铺橡胶中单和布中单，也可使用尿垫或一次性纸尿裤。经常用温水清洗会阴部皮肤，勤换衣裤、床单、尿垫等，减少异味。根据皮肤情况，定时按摩受压部位，防止压疮发生。

(3)外部引流　必要时应用接尿装置引流尿液。女患者可用女式尿壶紧贴外阴部接取尿液，男患者可用尿壶接尿，也可用阴茎套连接集尿袋，接取尿液，但此法不宜长时间使用，每天要定时取下阴茎套和尿壶，清洗会阴部和阴茎，保持局部清洁干燥。

(4)重建正常的排尿功能

①如病情允许,指导患者每日白天摄入液体2 000~3 000 mL,多饮水可以促进排尿反应,还可预防泌尿系统感染。但入睡前要限制饮水,减少夜间尿量,以免影响患者休息。

②定时使用便器,建立规律的排尿习惯,开始时白天每1~2 h使用便器一次,夜间每4 h使用便器一次,以后间隔时间逐渐延长,以促进排尿功能的恢复。使用便器时,用手按摩膀胱,以促进排尿,注意力度要合适。

③指导患者进行骨盆底部肌肉的锻炼,以增强控制排尿的能力。方法是患者取立、坐或卧位,试做排尿(排便)动作,先慢慢收紧盆底肌肉,再缓缓放松,每次10 s左右,连续10次,每日进行数次,以不觉疲乏为宜。

(5)留置导尿术　对长期尿失禁的患者,可进行留置导尿,避免尿液浸渍皮肤,发生皮肤破溃。定时夹放引流管排放尿液,锻炼膀胱壁肌肉张力,重建膀胱储尿功能。

(闫梦凡)

任务8.2　与排尿有关的护理技术

课件8.2 与排尿有关的护理技术

一次性导尿术

一、一次性导尿术

导尿术是指在严格无菌操作下,将导尿管经尿道插入膀胱引流尿液的方法。

导尿容易引起医源性感染,在导尿过程中若操作不当极易造成膀胱、尿道黏膜的损伤,使用的导尿物品被污染等均可导致细菌侵入,引起泌尿系统感染。为患者导尿时必须严格执行无菌操作原则。

【目的】

1.为尿潴留患者引流出尿液,减轻痛苦。

2.协助临床诊断,如留取未受污染的尿标本作细菌培养;测量膀胱容量、压力及检查残余尿液;进行尿道或膀胱造影等。

3.为膀胱肿瘤患者行膀胱化疗。

【评估】

1.患者的年龄、病情、临床诊断、导尿目的。

2.患者意识状态、生命体征、心理反应、自理能力及合作程度。

3.患者的卧位、膀胱充盈度、会阴部皮肤黏膜情况及清洁度。

4.周围环境是否适合导尿。

【计划】

1.护理目标

(1)为患者排出尿液,减轻身心痛苦。

(2)患者未因导尿而发生泌尿系统感染。

2.用物准备

(1)治疗车上层。①无菌导尿包:治疗碗或弯盘、导尿管、小药杯(内盛消毒棉球)、血管钳、石蜡油棉球瓶、有盖标本瓶、洞巾、纱布数块。②外阴初步消毒用物:治疗碗(内盛消毒棉球、血管钳或镊子)、弯盘、一次性手套。男性患者另备纱布罐。③一次性导尿包:生产厂商直接准备的已消毒灭菌的导尿用物,包括初步消毒、再次消毒和导尿用物。④其他:无菌持物钳和容器一套、无菌手套、消毒溶液、一次性垫巾或小橡胶单和治疗巾、手消毒液、浴巾。按需要准备屏风、保暖用物。

(2)治疗车下层:便盆及便盆巾、生活垃圾桶、医用垃圾桶。

【操作过程】

1.女性患者导尿术

(1)核对医嘱。核对患者床号、姓名、手腕带,向患者解释,评估患者,酌情关门窗,根据季节调节室温,必要时用屏风遮挡,嘱患者清洁外阴,不能自理者协助其清洗。

(2)洗手,戴口罩,备齐用物携至患者床旁,再次核对。移床旁椅至操作同侧的床尾,将便盆放在床尾椅上,打开便盆巾。松开床尾盖被,帮助患者取仰卧位,脱去对侧裤腿盖于近侧腿上,并盖浴巾保暖,对侧腿用盖被遮盖。协助患者两腿屈膝外展,露出外阴,铺一次性垫巾或小橡胶单和治疗巾于患者臀下。

(3)弯盘置于外阴旁,治疗碗放置于弯盘后。一手戴手套,一手持血管钳夹消毒液棉球初步消毒阴阜和大阴唇,再以戴手套的手分开大阴唇,消毒小阴唇和尿道口,顺序由外向内,自上而下,每个棉球只用一次,污棉球置弯盘内,消毒完毕,脱下手套置弯盘内,移碗及弯盘至床尾处。

(4)将导尿包置于患者两腿之间,按无菌技术操作打开内层包布,用无菌持物钳取小药杯,取消毒棉球放于小药杯内。戴无菌手套,铺洞巾,使洞巾和导尿包内层包布形成一连续无菌区。

(5)按操作顺序排列好用物,用石蜡油棉球润滑导尿管前段,一手拇指、示指分开并固定小阴唇,一手持血管钳夹消毒液棉球,自上而下,由内向外分别消毒尿道口、小阴唇,再次消毒尿道口,每个棉球只用一次。污棉球、小药杯及消毒用的血管钳置于床尾弯盘内。

(6)继续固定小阴唇,另一手将无菌弯盘移至洞巾口旁,嘱患者深呼吸,用另一手持血管钳夹导尿管对准尿道口轻轻插入尿道 4~6 cm,见尿液流出后再插入 1~2 cm。松开固定小阴唇的手固定导尿管,使尿液流入弯盘内(图 8.1)。

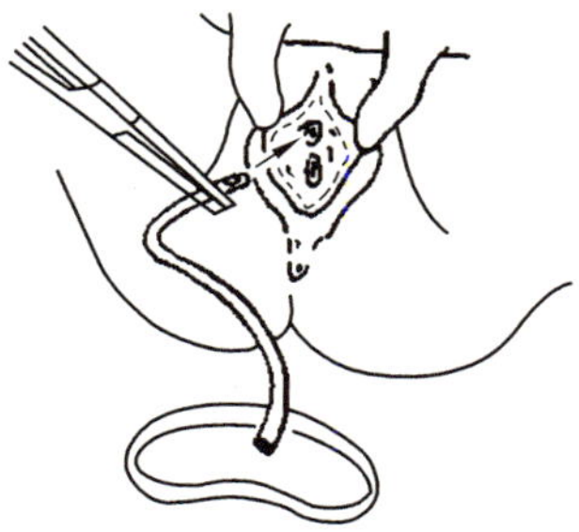
(a)

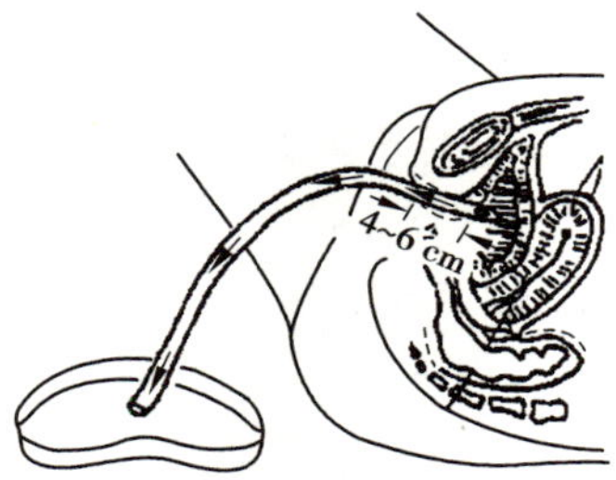

(b)

图 8.1 女性患者导尿术

(7)当弯盘内盛 2/3 满尿液时,用血管钳夹住导尿管末端,将尿液倒入便盆内。打开导尿管继续放尿,注意观察患者的反应及询问其感觉。若需作尿培养,用无菌尿标本瓶接取中段尿液 5 mL,盖好瓶盖,放于合适处。

(8)导尿毕,夹住导尿管末端,轻轻拔出导尿管,撤下洞巾,擦净外阴,脱去手套置于弯盘内,撤去患者臀下的一次性垫巾或小橡胶单和治疗巾,置于治疗车的下层。协助患者穿好裤子,整理床单位,撤去屏风。

(9)清理用物,测量尿量,将尿标本贴标签后送检。

(10)洗手,记录。

2.男性患者导尿术

(1)—(2)同女性患者导尿术。

(3)操作者一手戴手套,一手持血管钳夹消毒液棉球依次擦洗阴阜、阴茎背侧、阴茎腹侧、阴囊。戴手套的手用无菌纱布裹住患者阴茎,将包皮向后推,露出尿道外口,自尿道口向外向后旋转擦拭消毒尿道口、龟头及冠状沟数次。污棉球、纱布置弯盘内,消毒完毕,脱下手套置弯盘内,移弯盘至床尾处。

(4)将导尿包置于患者两腿之间,按无菌技术操作打开内层包布,用无菌持物钳取小药杯,取消毒棉球放于小药杯内。戴无菌手套,铺洞巾。

(5)按操作顺序排列好用物,用石蜡油棉球润滑导尿管前段,一手用无菌纱布裹住患者阴茎将包皮向后推,暴露出尿道口。另一手持血管钳夹消毒液棉球再次消毒尿道口、龟头及冠状沟。污棉球、纱布、小药杯、血管钳置于床尾弯盘内。

(6)一手用无菌纱布固定阴茎并提起,使之与腹壁成60°,另一手将无菌弯盘置于洞巾口旁,嘱患者深呼吸,用另一血管钳夹持导尿管前端,对准尿道口轻轻插入尿道20~22 cm,见尿液流出后,再插入1~2 cm(图8.2),将尿液引流入弯盘内。

(7)其余步骤同女性患者导尿术。

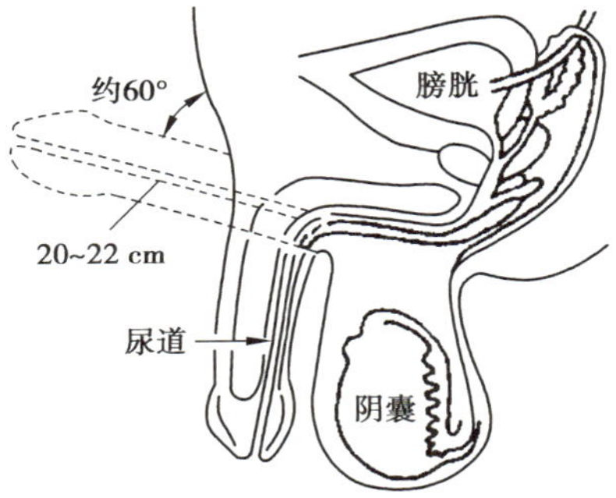

图8.2　男性患者导尿时阴茎和腹壁成60°

【注意事项】

1.导尿过程中,严格执行无菌操作原则及查对制度,防止医源性感染。

2.操作过程中注意保暖和保护患者隐私。

3.选择型号适宜的导尿管,插管拔管时,动作轻、慢、稳,防止损伤患者的尿道黏膜。

4.为女性患者尤其是老年女性导尿时,插管时要仔细观察、辨认,如导尿管误插入阴道,应更换无菌导尿管重新插入。如导尿管滑出或疑有污染不能再向内插,防止发生泌尿系统感染。

5.男性患者导尿初步消毒,自阴茎根部向尿道口擦拭,包皮和冠状沟易藏污垢,应注意彻底消毒,预防感染。每个棉球只用一次,确保消毒部位不被污染。男性尿道有两个弯曲,导尿时阴茎上提,使耻骨前弯消失,便于插管。男性尿道有3个狭窄,插管时略有阻力,在插管过程中受阻时,稍停片刻,请患者深呼吸,减轻尿道括约肌的紧张,再缓缓插入导尿管,切忌用力过快过猛而损伤尿道黏膜。

6.若患者膀胱高度膨胀且极度虚弱,第一次放尿不得超过1 000 mL。大量放尿,可使腹内压突然降低,血液大量滞留在腹腔血管内,导致血压下降而虚脱;膀胱内压力突然降低,可致膀胱黏膜急剧充血,发生血尿。

【评价】

1.护士用物齐备,操作方法正确,步骤熟练。

2.护士有较强的无菌观念,操作过程符合无菌操作要求。

3.护患沟通有效,注意保护患者隐私,患者能主动配合,接受指导。

4.患者痛苦减轻或消失,感觉舒适、安全。

二、留置导尿管术

留置导尿术

留置导尿管术是指在导尿后,将导尿管保留在膀胱内引流尿液的方法。

【目的】

1.抢救危重、休克患者时正确记录每小时尿量,测量尿比重,以密切观察患者的病情变化。

2.为盆腔手术排空膀胱,使膀胱持续保持空虚,避免术中误伤。

3.某些泌尿系统疾病术后留置导尿管,便于引流和冲洗,并减轻手术切口的张力,利于伤口愈合。

4.为尿失禁或会阴部有伤口的患者引流尿液,保持会阴部的清洁干燥。

5.为尿失禁的患者行膀胱功能训练。

【评估】

1.患者的病情、临床诊断、治疗情况和生命体征。

2.患者的自理能力、意识状态、心理状况、认识及合作程度。

3.患者膀胱充盈度及会阴部皮肤情况。

4.周围环境是否适合进行留置导尿操作。

【计划】

1.护理目标

(1)患者明确留置导尿的目的并能主动配合。

(2)患者未因留置导尿管而发生泌尿系统感染等并发症。

(3)引流管持续通畅。

2.用物准备

(1)插导尿管　同导尿术用物,另备无菌气囊导尿管、无菌集尿袋、10 mL 或 20 mL 无菌注射器、无菌生理盐水、安全别针、橡皮圈,必要时备屏风遮挡患者。

(2)拔导尿管　10 mL 无菌注射器、清洁手套、纱布、弯盘、纸巾。

【操作过程】

1.插导尿管

(1)清洗外阴,同导尿法插入导尿管,见尿液流出后再插入 7~10 cm。

(2)排尿后,夹住导尿管尾端,固定导尿管。根据导尿管上注明的气囊容积,用无菌注射器向气囊内注入无菌生理盐水。若患者感觉疼痛或不适,应抽出气体或无菌生理盐水将导管稍向前推进,再行充气或注入无菌生理盐水。轻拉导管有阻力感,即证实导尿管已固定于膀胱内(图 8.3)。

(3)移开洞巾,将导尿管尾端与集尿袋的引流管接头处连接,脱去手套。用橡胶圈、安全别针将集尿袋的引流管固定在床单上,将集尿袋放置于低于膀胱高度的位置固定,开放导尿管。

(4)协助患者穿好裤子,取舒适的卧位,整理床单位,清理用物。

(5)洗手,记录。

2.拔导尿管

(1)洗手,戴口罩,备齐用物携至患者床边。

(2)向患者解释,必要时用屏风遮挡。

(3)协助患者脱下裤子。

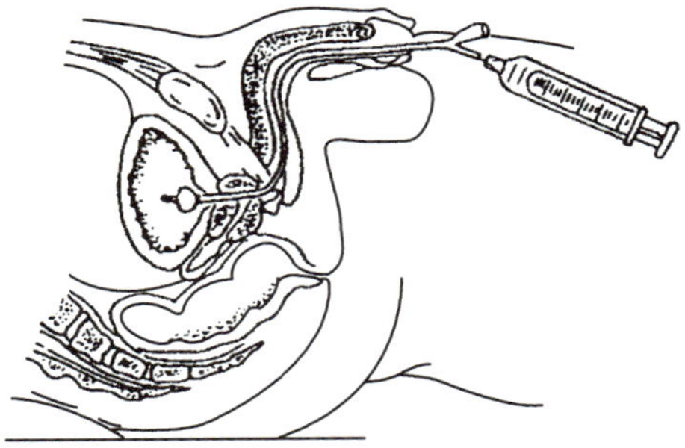

图 8.3　气囊导尿管留置法

(4)戴上清洁手套。

(5)用注射器将导尿管气囊内的水或气体抽出。

(6)嘱患者深呼吸。

(7)用纱布缓慢将尿管拔出放入弯盘内。

(8)以纸巾清洁尿道口,脱去手套。

(9)协助患者穿上裤子,整理床单位。

(10)清理用物,洗手,记录。

【注意事项】

1.同导尿术。

2.保持引流通畅,避免导尿管受压、扭曲、堵塞等导致泌尿系统的感染。

3.气囊导尿管固定时要注意膨胀的气囊不能卡在尿道内口,以免气囊压迫膀胱壁,造成黏膜的损伤。

4.患者离床活动时,应用胶布将导尿管远端妥善固定在大腿上,以防导尿管脱出,集尿袋不得超过膀胱高度并避免挤压,防止尿液反流,导致感染的发生。

三、留置导尿管患者的护理

1.防止泌尿系统逆行感染的措施:

(1)每日定时更换集尿袋,及时排空集尿袋,并记录尿量。

(2)每周更换导尿管 1 次,硅胶导尿管可酌情延长更换周期。

(3)保持尿道口清洁。女患者用消毒液棉球擦拭外阴及尿道口;男患者用消毒液棉球擦拭尿道口、龟头及包皮,每天 1~2 次。

2.鼓励患者多饮水,达到自然冲洗尿路的目的。

3.训练膀胱反射功能,可采用间歇性夹管方式。夹闭导尿管,每 3~4 h 开放 1 次,使膀胱定时充盈和排空,促进膀胱功能的恢复。

4.注意倾听患者主诉并观察尿液情况,发现尿液混浊、沉淀或有结晶时,应及时处理,每周尿常规检查 1 次。

【评价】

1.患者留置导尿管期间,导尿管固定良好,尿液引流通畅,未发生泌尿系统感染,局部皮肤清洁、干燥。拔管后患者能自行排尿,无不适感。

2.护士操作正确、熟练,有较强的无菌观念,达到留置导尿术的目的。

3.护患沟通有效,患者及家属理解留置导尿管的目的,能配合操作。

4.操作中注意关心、保护患者,能正确进行健康教育。

四、膀胱冲洗

膀胱冲洗是指用导尿管将溶液灌入膀胱内,再利用虹吸原理将灌入的液体引流出来的方法。

【目的】

1.保持留置导尿管患者尿液引流通畅。

2.清除膀胱的血凝块、黏液、细菌等异物,预防感染。

3.治疗某些膀胱疾病,如膀胱炎、膀胱肿瘤。

4.泌尿外科的术前准备和术后护理。

【评估】

1.患者的病情、临床诊断、膀胱冲洗的目的。

2.患者意识状态、生命体征、自理能力。

3.患者心理状态、对膀胱冲洗的理解合作程度。

4.患者的尿液性质及尿液引流情况。

【计划】

1.护理目标

(1)患者尿管引流通畅,症状减轻或消失。

(2)患者能理解膀胱冲洗的意义并能主动配合。

2.用物准备

(1)治疗车上层:无菌治疗盘内备治疗碗、无菌棉签、消毒液、无菌膀胱冲洗装置一套、血管钳、按医嘱准备的冲洗液、无菌治疗盘、手消毒液。

(2)治疗车下层:便盆及便盆巾、生活垃圾桶、医用垃圾桶。

(3)常用冲洗溶液:生理盐水、0.02%呋喃西林溶液、3%硼酸溶液、0.1%新霉素溶液。溶液的温度为38~40 ℃。若为前列腺肥大摘除术后患者,用4 ℃左右的生理盐水冲洗。

(4)其他:按需要准备输液架、输液瓶套、屏风、保暖用物。

【操作过程】

1.核对医嘱,核对并评估患者。

2.洗手,戴口罩,备齐用物携至患者床边。核对患者床号、姓名、手腕带,向患者解释操作目的和过程。

3.按导尿术插好导尿管,按留置导尿管术固定导尿管并排空膀胱,选择冲洗方式冲洗膀胱。

4.按无菌要求备齐无菌冲洗溶液,常规消毒瓶塞,打开膀胱冲洗装置,将冲洗导管针头插入瓶塞,将冲洗瓶倒挂于输液架上,排气后关闭导管。

5.分开导尿管与集尿袋引流管接头处,分别消毒导尿管口和引流管接头,将导尿管口和引流管接头分别与Y形管的两个分管连接,Y形管的主管连接冲洗导管。

6.夹闭引流管,开放冲洗管,使溶液滴入膀胱,调节滴速(滴速一般为60~80滴/min)。待患者有尿意或滴入溶液200~300 mL后,夹闭冲洗管,放开引流管,将冲洗液全部引流出来后再夹闭引流管(图8.4)。

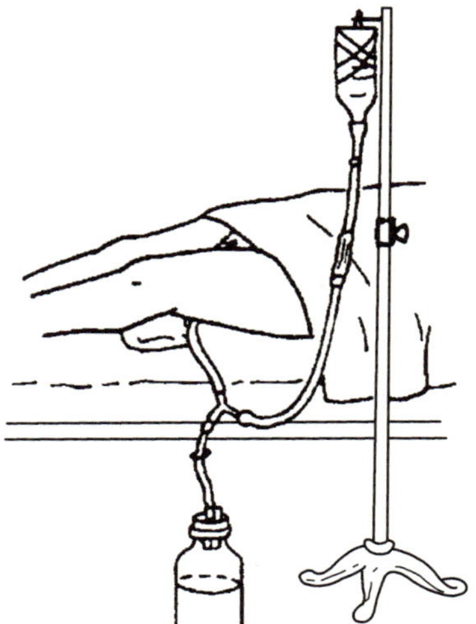

图8.4 膀胱冲洗

7.根据需要如此反复冲洗。在冲洗过程中经常询问患者感受，注意观察患者反应及引流液性状。

8.冲洗完毕，取下冲洗管，消毒导尿管口和引流管接头并连接，清洁外阴，固定好导尿管。

9.协助患者取舒适卧位，整理床单位，清理物品。

10.洗手，记录冲洗液名称、冲洗量、引流量、引流液性质、冲洗过程中患者的反应等。

【注意事项】

1.严格执行无菌技术操作。

2.避免用力回抽造成黏膜损伤。冲洗速度不可过快，一般为 60~80 滴/min。压力不宜过大，冲洗瓶内液面距离床面约 60 cm。

3.冲洗时嘱患者深呼吸，尽量放松，以减少疼痛。若患者出现腹痛、腹胀、膀胱剧烈收缩等情形，应暂停冲洗。若引流的液体量少于灌入的液体量，应考虑是否有血块或脓液阻塞，可增加冲洗次数或更换导尿管。

4.如冲洗后患者出现出血较多或血压下降应停止冲洗，并报告医生给予处理。

5.引流时，Y 形管应低于耻骨联合，以利于引流，连续冲洗时冲洗管与引流管 24 h 更换一次。

6.如滴入治疗用药，须在膀胱内保留 30 min 后再引流出体外。

【评价】

1.患者症状减轻或消失，无异常情况发生。

2.护士操作正确熟练，引流通畅，无菌观念较强，操作中未污染。

3.冲洗过程中密切观察病情变化，患者隐私得到保护。

4.护患沟通有效，患者及家属理解膀胱冲洗的意义，积极配合。

前列腺增生症患者导尿方法

五、无痛拔管法

1.方法：拔管前先夹紧导尿管，嘱患者大量饮水，对饮水困难患者可给予静脉输液或呋喃西林液膀胱内滴入，待膀胱充盈（450~550 mL）后，用 0.5%碘伏消毒尿道口及会阴部，再用注射器将气囊中的液体抽净，为患者放置好便器嘱自行排尿，尿管可随大量尿液排出体外。在膀胱充盈时拔管，此时膀胱内压显著上升，从而使膀胱逼尿肌强有力地收缩，于是将尿液和尿管一起排出体外。

2.优点：患者普遍认为无任何不适和疼痛感。说明待膀胱充盈时拔管是最佳时机，有利于患者自行排尿功能的恢复，减少尿管的复插率，有效预防拔管后排尿困难及尿潴留的发生，对预防医院泌尿系统感染有积极意义。

（闫梦凡）

项目8习题

项目9

排便观察及排便异常的护理

【素质目标】

1.尊重和关心患者,注意保护患者隐私。

2.态度认真,动作轻柔,不怕脏,不怕累,有较强的职业责任感。

3.有较强的沟通能力及团队协作精神。

▶▷ 知识目标

1.了解大便观察的主要内容。
2.熟悉便秘、腹泻、排便失禁、肛管排气、粪便嵌塞、灌肠法的概念。
3.熟悉影响排便的因素。
4.熟悉导致排便失常的原因及症状和体征。
5.掌握大量不保留灌肠和保留灌肠的操作技术及注意事项。
6.掌握对排便异常患者的护理措施。
7.掌握对排便异常患者进行健康教育的内容。

▶▷ 能力目标

1.能正确评估患者的排便活动,并能对排便活动异常的患者进行护理。
2.能正确实施灌肠术。

食物经过胃和小肠的消化吸收,剩余残渣除一部分水分被大肠吸收之外,其余经腐败菌作用后形成粪便,通过肠蠕动进入直肠。排便活动受大脑皮层的控制,意识可以促进或抑制排便。通过对粪便的性质与形状的观察可以评估整个消化系统的功能状态。护士应能够对患者的排便活动及粪便进行观察,及早发现和鉴别消化道疾患,为诊断、治疗提供依据,并能正确制订有效的护理措施,协助患者维持正常的排便功能。

任务 9.1 大便观察及排便异常护理

案例情景

汪某，女，63 岁，退休后在家独居，少运动，平时喜好精制、腌制食品，半年来粪便干硬，伴腹痛、腹胀、乏力、食欲不佳和舌苔变厚。触诊时腹部较硬实且紧张，可触及包块。

请思考：①患者发生了什么情况？②护士应采取哪些护理措施？

一、大便的观察

(一)正常粪便

1.次数与量 一般成人每日排便 1~2 次，平均每次量为 100~300 g，排便量的多少根据食物摄入量及种类、液体摄入量、排便次数和消化器官的功能状况而不同。进食粗粮、大量水果蔬菜，粪便量大；进食细粮及肉食为主，粪便细腻而量少。

2.形状与颜色 正常粪便柔软成形，黄褐色。粪便的颜色与进食的食物类型有关，如摄入含叶绿素丰富的食物时，粪便可能呈暗绿色；摄入血制品、肝类食物，粪便可能呈酱色。

3.气味和混合物 粪便的气味是由蛋白质食物被细菌分解发酵而产生的，与摄入食物的种类有关。摄入蛋白质、肉类较多者，粪便的臭味重；素食者，臭味轻。粪便中含有少量黏液，有时可伴有未消化的食物残渣。

(二)异常的粪便

1.次数 成人排便每日超过 3 次或每周少于 3 次，应视为排便异常，如腹泻、便秘。

2.形状 粪便呈糊状或水样，见于消化不良或急性肠炎；粪便干结、坚硬，呈栗子样，见于便秘；粪便呈扁条形或带状，见于直肠、肛门狭窄或肠道部分梗阻。

3.颜色 当粪便呈柏油样提示上消化道出血；暗红色血便提示下消化道出血；陶土样便提示胆道梗阻；果酱样便提示肠套叠、阿米巴痢疾；白色“米泔水”样便提示霍乱、副霍乱；粪便表面有鲜血或排便后有鲜血滴出见于痔疮或肛裂。

4.气味 消化不良的患者，粪便呈酸臭味；上消化道出血的柏油样便呈腥臭味；直肠溃疡或肠癌者，粪便呈腐臭味。

5.混合物 粪便中混有大量黏液常见于肠炎；伴有脓血常见于直肠癌、痢疾等；肠道寄生虫感染则粪便中可见蛔虫、绦虫等。

二、影响排便的因素

(一)心理因素

心理因素会影响排便形态的改变。精神抑郁导致身体活动减少，肠蠕动减少可出现便秘；情绪激动、焦虑和神经质则可能导致迷走神经兴奋,肠蠕动增加导致消化不良、腹泻。

(二)生理因素

年龄和个人的排便习惯会影响排便。2~3 岁以下婴幼儿,神经肌肉系统发育不全,不能控制排便,随着年龄增长,通过排便训练能逐渐控制排便,养成定时排便习惯;老人随着年龄增加,腹壁肌肉张力逐渐下降,胃肠蠕动减慢,肛门括约肌松弛等导致排便功能异常,同时,运动系统和神经系统的发病率较高,发生胃肠道疾病的可能性有所增加,排便习惯会有所改变。在日常生活中,许多人都有自己固定的排便时间,或使用某种固定的便器。若条件改变,个体经常忽略便意,则无法建立排便规律,如旅行,常会破坏个体的日常规律而导致便秘或腹泻。

(三)饮食

均衡的饮食与足量的液体摄入是维持正常排便的首要条件。纤维素或无法消化的食物残渣会形成粪团,粪团有助于大肠的蠕动,增加排便反射的刺激。机体摄入水分的多少会影响粪便的软硬度,含水分越少大便越硬,越不易排出。如果水分不足,则肠道要吸收较多的水,以保持适当的水合状态,脱水也会造成便秘。

(四)药物与疾病

有些药物能治疗或预防便秘或腹泻。例如,滥用抗生素可破坏肠道内正常菌群而引起腹泻;缓泻剂可刺激肠道蠕动,减少肠道水分吸收,促进排便;药物剂量掌握不正确,可能导致便秘;全身麻醉剂会抑制中枢神经系统的活动,减缓肠蠕动而易致术后肠功能障碍;肠道手术,会暂时中断肠蠕动,造成麻痹性肠梗阻;会阴部的任何手术,因疼痛不适或手术部位水肿的作用,会影响排便习惯。

(五)其他

肌肉张力、运动和感觉障碍会影响排便活动。腹肌及骨盆腔肌肉收缩无力,将无法有效地增加腹内压和协助肛门控制排便;脊髓损伤、头部外伤、脑卒中、神经系统疾病等任何造成长期不能活动的情况,因肌张力减退导致排便困难。

三、排便活动异常的护理

(一)便秘

便秘是指正常排便形态改变,次数减少,排出过于干硬的粪便,且排便不畅,困难。

1.原因　某些器质性病变;排便习惯不良;中枢神经系统功能障碍;排便时间或活动受限制;强烈的情绪反应;各类直肠肛门手术;某些药物使用不合理;饮食结构不合理,饮水量不足;滥用缓泻剂、栓剂、灌肠,长期卧床或活动减少等,均可抑制肠道功能而导致便秘的发生。

2.症状和体征　粪便干硬,有时伴腹痛、腹胀、消化不良、乏力、食欲不佳和舌苔变厚等全身症状。触诊腹部较硬实且紧张,有时可触及包块,肛诊可触及粪块。

3.护理

(1)心理护理:关心患者,给予支持和安慰。缓解患者的紧张情绪,给予宽慰和指导。

(2)提供排便环境:为患者提供单独隐蔽的环境及充足的排便时间,消除患者紧张情绪,有利于排便。

(3)安置适宜的排便姿势:病情允许,患者可以下床,让患者下床到卫生间排便。如不能下床排便者,可以床上使用便盆,最好采取坐位或抬高床头,增加腹压,促进排便。对术后卧床的患者,可在术前有计划地训练其床上使用便器。

(4)指导进行腹部环形按摩:排便时用手自右下腹部开始,沿结肠蠕动方向,即升结肠、横结肠、降结肠、乙状结肠进行按摩,可促使降结肠的内容物向下移动,并可增加腹内压,促进排便。

(5)合理安排膳食:多食用蔬菜、水果、粗粮等高纤维食物;餐前提供开水、柠檬汁促进肠蠕动,刺激排便反射,促进排便;多饮水,病情许可每天液体摄入量不少于2 000 mL;适当食用油脂类食物。

(6)帮助患者重建正常的排便习惯:指导患者选择适合自身排便的时间,养成固定时间排便的习惯。不要随意使用缓泻剂及灌肠等方法协助排便。

(7)鼓励患者适当运动:根据个人情况制订活动计划并协助患者进行运动,如散步、做操等;卧床患者可进行床上活动或被动运动。

(8)遵医嘱给予口服缓泻药物:缓泻剂可使粪便中的水分含量增加,加快肠蠕动,加速肠内容物的运行,而起导泻作用。对老人、小孩应选择作用缓和的泻剂,慢性便秘的患者可选用蓖麻油、番泻叶、酚酞、大黄等接触性泻剂。长期使用或滥用缓泻剂会使个体养成依赖性,易导致慢性便秘。

(9)使用简易通便剂:常用的简易通便剂有开塞露、甘油栓等。可以软化粪便,润滑肠壁,刺激肠蠕动而促进排便。

(10)灌肠:以上方法均无效时,遵医嘱给予灌肠。

(11)健康教育:向患者及家属解释有关便秘的原因及相关知识,正确认识维持正常排便的意义并养成良好的饮食及排便习惯。

(二)粪便嵌塞

粪便嵌塞是指粪便持久滞留堆积在直肠内,坚硬不能排出。常发生于慢性便秘的患者。

1.原因　便秘未能及时解除,粪便滞留在直肠内,水分被持续吸收,而乙状结肠排下的粪便又不断加入,最终使粪块变得又大又硬不能排出。

2.症状和体征　患者十分痛苦,有排便冲动,腹部胀痛,直肠肛门疼痛,肛门处有少量液化的粪便渗出,但不能排出粪便。

3.护理

(1)润肠:早期可使用栓剂,口服缓泻剂来润肠通便。

(2)灌肠:必要时先行油类保留灌肠,2~3 h后再清洁灌肠。

(3)人工取便:通常在清洁灌肠无效后遵医嘱执行,术者戴手套,将涂润滑剂的示指慢慢插入患者直肠内,触到硬物时注意其大小、硬度,然后机械地破碎粪块,一块一块地取出。注意动作轻柔,避免损伤直肠黏膜,如在操作过程中患者出现心悸、头昏等不适,立即停止操作。心脏病、脊椎受损者慎用。

(三)腹泻

腹泻是指正常排便形态改变,频繁排出松散稀薄的粪便甚至水样便。

1.原因　饮食不当或使用泻剂不当;情绪紧张焦虑;消化系统发育不成熟,胃肠道疾患;某些内分泌疾病如甲状腺功能亢进均可导致肠蠕动增加,发生腹泻。

2.症状和体征　粪便松散或呈液体样。伴腹痛、肠痉挛、疲乏、恶心、呕吐、肠鸣音亢进,有急于排便的需要和难以控制的感觉。

3.护理

(1)去除原因:立即停食可能被污染的食物、饮料。肠道感染时,应遵医嘱给予抗生素治疗。

(2)卧床休息:嘱患者卧床休息以减少肠蠕动,注意腹部保暖。对不能自理的患者及时给予便器,消除焦虑不安的情绪。

(3)饮食调理:鼓励患者饮水,少量多次,饮食宜清淡的流质或半流质食物,避免油腻、辛辣、高纤维食物。严重腹泻时可暂禁食。

(4)防治水、电解质紊乱:及时补充水分和电解质,按医嘱给予止泻剂,口服补盐液或静脉输液。

(5)肛周皮肤护理:注意肛周皮肤的清洁、干燥,保持皮肤的完整性。特别是对婴幼儿、老人、身体衰弱者,每次便后用软纸轻擦肛门,温水清洗,在肛门周围涂油膏保护局部皮肤(尤其要注意长期卧床患者肛周的皮肤护理,以免发生压力性损伤,此时需要护士工作负责,不怕脏不怕累)。

(6)密切观察病情:观察及记录排便的次数、粪便的性状等,必要时留取标本送检。注意观察患者有无脱水指征,密切观察患者的生命体征变化。疑为传染病按照肠道隔离原则进行护理。

(7)心理护理:主动关心患者,给予必要的支持和安慰,及时协助更换衣裤、床单、被套和清洗沐浴,使患者感到身心舒适。

(8)健康教育:向患者及家属解释有关腹泻的原因及相关知识,指导患者养成良好的卫生习惯。

(四)排便失禁

排便失禁是指肛门括约肌不受意识的控制而不自主地排便。

1.原因　神经肌肉系统的病变或损伤,如瘫痪、胃肠道疾患、精神障碍、情绪失调等。

2.症状与体征　患者不自主地排出粪便。

3.护理

(1)心理护理:排便失禁的患者常感到自卑和忧郁,期望得到理解和支持。护理人员应尊重、理解患者,主动安慰与支持患者,帮助其树立信心,配合治疗和护理。

(2)皮肤护理:床上铺防污垫,每次便后用温水洗净肛门周围及臀部皮肤,保持皮肤清洁干燥,肛门周围涂擦软膏以保护皮肤,避免破损感染,定期观察皮肤。

(3)排便功能训练:了解患者排便时间,掌握规律,定时给予便器,促使患者按时排便;与医生协调定时应用导泻栓剂或灌肠,以刺激定时排便;教患者行肛门括约肌及盆底肌肉收缩锻炼:指导患者取立、坐位或卧位,试做排便动作,先慢慢收缩肌肉,再慢慢放松,每次 10 s 左右,连续 10 次,每次锻炼 20~30 min,每日数次,以感觉不疲乏为宜。

(4)保持清洁,空气清新:及时更换污湿的衣裤、被单,定时开窗通风,除去不良气味。

(5)健康教育:向患者及家属解释有关排便失禁的原因及相关知识,如无禁忌,指导患者每天摄入足量的液体,适当运动以增强肌力。注意保持皮肤清洁、干燥,预防感染。

(五)肠胀气

肠胀气是指胃肠道内有过量气体积聚,不能排出。

1.原因　食入过多产气性食物,吞入大量空气,肠蠕动减少,肠道梗阻及肠道术后。

2.症状与体征　腹部膨隆、叩诊呈鼓音、腹胀、痉挛性疼痛、呃逆、肛门排气过多。当肠胀气压迫膈肌和胸腔时,可出现气急和呼吸困难。

3.护理

(1)指导患者养成良好的饮食习惯,细嚼慢咽。

(2)去除引起肠胀气的原因。勿食产气食物和饮料,积极治疗肠道疾病等。

(3)鼓励患者适当活动。协助患者下床活动如散步,卧床患者可做床上活动或变换体位,促进肠蠕动,减轻肠胀气。

(4)轻微胀气时,可行腹部热敷或腹部按摩、针刺疗法;严重胀气时,遵医嘱给予药物治疗或行肛管排气。

(崔艳)

课件9.2 灌肠术

任务 9.2　灌肠术

案例情景

夏某，男，53 岁，在高温下工作 6 h 后，感到全身软弱、乏力，头晕、头痛，出汗减少。体查：体温 40.8 ℃，面色潮红，脉搏 116 次/min，呼吸 24 次/min，诊断为轻度中暑。医嘱：大量不保留灌肠。

请思考：①灌肠的目的是什么？如何选择灌肠液？②灌肠时需注意哪些问题？

灌肠法是指将一定量的液体由肛门经直肠灌入结肠，以帮助患者清洁肠道、排便、排气，或由肠道供给药物，达到缓解症状、协助诊断和治疗疾病目的的方法。根据灌肠的目的可分为保留灌肠和不保留灌肠。根据灌入的液体量将不保留灌肠分为大量不保留灌肠和小量不保留灌肠，而反复使用大量不保留灌肠，则为清洁灌肠。

一、大量不保留灌肠

大量不保留灌肠

【目的】

1.软化和清除粪便，解除便秘、肠胀气。

2.清洁肠道，为肠道手术、检查或分娩作准备。

3.稀释并清除肠道内有害物质，减轻中毒症状。

4.灌入低温液体，为高热患者降温。

【评估】

1.患者的年龄、病情、意识、治疗情况和排便情况，灌肠的目的。

2.患者肛周皮肤、黏膜情况。

3.患者的心理状态及对灌肠的理解、合作程度。

【计划】

1.护理目标

(1)操作顺利安全，患者肠道内积气和粪便顺利排出；高热患者体温下降。

(2)患者理解操作目的并能配合，沟通有效，无不适反应发生。

2.用物准备

(1)治疗车上层：治疗盘内备一次性灌肠袋或灌肠筒一套（橡胶管连接玻璃接管、全长约 120 cm）、血管钳（或液体调节开关）、肛管、弯盘、润滑剂、棉签、手套、卫生纸、防污垫、水温计；另备输液架、屏风。

(2)灌肠溶液：常用 0.1%～0.2%肥皂水、生理盐水。溶液温度：39～41 ℃，降温可用 28～32 ℃，中暑患者用 4 ℃。用量：成人为 500～1 000 mL，小儿为 200～500 mL。

(3)治疗车下层：便盆及便盆巾、生活垃圾桶、医用垃圾桶。

【操作过程】

1.评估患者,向患者解释操作目的,交代配合事项,取得合作,嘱患者排空膀胱。

2.洗手,戴口罩,备齐用物携至患者床前,再次解释并核对。请无关人员回避,关闭门窗,屏风遮挡患者。

3.协助患者取左侧卧位,双膝屈曲,脱裤至膝部,移臀部至床沿。铺防污垫于臀下,弯盘置于臀边。

4.将灌肠筒或一次性灌肠袋挂在输液架上,筒内液面距肛门 40~60 cm(图 9.1),戴手套。

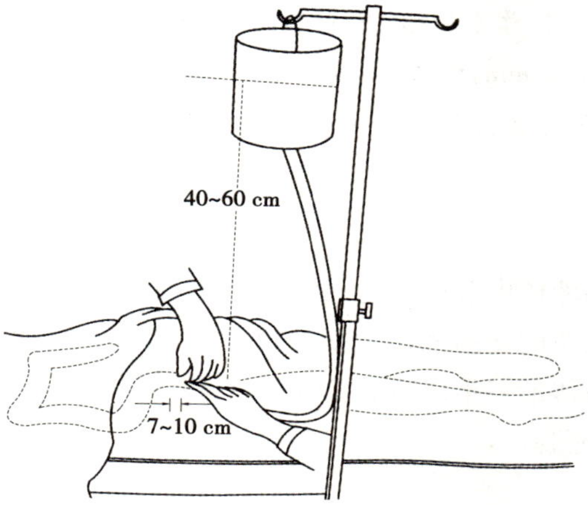

图 9.1　大量不保留灌肠

5.连接肛管,润滑肛管前端,排出少量液体以排净管内的空气,夹住肛管。

6.一手分开患者臀部,嘱患者深呼吸,一手将肛管自肛门缓缓插入直肠内 7~10 cm,小儿插入深度为 4~7 cm。插入时如遇到阻力,可先灌入少量液体,然后轻轻拔出少许肛管,转动一下再行插入。

7.当肛管插入合适深度后,松开血管钳,固定肛管,使溶液慢慢流入直肠。

8.在灌肠过程中,应密切观察筒内液面下降情况和患者反应,若液面下降过慢或停止,稍移动肛管或挤捏肛管,使堵塞管洞的粪块脱落。如患者有便意,应鼓励患者张口做深呼吸以放松腹肌,减轻腹压,放低灌肠筒以降低灌入压力。

9.待溶液即将流完时,夹紧橡胶管,用卫生纸包裹肛管轻轻取出放弯盘内,擦净肛门,脱手套,弯盘移至治疗车下。

10.协助患者取舒适卧位,嘱患者尽量保留 5~10 min 后再排便。

11.协助患者穿裤,整理床单位,开窗通风。

12.灌肠后观察大便性状、颜色、量,详细记录灌入液体种类、量、灌肠效果及有无异常情况。1/E 表示灌肠一次后大便 1 次;0/E 表示灌肠一次无排便;^{1}1/E 表示自行排便 1 次,灌肠后又排便 1 次。

【注意事项】

1.妊娠、急腹症、消化道出血、严重心血管疾病等患者禁忌灌肠。

2.为肝昏迷患者灌肠时,禁用肥皂水,以减少氨的产生和吸收,加重肝昏迷;充血性心力衰竭和水钠潴留患者禁用 0.9%氯化钠溶液灌肠。

3.准确掌握溶液的温度、浓度、流速、压力和溶液的量。伤寒患者灌肠时,溶液不能超过 500 mL,压力要低,液面距肛门高度不能超过 30 cm。为高热患者降温灌肠时用 28~32 ℃的等渗盐水,保留 30 min 后再排出,排便后隔半小时测量体温并作记录。

4.灌肠过程中随时注意观察患者病情变化,发现患者速脉、面色苍白、出冷汗、剧烈腹痛、心慌气急等症状，立即停止灌肠并及时与医师联系，采取急救措施。

5.灌肠完毕嘱患者不要立即排便，使液体保留 5～10 min 以上。如有腹胀或便意时，应嘱患者深呼吸，以减轻不适。

【评价】

1.患者能排出肠道内积气和粪便，高热者体温有所下降。

2.护士操作方法正确、熟练，关心、体贴患者。

3.护患沟通有效，患者能主动配合，感觉安全、舒适。

二、小量不保留灌肠

【目的】

1.软化和清除粪便，解除便秘。

2.排除肠道内的气体，减轻腹胀。适用于腹部或盆腔手术后患者及危重患者，年老体弱者，小儿及孕妇等。

【评估】

1.患者的年龄、病情、意识、治疗情况和排便情况，灌肠的目的。

2.患者肛周皮肤、黏膜情况。

3.患者的心理状态及对灌肠的理解、合作程度。

【计划】

1.护理目标

(1)操作顺利安全，患者肠道内积气和粪便顺利排出。

(2)患者理解操作目的并能配合，沟通有效，无不适反应发生。

2.用物准备

(1)治疗车上层：注洗器、量杯或小容量灌肠筒、14～16 号肛管、温开水 5～10 mL、血管钳、润滑剂、棉签、弯盘、卫生纸、防污垫，根据需要另备屏风。

(2)灌肠溶液："1、2、3"溶液(50%硫酸镁 30 mL、甘油 60 mL、温开水 90 mL)；甘油或液状石蜡 50 mL加等量温开水；各种植物油 120～180 mL；溶液温度 38 ℃。

(3)治疗车下层：便盆及便盆巾、生活垃圾桶、医用垃圾桶。

【操作过程】

1.评估患者，向患者解释操作目的，交代配合事项，取得合作，嘱患者排空膀胱。

2.洗手，戴口罩，备齐用物携至患者床前，再次解释并核对。请无关人员回避，关闭门窗，屏风遮挡患者。

3.协助患者取左侧卧位，双膝屈曲，脱裤至膝部，臀部移至床沿。垫防污垫于臀下，将弯盘置于臀边。

4.戴手套，用注洗器抽吸药液。

5.将注洗器连接肛管末端，润滑肛管前端，排气夹管。

6.一手垫卫生纸分开臀裂暴露肛门，嘱患者深呼吸，另一手将肛管轻轻插入直肠 7～10 cm(图 9.2)。

7.固定肛管，放开血管钳，缓缓注入溶液，注毕夹管，取下注洗器再吸取溶液，松夹后再行灌注，如此反复直至溶液注完。

8.注入温开水 5～10 mL，抬高肛管尾端，使管内溶液全部流入。

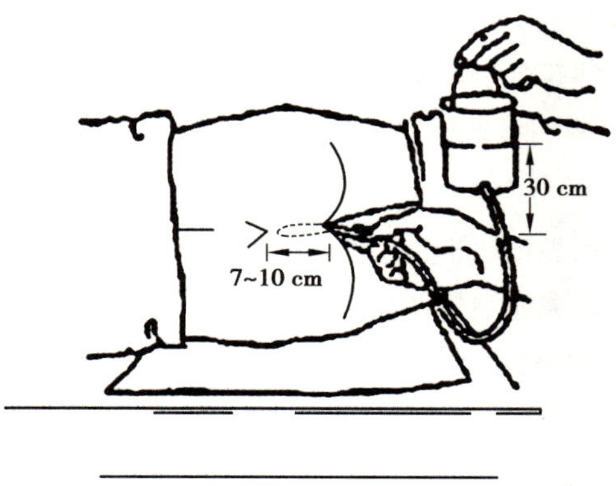

图 9.2 小量不保留灌肠

9.夹管或反折肛管，用卫生纸包住肛管轻轻拔出，放入弯盘内。擦净肛门，协助患者取舒适卧位，嘱其尽量保留溶液 10~20 min。

10.协助患者排便，整理床单位，清理用物。

11.洗手，取口罩，记录灌肠时间，灌肠液的种类、量，以及患者的反应。

【注意事项】

1.灌肠时插管深度 7~10 cm，压力宜低，正确选用灌肠溶液，注意溶液的温度、浓度和量。

2.注入速度不得过快或过猛，以免刺激肠黏膜，引起排便反射。

3.每次抽吸灌肠液时应夹紧肛管末端，防止空气进入，引起腹胀。

【评价】

1.患者能排出肠道内积气和粪便，自述感觉舒适，无其他不适。

2.护士操作方法正确、熟练，关心、体贴患者。

3.护患沟通有效，患者能主动配合，感觉安全、舒适。

三、保留灌肠

【目的】

1.镇静、催眠。

2.治疗肠道感染。

【评估】

1.患者的年龄、病情、意识、治疗情况和排便情况，灌肠的目的。

2.患者肛周皮肤、黏膜情况。

3.患者的心理状态及对灌肠的理解、合作程度。

【计划】

1.护理目标

(1)操作顺利安全，患者临床症状减轻或者消退。

(2)患者理解操作目的并能配合，沟通有效，无不适反应发生。

2.用物准备

(1)治疗车上层：注洗器、量杯或小容量灌肠筒、14~16 号肛管、温开水 5~10 mL、血管钳、润滑剂、棉签、弯盘、卫生纸、防污垫，根据需要另备屏风。

(2)灌肠溶液:药物及剂量遵医嘱准备,镇静催眠用10%水合氯醛;肠道抗感染用2%小檗碱、0.5%~1%新霉素或其他抗生素溶液。灌肠溶液量不超过200 mL,溶液温度39~41 ℃。

(3)治疗车下层:便盆及便盆巾、生活垃圾桶、医用垃圾桶。

【操作过程】

1.评估患者,向患者解释操作目的,交代配合事项,取得合作,嘱患者排空大小便。

2.洗手,戴口罩,备齐用物携至患者床前,再次解释并核对。请无关人员回避,关闭门窗,屏风遮挡患者。

3.根据病情选择不同的卧位,慢性细菌性痢疾病变部位多在直肠或乙状结肠,取左侧卧位;阿米巴痢疾病变多在回盲部,取右侧卧位,以提高疗效。

4.将小垫枕、橡胶单和治疗巾垫于臀下,臀部抬高10 cm。

5.戴手套,润滑肛管前段,排气后轻轻插入肛管15~20 cm,缓慢注入药液。

6.药物注入完毕,再注入温开水5~10 mL,抬高肛管尾端,使管内溶液全注完,拔出肛管,用卫生纸在肛门处轻轻按揉,嘱患者尽量忍耐,保留药液在1 h以上。

7.整理床单位,清理用物,洗手,取口罩,观察患者反应,并作记录,记录灌肠时间,灌肠液的种类、量、患者的反应。

【注意事项】

1.肠道抗感染以晚上睡眠前灌肠为宜,此时活动减少,药液易于保留吸收,达到治疗目的。

2.为保留药液,减少刺激,应做到肛管要细、插入深,注入药液速度宜慢、液量不宜过多,液面距肛门不超过30 cm。

3.保留灌肠前嘱患者排便,使肠道排空有利于药液吸收。抬高臀部防止药液溢出,使药液充分吸收,达到治疗的目的。

4.肛门、直肠、结肠术后患者及排便失禁的患者不宜做保留灌肠。

【评价】

1.患者及家属理解保留灌肠的意义,能配合操作,无其他不适。

2.护士操作方法正确、熟练,关心、体贴患者。

3.护患沟通有效,患者能主动配合,感觉安全、舒适。

四、简易通便法

【目的】

通过简便经济有效的措施,帮助患者解除便秘。适用于老人、体弱和久病卧床患者。

【评估】

1.患者的年龄、病情、饮食习惯及排便情况。

2.患者肛周皮肤、黏膜情况。

3.患者的心理状态及对灌肠的理解、合作程度。

【计划】

1.护理目标

(1)操作顺利安全,患者肠道内积气和粪便顺利排出。

(2)患者理解操作目的并能配合,沟通有效,无不适反应发生。

2.用物准备　简易通便剂、卫生纸、剪刀、清洁手套。

【操作过程】

1.开塞露通便法　开塞露用50%甘油或少量山梨醇制成，装在塑料容器内。患者取左侧卧位，放松肛门外括约肌，使用时将封口端剪去，先挤出少许药液起润滑作用，轻轻插入肛门后再将药液全部挤入直肠内，保留5～10 min后排便（图9.3）。

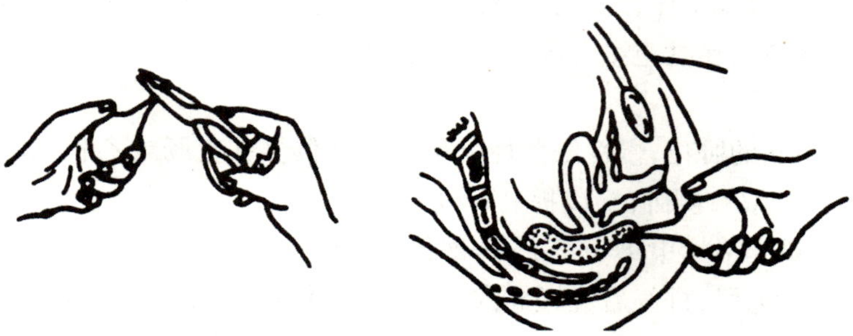

图9.3　开塞露通便法

2.甘油栓通便法　甘油栓是由甘油和明胶制成的栓剂，呈圆锥形，具有润滑作用。使用时手垫纱布或戴手套捏住甘油栓底部轻轻插入肛门内6～7 cm，用纱布抵住肛门处轻揉按摩片刻，保留5～10 min后排便。

3.肥皂栓通便法　将普通肥皂削成圆锥形（底部直径约1 cm，长3～4 cm），将肥皂栓蘸热水后轻轻插入肛门。注意有肛门黏膜溃疡、肛裂及肛门剧烈疼痛者，不宜使用肥皂栓通便。

【注意事项】

1.操作手法要轻柔，避免肠黏膜损伤或肛周水肿。

2.如患者出现面色苍白、出汗、疲倦等不适时，应暂停操作，并报告医生处理。

【评价】

1.患者了解操作目的，能主动、有效配合，解除便秘。

2.护士操作方法正确、熟练，关心、体贴患者。

3.护患沟通有效，患者及家属获得预防便秘的相关知识。

五、肛管排气法

【目的】

排出肠腔积气，减轻腹胀。

【评估】

1.患者的年龄、病情、意识、治疗情况和腹胀的原因及程度情况。

2.患者肛周皮肤、黏膜情况。

3.患者的心理状态及对肛管排气的理解、合作程度。

【计划】

1.护理目标

（1）操作顺利安全，患者肠道内积气顺利排出。

（2）患者理解操作目的并能配合，沟通有效，无不适反应发生。

2.用物准备

（1）治疗车上层：治疗盘内备肛管、玻璃接头、橡胶管、玻璃瓶、瓶口系带、润滑油、棉签、胶布

(1 cm×15 cm)、别针、卫生纸、弯盘,根据需要另备屏风。

(2)治疗车下层:便盆及便盆巾、生活垃圾桶、医用垃圾桶。

【操作过程】

1.评估患者,向患者解释操作目的,交代配合事项,取得合作。

2.洗手,戴口罩,备齐用物携至患者床前,再次解释并核对。关闭门窗,屏风遮挡患者。

3.协助患者取侧卧位,注意遮盖患者,只暴露肛门。

4.将玻璃瓶系于床边,橡胶管一端插入玻璃瓶液面下,另一端与肛管相连。

5.润滑肛管前端,嘱患者张口呼吸,将肛管轻轻插入直肠 15~18 cm,用胶布将肛管固定于臀部,橡胶管留出足够长度用别针固定在床单上(图 9.4)。

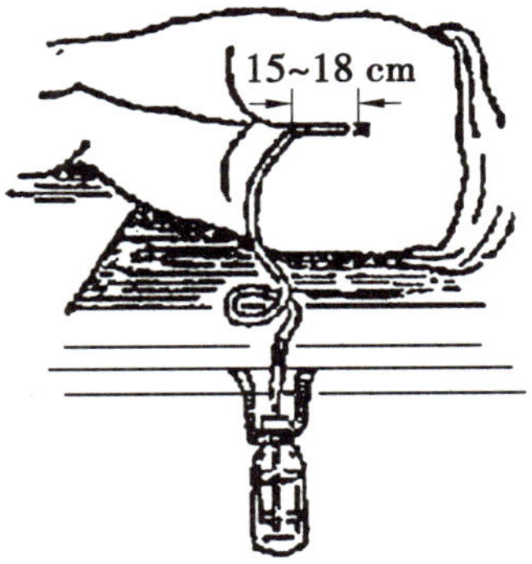

图 9.4　肛管排气

6.观察和记录排气情况,如排气不畅,帮助患者更换体位或按摩腹部。

7.保留肛管不超过 20 min,拔出肛管,清洁肛门。

8.协助患者取舒适体位,询问患者腹胀有无减轻,整理床单位,撤去屏风。

9.清理用物,洗手,取口罩,记录排气的时间及效果,患者的反应。

【注意事项】

1.插管时连接肛管的橡胶管末端应置于玻璃瓶内的液面下,若有气体排出,可见瓶内液面下有气泡自管端逸出。

2.留置肛管的时间一般不超过 20 min,否则降低肛门括约肌的反应,甚至导致肛门括约肌永久性松弛。必要时,2~3 h 后再行肛管排气。

【评价】

1.患者了解操作目的,能主动、有效配合,腹胀减轻。

2.护士操作方法正确、熟练,关心、体贴患者。

3.护患沟通有效,患者及家属获得预防肠胀气的相关知识。

(崔艳)

清洁肠道的方法

项目9习题

项目10
皮肤护理

【素质目标】

1.工作认真负责,热爱学习,责任心强。
2.热情为患者提供服务,具有较强的人际沟通能力。
3.尊重患者,注意保护患者隐私。

▶▷ 知识目标

1.熟悉床上洗头、床上擦浴的目的。
2.熟悉常用的灭虱、虮药液及其配制方法。
3.熟悉气垫床、翻身床的应用。
4.理解压疮的定义、发生原因、好发部位、易患人群、风险评估。
5.掌握压疮的分期、临床表现及预防措施。
6.掌握床上洗头、床上擦浴的注意事项。

▶▷ 能力目标

1.能为卧床患者进行床上洗头。
2.能为患者进行床上擦浴。
3.能针对压疮不同病理分期采取有效护理措施。

任务10.1 压疮预防及护理

课件10.1
压疮预防及护理

案例情景

王某，女，70岁，高位截瘫2月余，现患者神志清楚，体质差，大小便失禁，检查发现其骶尾部皮肤破溃，破溃处可见少许黄色腐肉，右侧足跟部皮肤红肿无痛感。

请思考：患者的骶尾部、足跟部发生了什么情况？如何护理？

一、压疮的概念

压疮是身体局部组织长期受压，血液循环障碍，局部组织持续缺血、缺氧，营养缺乏，致使皮肤失去正常功能，而引起的组织破损和坏死。

二、压疮发生的原因

（一）力学因素

造成压疮的力学因素中，有3个主要物理力，即垂直压力、摩擦力和剪切力，通常是两种或3种力联合作用所致。

1.垂直压力　对局部组织的持续性垂直压力是引起压疮最重要的原因。当持续性的垂直压力超过毛细血管压（正常为16~32 mmHg）时，组织会发生缺血、溃烂，甚至坏死。压疮的形成与压力的大小和持续的时间有密切关系。压力越大，持续时间越长，发生压疮的概率就越高。皮肤和皮下组织可在短时间内耐受一定的压力而不发生组织坏死。如果压力高于32 mmHg，并持续作用不缓解，组织就会发生缺氧，血管塌陷，形成血栓，出现压疮。

2.摩擦力　是由两层相互接触的表面发生相对移动而产生的力。摩擦力可直接损伤皮肤角质层，使皮肤抵抗力下降。患者在床上活动或坐轮椅时，皮肤随时都可受到床单和轮椅表面的逆行阻力的摩擦，皮肤擦伤后，如再受潮湿或污染等刺激则更易发生压疮。

3.剪切力　是由两层相邻组织发生相对移位而产生的一种力。人处于半卧位时，骨骼及深层组织由于重力作用会向下滑行，而皮肤及表层组织由于摩擦力仍停留在原位，这样两层组织产生相对移位即产生了剪切力，此时血管被拉长、扭曲，甚至撕裂，从而发生深层组织的坏死。剪切力与体位有密切关系，当患者起床、躺下或半卧位时，背部、骶尾部、足跟部均可受到该力的作用（图10.1）。

（二）局部经常受潮湿或排泄物的刺激

出汗、大小便失禁等原因使皮肤变得潮湿，抵抗力下降，影响皮肤的防御功能，加上尿液和粪便中化学物质的刺激作用，使皮肤酸碱度改变，致使表皮角质层的保护能力下降，容易发生压疮。

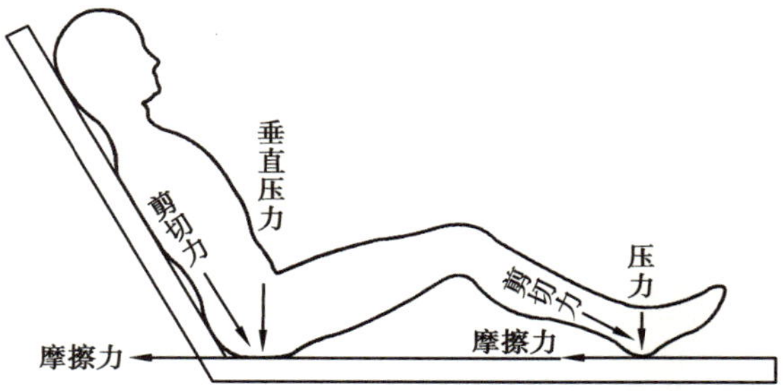

图 10.1　剪切力形成图

（三）营养状况

营养状况是影响压疮形成的一个重要因素。全身营养不良者，皮下脂肪减少，肌肉萎缩，受压处缺乏肌肉和脂肪组织的保护，容易引起血液循环障碍，出现压疮。过度肥胖者卧床时体重对皮肤的压力较大，也容易发生压疮。机体脱水时皮肤弹性降低，在压力或摩擦力的作用下容易变形而致压疮的发生。水肿的患者，皮肤弹性、顺应性下降，更容易受损，同时组织水肿使毛细血管与细胞间距离增加，氧和代谢产物在组织细胞的溶解和运送速度减慢，皮肤出现营养不良，容易导致压疮的发生。

（四）年龄

老年人皮肤松弛、干燥，缺乏弹性，皮下脂肪萎缩、变薄，皮肤易损性增加。

（五）体温升高

体温升高时，组织细胞代谢及需氧量增加。加之身体局部组织受压，使已有的组织缺氧更加严重。伴有高热的严重感染患者有组织受压的情况时，发生压疮的概率升高。

（六）矫形器械使用不当

应用石膏固定和牵引时，限制了患者身体或肢体的活动，容易发生压疮。特别是夹板内衬垫放置不当、石膏内不平整或有渣屑、矫形器械固定过紧或肢体有水肿时，容易使肢体血液循环受阻，更易发生压疮。

三、压疮的好发部位

压疮好发于受压且缺乏脂肪组织保护、无肌肉包裹或肌层较薄的骨隆突处。体位不同，受压部位则不同，好发部位也不同（图 10.2）。

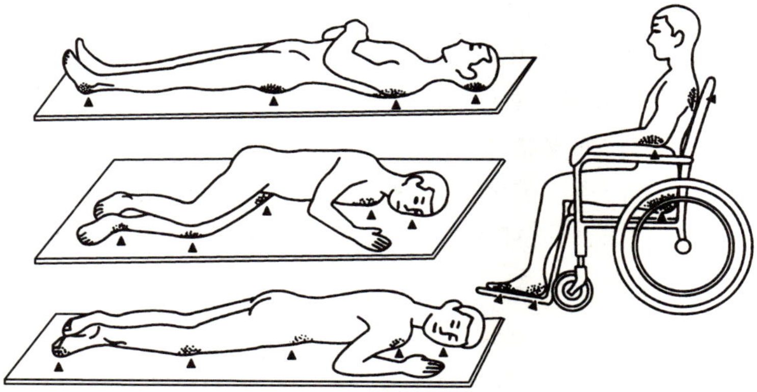

图 10.2　压疮好发部位

1.仰卧位时　好发于枕骨粗隆、肩胛骨、肘部、骶尾部及足跟处，尤其好发于骶尾部。

2.侧卧位时　好发于耳廓、肩峰、肋骨、股骨粗隆、膝关节的内外侧及内外踝处。

3.俯卧位时　好发于面颊、耳廓、肩部、女性的乳房、肋缘突出处、男性生殖器、髂前上棘、膝部及足趾处。

4.坐位时　好发于肩胛骨、肘关节、坐骨结节、足跟及脚掌处。

四、压疮的评估

(一)易患人群

1.神经系统疾病患者　如昏迷、瘫痪、自主活动丧失、长期卧床、使用镇静剂的患者。

2.消瘦、营养状况不佳者　受压处缺少肌肉及脂肪组织的保护。

3.肥胖或水肿患者　肥胖患者过重的体重使承重部位压力增加；水肿患者皮肤抵抗力下降，且水肿增加了承重部位的压力。

4.70 岁以上的老年人。

5.石膏固定患者。

6.大小便失禁患者　皮肤经常受排泄物及潮湿的刺激。

7.高热患者　组织细胞代谢及需氧量增加，加重了局部受压组织的缺氧。退热时，排汗增多，汗液刺激皮肤。

Norton(1962)压疮危险评估表

(二)风险评估

关于人体对压迫性损害的防御机制和压疮易感性的病理生理目前尚不完全清楚，不可能明确哪些患者必定会发生或不发生压疮。换言之，压疮的易损性不能像糖尿病那样通过患者的症状和血尿检测分析直接作出诊断。但是，通过分析压疮患者相关的资料，结合护士的个人经验综合考虑，可以发现某些倾向，这有助于临床评估一个患者发生压疮的风险水平。常用的评估工具有 Norton、Braden 和 Waterlow's 压疮危险评估表，评估时间：入院/3~7 d/当情况有变化时。

Eraden评分法

1.Norton 压疮危险评估表(表 10.1)。

2.Braden 评分法(表 10.2)。

3.Waterlow's 压疮危险因素评估表(表 10.3)对新入院和病情有变化的患者进行评估。

Waterlow's(1988)压疮危险因素评估表

五、压疮的预防

绝大多数压疮是可以通过科学精心的护理来预防的，关键在于消除诱发因素。护士在工作中须做到"七勤"，即勤观察、勤翻身、勤擦洗、勤按摩、勤整理、勤更换、勤交班。(此时应强调压疮是可控的，压疮预防是一项系统工作，需要所有医护人员的通力合作，需要护士有很强的责任心和爱心)

(一)避免局部组织长期受压

1.定时翻身，间歇性解除局部组织承受的压力　鼓励和协助卧床患者经常更换卧位，一般每 2 h 翻身一次，视病情及局部受压情况及时予以调整，必要时每 1 h 翻身一次，甚至每30 min翻身一次，并建立床头翻身记录卡(表 10.4)。有条件者可使用电动旋转床或翻身床来预防压疮，可以更轻便地帮助患者更换卧位，减轻护理人员的工作强度。对长期坐轮椅的患者，可每 15 min 用手撑起身体，解除坐骨处压力，上肢力量不足时，可将身体轮流向前倾或向两侧倾，以改变身体重心位置，减轻坐骨处的压力(此时应提醒翻身是控制压疮最有效也是最廉价的方法)。

2.保护骨隆突处和支持身体空隙处　对易发生压疮的患者，可在其身体空隙处垫软枕、海绵垫等，或使用一些经特殊设计的垫褥，如交替充气式床垫、水褥、明胶床垫和羊皮垫等，可以使支持身体的面积加大且受力均匀，从而降低隆突部位皮肤所受的压力。床上支架通常用于支撑盖被，减轻被褥对足部的压迫。必须注意，尽管采用各种措施，仍须经常为患者翻身。虽压力减小，但时间过长仍可阻碍血流，导致组织损伤。

3.正确使用矫形器械　对使用石膏、绷带、夹板、牵引器等固定的患者，应随时观察局部和肢体末端皮肤颜色、温度的变化，认真听取患者的反应，如发现石膏绷带过紧或凹凸不平，应立即通知医师，及时调整。

翻身记录卡

(二)避免摩擦力和剪切力的作用

患者取半卧位时，床头抬高不超过30°，支起膝下支架，避免患者滑向床尾以减轻剪切力和摩擦力；协助患者翻身、更换床单及衣服时，一定要抬起患者的身体，避免拖、拉、拽等动作；使用便盆时不可硬塞、硬拉，不可使用掉瓷或破损的便盆，以防擦伤皮肤。

(三)避免局部潮湿、排泄物等不良刺激

保持患者皮肤及床单位清洁、干燥是预防压疮的重要措施。大小便失禁、出汗及分泌物较多的患者，应及时擦洗干净，局部皮肤可以涂搽润滑剂，以保护、润滑皮肤，但有皮肤破溃者严禁使用。保持床单和被褥清洁、干燥、平整。定期更换床单、被套，及时更换污染潮湿的被单。严禁让患者直接卧于橡胶单或塑料布上。(护士需有爱心，无微不至地照顾患者)

(四)促进局部血液循环

定期为患者进行温水擦浴，清洁皮肤的同时可促进皮肤血液循环，但严禁使用肥皂或含酒精的清洁用品，以免皮肤过于干燥或使皮肤上残留碱性物质。协助患者进行主动或被动的全范围关节运动，促进血液循环，改善局部营养。也可适当按摩，但应避开按摩骨隆突处和已发红的皮肤。

(五)改善机体营养状况

在病情允许的情况下，给予患者高蛋白、高热量、高维生素的饮食，并补充矿物质，以增强机体抵抗力和组织修复能力。必要时，可考虑由静脉补充营养。水肿患者应限制盐和水的摄入，脱水患者应及时补充水和电解质。

(六)进行健康教育

通过健康教育使患者及家属了解活动及各项预防措施的重要意义，学会自行检查易发生压疮部位的皮肤状况，并能作出判断。学会利用简单可行的方法，如枕头、软垫等减轻皮肤受压程度，并能按照计划进行身体活动的锻炼。

六、压疮的分期及临床表现

(一)淤血红润期

此期为压疮初期，身体局部组织受压，出现暂时性血液循环障碍。主要表现为受压部位的皮肤呈暗红色(皮肤较黑者呈蓝色或紫色)，解除该部位的压力30 min后，皮肤颜色仍不能恢复正常，并有红、肿、热、痛或麻木。此期皮肤的完整性未破坏，为可逆性改变，如及时去除病因，则可阻止压疮的发展。

（二）炎性浸润期

红肿部位继续受压，损伤延伸到皮下脂肪层。受损皮肤呈紫红色，皮下有硬结。皮肤因红肿而变薄，并有炎性渗出，形成大小不一的水疱。水疱破溃后，形成潮湿红润的创面，此期患者感觉疼痛。如不采取积极的措施，压疮将继续发展。

（三）浅度溃疡期

表皮水疱逐渐扩大、破溃，真皮层有黄色渗出液，感染后表面有脓液覆盖，致使浅层组织坏死，形成溃疡，患者感觉疼痛加重。

（四）坏死溃疡期

为压疮严重期，感染向周围及深部扩展，常可深达骨面，坏死组织发黑，脓性分泌物增多，有臭味。若细菌及毒素侵入血液循环，还可造成脓毒血症或败血症，危及患者生命。

七、压疮的治疗与护理

（一）全身治疗

积极治疗原发病，增加营养和抗感染治疗。良好的营养是创面愈合的重要条件。应给予平衡饮食，增加蛋白质、维生素和微量元素的摄入。遵医嘱抗感染治疗，预防败血症的发生，同时加强心理护理。

（二）局部治疗与护理

1.淤血红润期　此期护理关键在于去除危险因素，避免压疮继续发展。主要措施为增加翻身次数，避免局部组织过度受压，改善局部血液循环。保持皮肤及床单位清洁、干燥、无渣屑，避免摩擦、潮湿和排泄物对皮肤的刺激。

2.炎性浸润期　此期护理重点在于保护创面，预防感染。除继续加强上述措施外，对小水疱可用无菌纱布包扎，防止破溃，促进水疱自行吸收；对大水疱应先消毒局部皮肤，然后用无菌注射器抽吸泡内液体后，再用无菌敷料包扎；水疱若已破溃，露出创面，则应消毒创面及创面周围皮肤后，再用无菌敷料包扎。人工细胞生长膜是临床治疗压疮的一种新型生物制剂，涂于伤口表面后，可形成一层透明膜，允许氧气进入，并对上皮细胞的生长有促进作用，可加速创面愈合。

3.浅度溃疡期　此期应尽量保持局部创面清洁。保湿敷料可为创面的愈合创造一个适宜的环境，便于新生的上皮细胞覆盖在伤口上，逐渐使创面愈合。理想的保湿敷料透气性好，如透明膜、水胶体、水凝胶等。

4.坏死溃疡期　此期的治疗护理原则为解除压迫，清洁创面，去除坏死组织和促进肉芽组织的生长。治疗的基本方法是清创后用无菌敷料包扎。伤口可用生理盐水或3%过氧化氢溶液冲洗，去除坏死组织，抑制细菌生长。为控制感染和增加局部营养供给，可在创面处覆盖浸有抗生素溶液或人血白蛋白溶液的纱布，或涂上胶原酶油膏后，用无菌敷料包扎，均有较好效果。采用清热解毒、活血化瘀、去腐生肌并具有收敛作用的中草药治疗是目前最有效的方法之一。一些中药膏剂、散剂，有促进创面局部血液循环，促进组织生长的作用，也可用于压疮的治疗。对大面积，深达骨质的压疮，如经上述治疗均不理想，可采用外科治疗方法加速愈合。具体方法包括引流、清除坏死组织、植皮及修补缺损组织等，以缩短压疮的病程，减轻患者痛苦，为创面的愈合创造有利的条件。

八、压疮的预防与护理技术

（一）床上擦浴

床上擦浴

【目的】

1.去除皮肤污垢，保持清洁，使患者感到舒适。

2.促进皮肤血液循环，增进皮肤的排泄功能，预防感染和压疮等并发症的发生。

3.观察患者一般状况，活动患者肢体，预防肌肉痉挛和关节僵硬等并发症。

4.增进护患沟通，促进良好护患关系的建立。

【评估】

1.患者的病情、肢体活动度、自理程度、个人卫生习惯。

2.患者皮肤清洁度及皮肤有无异常改变。

3.患者的理解配合程度，是否需要便器。

【计划】

1.护理目标

（1）患者皮肤清洁，感觉舒适，无受凉、皮肤损伤等情况发生，身心需要得到满足。

（2）患者及家属掌握床上擦浴的知识及技能。

2.用物准备　治疗盘内备浴巾 1 条、毛巾两条、按摩液、小剪刀、梳子、护肤用品（润肤露、爽身粉），需要时备沐浴露（中性或偏酸性）。治疗盘外备脸盆两个，水桶两个（一桶盛50～52 ℃热水，并按年龄、季节和习惯调节水温，另一桶接盛污水），清洁衣裤和被服。另备便盆及便盆巾、屏风。

【操作过程】

1.核对床号、姓名，评估、解释，取得患者合作。

2.备齐用物携至患者床旁，将用物放于稳妥、易取处。

3.关好门窗，用屏风遮挡患者，按需要给予便盆。

4.根据患者病情放平床头及床尾支架，有床挡者拉起对侧床挡，松开床尾盖被。

5.协助患者移近护士侧并取舒适卧位，保持身体平衡。

6.将脸盆放于床旁桌上，倒入热水约 2/3 满。

7.将浴巾围于患者颈下，毛巾浸湿后拧干，叠成手套状（图 10.3），包在护士手上，为患者洗脸及颈部。顺序为眼部（使用毛巾的不同部位由内眦向外眦擦洗）、额部、鼻翼、面部、耳后直到颏下、颈部，然后用毛巾依次擦洗一遍。（擦浴有助于促进护患关系，护士应仔细认真擦洗）

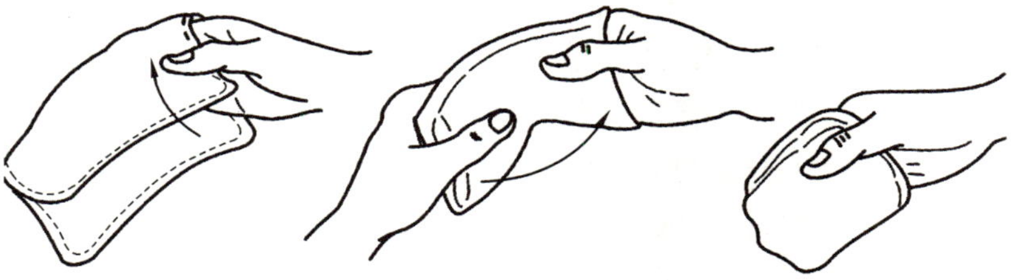

(a)　(b)　(c)

图 10.3　包小毛巾法

8.为患者脱下上衣，先脱近侧，后脱远侧。若有肢体外伤或活动障碍，应先脱健侧，后脱患侧。

9.移去对侧上肢盖被，将浴巾纵向铺于患者上肢下面，取适量沐浴露于毛巾上擦洗对侧上肢，清洗毛巾后擦净皮肤，最后用浴巾擦干。

10.同法擦洗近侧上肢。

11.根据需要换水，检查水温。向下折叠盖被至患者会阴部，将浴巾纵向盖在患者胸、腹部上，先将浴巾折至腹部，同法擦洗患者胸部，女性患者应特别注意乳房下皮肤皱褶处的清洗，再将浴巾折至胸部，擦洗腹部。每次清洗更换毛巾时注意用浴巾遮盖暴露部位防止着凉。

12.协助患者侧卧，背向护士，将浴巾纵向铺于患者身下，用被子盖住肩部和腿部，从颈部至臀部擦洗患者背部。酌情进行背部按摩。按摩时护士斜站在患者背后，两手掌蘸少许按摩液，从患者骶尾部开始，沿脊柱两侧向上按摩，到肩部时以环状动作向下按摩至腰部，再至臀部及尾骨处，如此有节奏地按摩数次；再用拇指指腹蘸少许按摩液由骶尾部沿脊柱按摩至第7颈椎处（图10.4）。也可根据不同部位，选择合适的按摩头，用电动按摩器按摩。按摩毕，为患者换上干净上衣。若有肢体外伤或活动障碍，应先穿患侧，再穿健侧。

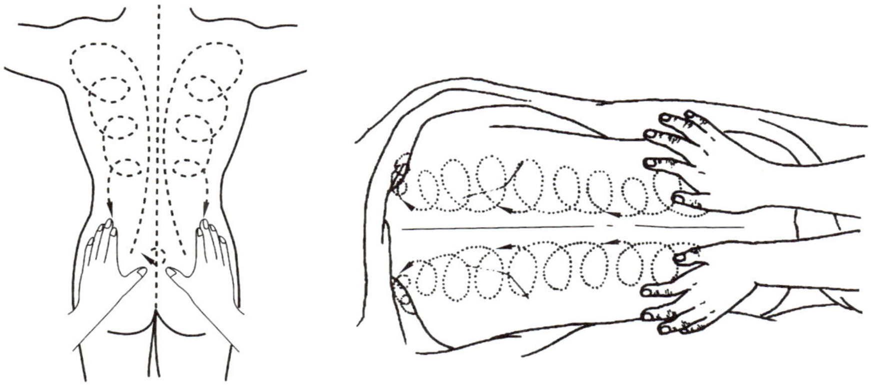

图10.4 背部按摩法

13.换水，检查水温。协助患者平卧并脱下裤子，移去对侧下肢盖被，将浴巾纵向铺于患者下肢下面，擦洗对侧下肢，再同法擦洗近侧下肢。

14.将浴巾铺于患者足下，放上脸盆，协助患者逐一将双足轻轻放于盆内，洗净双足后擦干。若足部过于干燥，可使用润肤用品。

15.更换脸盆、毛巾及热水，用浴巾盖好患者上肢及胸腹部，将被子盖住下肢，只暴露会阴部，洗净并擦干会阴部。

16.根据需要使用润肤用品，协助患者穿上干净裤子。梳头，必要时修剪指（趾）甲及更换床单，整理床单位。

17.协助患者取舒适卧位。

18.清理用物。

19.洗手，记录。

【注意事项】

1.擦浴前调节室温至24 ℃以上，注意保暖，少搬动、少暴露，保持水温，一般应在15～30 min完成。

2.擦浴中应注意观察患者的病情变化，如出现寒战、面色苍白、脉速等征象，应立即停止擦浴，并立即给予适当处理。

3.擦洗的重点部位为腋下、女性患者乳房下皱褶处、脐部等。

4.根据擦洗部位及时更换脸盆和毛巾，有足癣的患者用后的脸盆和毛巾应消毒后再用。

【评价】

1.患者皮肤清洁,感觉舒适,身心需要得到满足。

2.护理得当,患者无受凉、无皮肤损伤等情况发生。

3.患者及家属了解皮肤护理的意义,掌握床上擦浴的知识及技能,护患关系良好。

(二)淋浴与盆浴

病情较轻、能自理的患者可采用淋浴或盆浴。护士可根据患者的需要给予适当的帮助。

【目的】

1.去除皮肤污垢,保持清洁,使患者感到舒适。

2.促进皮肤血液循环,增进皮肤的排泄功能,预防感染和压疮等并发症的发生。

3.观察患者一般状况,提供疾病信息。

4.增进护患沟通,促进良好护患关系的建立。

【评估】

1.患者的病情、肢体活动能力、自理能力及个人卫生习惯。

2.患者的皮肤清洁程度及有无异常改变。

【计划】

1.护理目标

(1)沐浴后患者感到舒适干净,身心愉悦。

(2)患者沐浴过程安全,无意外发生。

2.用物准备　脸盆、毛巾两条、浴巾、浴皂(根据不同皮肤选择酸、碱度适宜的浴皂或浴液)、洗发液、清洁衣裤、防滑拖鞋。

【操作过程】

1.评估解释后,协助患者备齐沐浴用品,检查浴盆或浴室是否清洁,将用物放在易取之处。

2.协助患者进浴室,指导其如何调节冷、热水的开关,嘱患者进出浴室时应扶好安全把手,浴室不要闩门,将“正在使用”的标记挂于浴室门外。若有呼叫器,应告知患者如何使用。

3.患者沐浴时,护士应在可呼唤到的地方,并应随时询问,确保患者安全。

4.沐浴后,特别是盆浴患者,应协助其出浴盆,防止滑倒,并帮助患者擦干皮肤,穿好衣服、拖鞋。

5.送患者回病房,协助其取舒适卧位。

6.清洁浴室或浴盆,将用物放回原处。将“未用”的标记挂于浴室门外。

7.洗手,记录。

【注意事项】

1.沐浴应在进食 1 h 后进行,以免影响消化功能。

2.沐浴前注意调节室温至 22 ℃以上。若是盆浴则时间不应超过 20 min,妊娠 7 个月以上的孕妇禁用盆浴。

3.若患者发生晕厥,应立即将其抬出,平卧、保暖,并通知医师,配合抢救。

4.传染病患者应根据病情、病种,按隔离原则进行沐浴。

【评价】

1.沐浴后患者自觉身心舒适。

2.患者沐浴过程未发生跌倒等不良事件。

(三)气垫床的应用

【目的】

1.减轻受力点的压力。

2.预防压疮的形成。

3.提高压疮愈合的机会。

【评估】

1.患者病情及有无压疮高危因素存在。

2.患者局部皮肤情况。

3.患者有无肢体活动障碍、意识状态如何。

4.患者对气垫床的了解以及是否愿意使用气垫床。

【计划】

1.护理目标

(1)患者感觉舒适、安全。

(2)患者住院期间未发生可避免的压疮。

2.用物准备　治疗车上备交替充气式床垫、气泵、两根塑料导气管、大单、中单。

【操作过程】

1.核对、解释,评估患者,取得合作。

2.洗手,戴口罩,携用物至患者床旁,将治疗车放于床尾适当处。再次核对。

3.协助患者移至床旁椅或推车上。

4.将气垫平铺于床上,气垫有导管的一面向上放置。气垫床进气口置于患者的脚端,以尽量减少气流噪声对患者的影响。

5.用塑料导气管连接气垫床进气口,将其弧形弯曲至床垫下 20 cm,再向对侧床边弯曲,连接气泵出气口。

6.按铺床法铺大单,注意包好四角,不暴露进气口,进气口处的连接管在大单内呈弧形弯曲。

7.将气泵开关先关上,连接好电源后再打开开关,开始充气,将压力开关调整至最大量,充满后即可使用,每 6 min 会自动交替充气。

8.协助患者躺回气垫床,注意每 2 h 关闭开关一次,每次 30 min,以减低仪器耗损率。每 2 h 仍要为患者翻身一次。

9.整理床单位,询问患者需要。

10.清理用物。

11.洗手,取口罩。

12.记录。

【注意事项】

1.铺气垫床前检查床面,不得有任何突出的铁丝或任何可刺破气垫的物品。

2.气泵需在常温下使用,可置于床尾或挂于稳妥处,不要靠近患者头部,也不要置于床下或压在其他物品下。

3.切勿使用别针固定或铺电热毯于气垫上。

4.当患者接受注射时,注意防止针头刺破气垫。

5.若充气失败,应查明原因,及时处理,若有破损应修复后再使用。

6.气垫上可依需要加铺棉胎、毛毯或一次性防污垫,以增加舒适感,方便使用。

【评价】

1.患者感觉舒适、安全，可避免压疮发生。

2.促进创面的愈合。

（四）翻身床的应用

【目的】

1.减轻脊椎损伤、手术及烧伤患者翻身的不便与不适。

2.通过翻身改变身体受压部位，从而预防压疮的发生。

3.减轻护理人员的工作强度。

【评估】

1.患者意识状态，有无脊椎损伤，骨隆突处及受压部位皮肤情况。

2.患者有无各种引流管道及引流情况。

3.患者皮肤创面大小及有无渗液渗血，有无皮肤组织水肿等。

4.患者及家属对翻身床的认识，做好解释，消除顾虑，取得配合。

【计划】

1.护理目标

（1）翻身过程患者未发生二次损伤。

（2）患者未发生压疮。

2.用物准备　俯卧架（即上架）、仰卧架（即下架）、支头架、支臂架两个、足托两个、盘架、头上架、支持架、海绵数块。

【操作过程】

1.核对、解释，评估患者，取得合作。

2.将翻身床推至患者床旁并固定好床轮，再次核对。

3.协助患者移至翻身床上，使患者以自然姿势仰卧于床架上，头部置小枕，脚部置足托板，膝下置小枕头或棉垫使之约有 5°弯曲，骨盆至膝间大腿外侧垫海绵垫，支臂板立装于床架两旁，板上垫海绵垫，将患者两手臂置于海绵垫上，盖好盖被。

4.将患者翻转成俯卧姿势（根据受压部位皮肤情况确定翻身间歇时间）。

（1）将患者双手臂屈曲于腹部上，移开支臂板及置于床架两侧的任何障碍物，再移去盖被，并将导尿管和尿袋暂放置床上，检查所有的带子、管道位置是否合适。

（2）将上架置于患者之上，并锁紧头部和尾部的螺旋钮。

（3）调整头部位于上架的位置，将安全带圈住患者肩部、腿部及臀部的上下架，并固定住。

（4）拉开床架两头的弹簧锁，迅速翻转床位 180°，并放回弹簧锁锁住。

5.翻转后，松开安全带及螺旋钮，移去身体上方的架子，再锁紧螺旋钮，并放置所有管道于适当位置，盖好盖被。

6.询问患者需要，整理好床单位。

7.洗手，记录。

【注意事项】

1.开始应用翻身床时，一定要检查上下架、螺帽是否灵活、护带是否牢固、各种管道位置是否安全。

2.翻身前后要测心率、呼吸，以便观察病情变化。

3.对头面部烧伤患者第一次翻身要求有医师在场,并备好急救药品。

4.初次仰卧时间不宜过长,一般以 1~2 h 为宜。头面部烧伤患者或吸入性损伤者,特别是面颈部水肿严重者,仰卧时间宜短,以半小时为宜,以免改变卧位时发生咽喉部坠积性水肿而影响呼吸通畅;腹胀及有严重胃扩张的患者仰卧时间不宜过长。

5.气管切开者,翻身前应固定好气管导管,翻身前后均应清理气道内的分泌物。

6.骨突处,特别是骶尾部、足跟、枕部等,均应垫棉垫,防止发生压疮;注意足背勿受压,防止足下垂。

7.静脉输液者,待上下架安好后,先将输液瓶置于对侧,翻身时,转动的方向应由原输液瓶侧向上转到对侧。在头皮或下肢远端静脉输液者,可不移动输液瓶,但翻身转动方向与前者相同。

8.留置导尿管者,翻身前应将外接尿管移除,导尿管远端以及接尿管分别用无菌纱布包好,以防污染,并将导尿管夹好;也可以将外接尿管接长,从床脚转盘中央孔中穿出后接尿袋。

9.手术后翻身应在全麻完全清醒 12 h 后,防止意外发生;病危及昏迷者不宜翻身;神志不清、躁动患者,应约束四肢,增强防护,以免摔伤,同时要观察患肢血运情况。

【评价】

1.翻身简便省力,患者感觉良好,无并发症发生。

2.患者及家属了解翻身的意义及配合方法。

(何见平)

压力性损伤

任务 10.2　头发护理

课件10.2 头发护理

案例情景

王某,女,68 岁,因右股骨颈骨折收入院。入院后,行对症治疗,未对骨折进行特殊处理。现已治疗 1 周余,患者一般情况可,疼痛明显减轻。今护士查房时发现患者头发油腻打结,患者诉头皮发痒。

请思考:如果你是该护士,该如何护理?

一、床上洗头

【目的】

1.去除头皮屑及污物,清洁头发,减少感染机会,使患者感到身心舒适。

2.按摩头皮,促进血液循环及头发的生长和代谢。

3.增进沟通,建立良好的护患关系。

【评估】

1.患者病情及治疗情况。

2.患者的头发长短、多少,有无虱、虮及头皮损伤情况。

3.患者的卫生习惯、自理能力、理解及合作程度。

【计划】

1.护理目标

(1)患者头发清洁,感觉舒适,个人形象良好。

(2)患者感到安全,无不适。

(3)患者及家属获得头发护理有关知识和技能。

2.用物准备　治疗车上备简易洗头器或自制马蹄铁形垫(图 10.5)与大橡胶单、一次性防污垫、浴巾、毛巾、别针、纱布、棉球(以不吸水棉花为宜)、水壶(内盛 43~45 ℃热水或按患者习惯调节)、水温计、水桶(盛污水用)、洗发液、梳子。需要时可备电吹风,必要时备便盆和便盆巾。有条件时采用洗头车洗头。

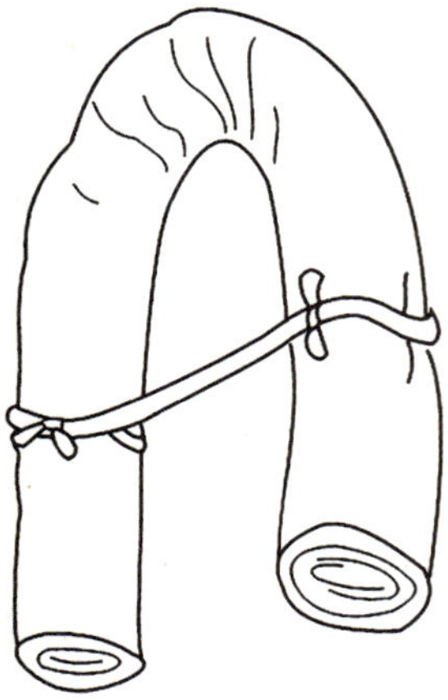

图 10.5　自制马蹄形垫

【操作过程】

1.核对床号、姓名,评估、解释,取得患者合作。

2.备齐用物携至患者床旁,再次核对。

3.冬天关门窗,调节室温至 22~26 ℃。必要时使用屏风,按需给便盆。摇平床头,移开床旁桌、椅,用物放至方便易取处。

4.铺一次性防污垫和浴巾于枕上,松开衣领内折,围毛巾于颈下,用别针别好。

5.协助患者取舒适卧位。

(1)简易洗头器(马蹄铁形垫)洗头法(图 10.6):协助患者斜角仰卧,移枕于肩下,置简易洗头器(或大橡胶单围于马蹄铁形垫上形成水槽)于患者后颈下,使患者颈部枕于简易洗头器突起处,头部置于水槽中,简易洗头器螺纹管(或马蹄铁形垫开口处下方)接污水桶。

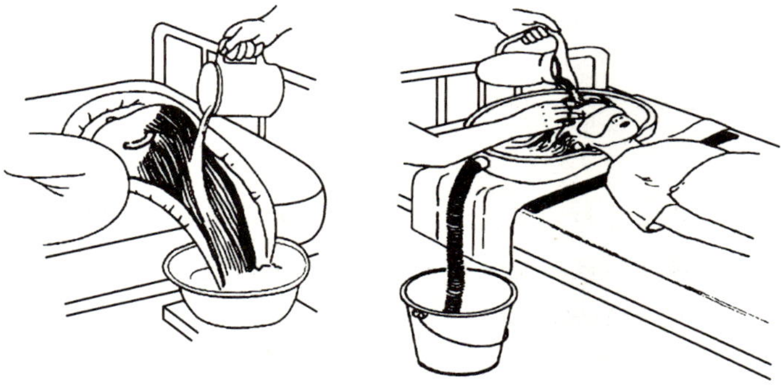

图 10.6　马蹄铁形垫及简易洗头器洗头法

扣杯法

(2)扣杯法(图 10.7)。

(3)洗头车洗头法(图 10.8):将洗头车推至床旁,协助患者斜角仰卧,双腿屈膝,头部枕于洗头车的头托上,或将接水盘置于患者头下。

6.用棉球塞住患者双耳孔道,用纱布盖上双眼。

7.松开头发,用温水充分湿润后均匀涂上洗发液,由发际向脑后反复揉搓,同时用指腹轻轻按摩头皮,一手抬起头部,另一手洗净脑后头发,然后用温水边冲边揉搓,直至冲净。

8.洗发毕,解下颈部毛巾包住头发,一手托住头部,一手撤去简易洗头器(或马蹄铁形垫或脸盆、接水管,或移去洗头车)。

9.取下眼上纱布和耳内棉球,擦干面部,酌情使用护肤霜。

10.将枕头、浴巾、一次性防污垫一并从患者肩下移至床头,协助患者仰卧于床正中,枕于枕上。解下包头的毛巾,用浴巾擦干头发,再用电吹风吹干,梳理成患者喜欢的发型。(洗头时切记不要将

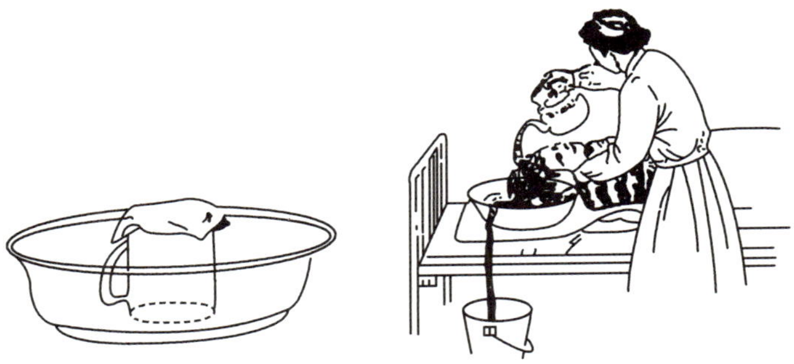

(a)　　(b)

图 10.7　扣杯法

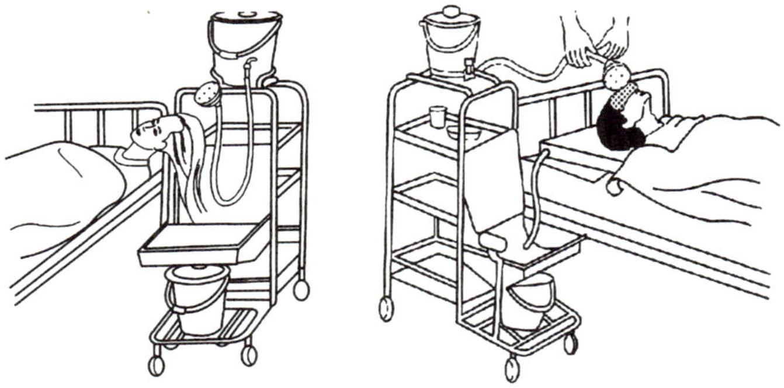

图 10.8　洗头车洗头法

患者衣物弄湿，头发吹干，以免感冒）

11.撤去用物，协助患者取舒适卧位，整理床单位。

12.清理用物，酌情开窗通风。

13.洗手，记录。

【注意事项】

1.注意保暖，避免水溅入患者眼、耳内。

2.洗头时间不宜过长，以防患者疲劳及头部充血，引起不适。

3.洗头过程中，注意与患者沟通，观察患者的面色、脉搏、呼吸等的变化，若有异常，应立即停止操作，给予处理。

4.操作过程中，护士应运用人体力学原理，身体尽量靠近床边以节省体力。

【评价】

1.患者头发清洁柔顺，未出现不适。

2.护士操作轻稳省力。

3.护患沟通有效，患者身心需要得到满足。

二、床上梳头

【目的】

1.按摩头皮，促进血液循环，促使头发生长及代谢。

2.使患者整洁、舒适、美观，促进其身心健康。

3.维护患者的自尊和自信，建立良好的护患关系。

【评估】

1.患者病情及自理程度、头发状况、个人习惯、心理反应和合作程度。

2.患者头发的浓密程度、长度、脆性及韧性、卫生状况及头皮有无损伤等。

【计划】

1.护理目标

(1)患者感觉舒适,个人形象良好,心情愉悦。

(2)促进沟通,患者身心需要得到满足。

2.用物准备　梳子(患者自备)、治疗巾、纸袋。必要时备发夹、橡皮圈、30%乙醇。

【操作过程】

1.核对床号、姓名,评估、解释,取得患者合作。

2.携用物至患者床旁,再次核对。

3.协助患者取坐位或半坐卧位,铺治疗巾于患者肩上;如患者只能平卧,抬起患者颈肩部,铺治疗巾于枕上,将患者头转向一侧。

4.将头发从中间分成两股,一手握住一股头发,一手拿梳子从发梢向发根梳理。

5.同法梳理另一股。

6.头发梳顺后,视病情给予头部按摩。头部按摩的方法:将手指合拢,指尖轻按在太阳穴上,以顺时针方向轻揉6次;再以逆时针方向轻揉6次;再将双手放在额头上,以排列整齐的手指指腹,从眉心中线开始按压,顺序为眉心→额头中线→头顶中线→在百会穴按揉10下→向下在风池穴按揉10下;最后,将双手十指微屈,由前额发际将头发梳往脑后(百会穴位于头顶中央;风池穴位于枕后发际凹陷处)。

7.按摩后,根据患者喜好将长发编辫或扎成束。

8.将脱落的头发置于纸袋中,撤去治疗巾。

9.协助患者取舒适卧位,整理床单位。

10.清理用物,洗手。

【注意事项】

1.梳头时尽量选用圆钝齿的梳子,以防头皮损伤;如为卷发或发质较粗者,可选用宽齿梳子。

2.若头发打结成团,可先用30%乙醇湿润后再小心梳理。

3.梳头时注意观察头皮及头发状况,发现头皮感染、头皮屑过多或有虱、虮时,应报告医师并给予处理。

4.梳头时应尊重患者个人习惯,加强护患沟通,建立良好的护患关系。

【评价】

1.护士动作轻柔,患者外观整洁,未感觉不适。

2.护患沟通有效,患者配合良好。

三、灭虱、虮法

【目的】

1.消灭头虱、虮,使患者感到舒适。

2.防止交叉感染。

【评估】

1.患者病情,对灭虱、虮的理解和合作程度。

2.患者头发状况及虱、虮的分布情况,有无头皮损伤。

3.患者对头发清洁卫生知识的了解程度。

【计划】

1.护理目标

(1)患者的头虱、虮被灭除,未发生交叉感染。

(2)患者无全身及局部反应。

(3)患者及家属掌握灭虱、虮的方法。

2.用物准备

(1)治疗盘内备洗头用物、治疗巾2~3条、篦子(齿内嵌少许棉花)、治疗碗内盛灭虱药液、纱布数块、塑料帽子、布口袋(或枕套)、纸袋、清洁衣裤、清洁大单、被套、枕套。治疗盘外备常用灭虱、虮药液。

(2)常用灭虱、虮药液的配制。

①30%含酸百部酊剂:取百部30 g放入瓶中,加50%乙醇100 mL(或65°白酒100 mL),再加纯乙酸1 mL盖严,48 h后即制得此药。

②30%百部含酸煎剂:取百部30 g,加水500 mL煮30 min,以双层纱布过滤,挤出药液。将药渣再次加水500 mL,再以双层纱布过滤挤出药液。将两次煎得的药液合并煎煮,浓缩至100 mL,冷却后加入纯乙酸1 mL或食醋30 mL(纯乙酸1 mL相当于市售食醋30 mL),即制得30%含酸百部煎剂。

【操作过程】

1.核对床号、姓名,评估、解释,取得患者合作。

2.护理人员穿好隔离衣,戴手套。

3.携用物至患者床旁,再次核对。

4.长发患者说服其剪短头发,剪下的头发装入纸袋内焚烧。

5.按洗头法做好准备。将头发分成若干小股,用纱布蘸灭虱药液,按顺序擦遍头发,同时反复揉搓10 min,待头发全部湿透后戴好帽子。

6.24 h后取下帽子,用篦子篦去死虱及虮卵,再清洗头发。

7.灭虱完毕,协助患者更换衣裤被服,将污衣裤、被服及隔离衣放入布口袋内系好。

8.整理床单位,清理用物。

9.除去篦子上的棉花,用火焚烧,将梳子和篦子消毒后用刷子刷洗干净。污衣物、被服等送高压灭菌。

10.洗手,记录。

【注意事项】

1.操作过程中应防止灭虱药液溅入患者眼内。

2.用药后注意观察患者的全身及局部反应。

3.护士在操作过程中应遵守消毒隔离原则,防止医院感染的发生。

【评价】

1.患者虱、虮清除彻底,无虱、虮传播,自感无不适。

2.患者及家属掌握灭除虱、虮的方法。

(何见平)

头发护理小常识

项目10习题

项目11
冷热疗应用

【素质目标】

1.工作认真、仔细,关爱患者,责任心强。

2.沟通能力强,具有团队协作意识和医疗安全意识。

▶▷ 知识目标

1.了解冷热疗的生理效应。
2.熟悉冷热疗的作用与禁忌证。
3.掌握湿热敷、乙醇擦浴的注意事项。
4.掌握热水袋、烤灯、冰袋(帽)使用的注意事项。

▶▷ 能力目标

1.会进行湿热敷及热水坐浴。
2.能正确使用热水袋及烤灯。
3.能正确使用冰袋、冰帽及乙醇擦浴等降温措施为患者降温。
4.能识别冷疗中出现的异常情况,并采取有效的护理措施。

冷热疗法是临床常用的物理治疗方法,是利用低于或高于人体温度的物质作用于人体表面,通过神经传导引起皮肤和内脏器官血管的收缩或扩张,从而改变机体各系统体液循环和代谢活动,达到治疗的目的。在实施冷热疗法的过程中,护士应及时有效地评估患者局部或全身状况,正确应用冷热疗法,防止不良反应发生,确保患者安全,满足患者身心需要。

课程思政
北京冬奥会黑科技

任务 11.1 热疗应用

课件11.1 热疗应用

案例情景

患者,女,35岁,诊断为混合痔,于昨日上午9时手术,术后患者主诉切口轻度疼痛,切口敷料干燥,无渗血,并于今天16时自排大便一次,质软成型,便后准备用高锰酸钾坐浴。

请思考:①该患者进行高锰酸钾坐浴的目的是什么?②责任护士应该怎样指导患者进行坐浴?

一、热疗的生理效应

热疗可使血管舒张,细胞代谢加快,毛细血管通透性增加。

二、热疗的目的

1.促进炎症的消散和局限　热疗使局部血管扩张,血液循环速度加快,促进组织中毒素及废物的排出;血量增多,白细胞数量增加,吞噬能力增强和新陈代谢加快,营养状态得到改善,使机体局部或全身的抵抗力和修复力增强。炎症早期用热,可促进炎性渗出物吸收与消散;炎症后期用热,可促进白细胞释放蛋白溶解酶,使炎症局限。

2.减轻疼痛　热疗可降低痛觉神经兴奋性,改善血液循环,加速致痛物质和炎性渗出物吸收,解除对神经末梢的刺激和压迫,减轻疼痛。同时,热疗可使肌肉松弛,增强结缔组织伸展性,增加关节的活动范围,减轻肌肉痉挛、僵硬,关节强直所致疼痛。

3.减轻深部组织的充血　热疗使皮肤血管扩张,使平时大量呈闭锁状态的动静脉吻合支开放,皮肤血流量增多。全身循环血量的重新分布能减轻深部组织的充血。

4.保暖与舒适　热疗可使局部血管扩张,促进血液循环,将热带至全身,使体温升高,并使患者感到舒适。适用于年老体弱、早产儿、危重、末梢循环不良患者。

三、影响热疗效果的因素

(一)方式

热疗法分为干热和湿热两大类。干热法具有保温时间较长、不会浸软皮肤、烫伤危险性较小及患者更易耐受等特点。水是一种良好导体,其传导能力及渗透力比空气强,具有不易使患者皮肤干燥、体液丢失较少且患者的主观感觉较好等特点。在同样的温度条件下,湿热的效果优于干热。在临床应用中应根据病变部位和病情特点进行选择,同时注意防止烫伤。

（二）面积

热疗的效果与使用面积成正比。使用面积大，则热疗法效果就较强；反之，则较弱。但使用面积越大，患者的耐受性越差，且会引起全身反应。

（三）时间

热疗的使用有一定的时间要求，在一定时间内其效应随着时间的增加而增强，以达到最好的治疗效果。但如果时间过长，会产生继发效应而抵消治疗效应，甚至引起不良反应，如疼痛、烫伤等。同时热疗时间越长，机体对热的耐受性增强，敏感性则降低。

（四）温度

热疗的温度与机体治疗前体表的温度相差越大，机体对热刺激的反应越强；反之，则越小。另外，环境温度可影响热效应，如室温过低，则散热快，热效应降低。

（五）部位

身体各部位皮肤有厚薄之分，皮肤较厚的区域，如脚底、手心，对热的耐受性大，热疗效果较差；而躯体的皮肤较薄，对热的敏感性高，热疗效果较好。血液循环情况也能影响热疗的效果，血液循环良好的部位，可增强热疗的效果。

（六）个体差异

年龄、性别、身体状况、居住习惯、肤色等差别影响热疗的效应。婴幼儿体温调节中枢功能未成熟，对热的适应能力有限；老年人体温调节功能减退，对热刺激反应的敏感性降低。对热刺激，女性较男性敏感。对昏迷、血液循环障碍、血管硬化、感觉迟钝等患者对热的敏感性降低。长期居住在热带地区者对热的耐受性较强，浅肤色比深肤色对热的反应强烈。

四、热疗的禁忌

1.未明确诊断的急性腹痛　热疗虽能减轻疼痛，但易掩盖病情真相，贻误诊断和治疗，有引发腹膜炎的危险。

2.面部危险三角区的感染　该处血管丰富，且面部静脉无静脉瓣，与颅内海绵窦相通，热疗可使血管扩张，血流增多，导致细菌和毒素进入血循环，促进炎症扩散，造成严重的颅内感染和败血症。

3.各种脏器出血　热疗可使局部血管扩张，增加脏器的血流量和血管通透性而加重出血。

4.软组织损伤或扭伤的初期（48 h 内）　热疗可促进血液循环，加重皮下出血、肿胀、疼痛。

5.其他

（1）心、肝、肾功能不全者。大面积热疗使皮肤血管扩张，减少对内脏器官的血液供应，加重病情。

（2）皮肤湿疹。热疗可加重皮肤受损，使患者增加痒感而不适。

（3）急性炎症反应。如牙龈炎、中耳炎、结膜炎，热疗可使局部温度升高，有利于细菌繁殖使分泌物增多，加重病情。

（4）金属移植物部位。金属是热的良好导体，用热易造成烫伤。

（5）恶性病变部位。热疗可使正常与异常细胞加速新陈代谢而加重病情，还可促进血液循环而使肿瘤扩散、转移。

（6）麻痹、感觉异常者慎用。

五、热疗的方法

（一）干热疗法

热水袋的使用

【目的】

保暖、解痉、镇痛、舒适。

【评估】

1.患者年龄、病情、治疗情况、意识状态。

2.患者的局部皮肤情况，如颜色、温度、有无硬结、淤血，有无伤口、感觉障碍及对热的耐受程度。

3.患者的心理状态、活动能力及配合程度。

【计划】

1.护理目标

（1）患者理解操作目的，熟悉热水袋的使用方法。

（2）患者疼痛缓解，身心舒适。

2.用物

（1）治疗盘内放热水袋及套、水温计、大毛巾（必要时）。

（2）水罐（盛放热水）。

【操作过程】

1.评估患者，解释操作目的。测量水温，调节温度至60~70 ℃。对昏迷、局部感觉迟钝、麻醉未清醒、小儿、老年患者，水温应低于50 ℃。

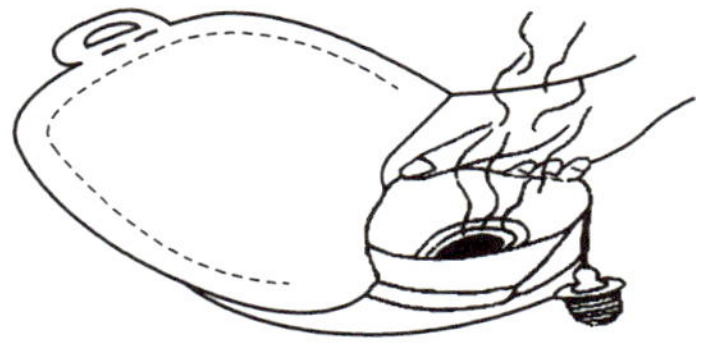

图 11.1　热水袋

2.放平热水袋，去塞，一手持热水袋口边缘，一手灌水（图 11.1）至 2/3~1/2 袋（如敷在炎症部位，只宜灌入 1/3 袋，以免压力过大引起疼痛）。驱气，拧紧塞子、擦干，然后倒提热水袋，检查是否漏水，最后装入套中，把带子系牢，放于所需部位。

3.用毕将水倒净，倒挂，晾干后吹气旋紧塞子，存放阴凉处保存。热水袋套放入污衣袋送洗。

【注意事项】

1.忌用冰袋代替热水袋使用，以免袋口漏水烫伤患者。

2.婴幼儿，老年人，昏迷、肢体麻痹的患者使用热水袋时，温度应在 50 ℃以内，以防烫伤。

3.严格执行交接班制度，经常观察患者皮肤颜色，如发现皮肤潮红，应立即停止使用，并在局部涂上凡士林以保护皮肤，若要持续使用热水袋时，应根据情况及时更换热水。

【评价】

1.患者感觉温暖、舒适，局部皮肤无烫伤，达到热水袋使用的目的。患者或家属会正确使用热水袋。

2.护士操作熟练，动作轻巧。

3.护士能与患者或家属有效沟通，得到理解与配合。

烤灯的使用

【目的】

消炎、镇痛、解痉，促进创面干燥结痂及肉芽组织生长。

【评估】

1.患者年龄、病情、治疗情况、意识状态。

2.患者的局部皮肤情况，有无伤口、感觉障碍及对热的耐受程度。

3.患者的心理状态、活动能力及配合程度。

【计划】

1.护理目标

(1)患者理解操作目的和注意事项。

(2)患者感觉症状有所缓解，未出现不适。

2.用物准备　烤灯(图 11.2)，必要时备屏风。

【操作过程】

1.向患者解释取得合作。

2.暴露治疗部位，必要时用屏风遮挡。

3.移动灯头到治疗部位斜上方或侧方，有保护罩的灯头可以垂直照射。

4.调节灯距，一般灯距为 30~50 cm。注意温度，操作者用手试温感，以温热感为宜，防止烫伤。

5.每次照射 20~30 min，照射完毕，休息 15 min 后再离开治疗室，以防感冒。(体现关爱患者)

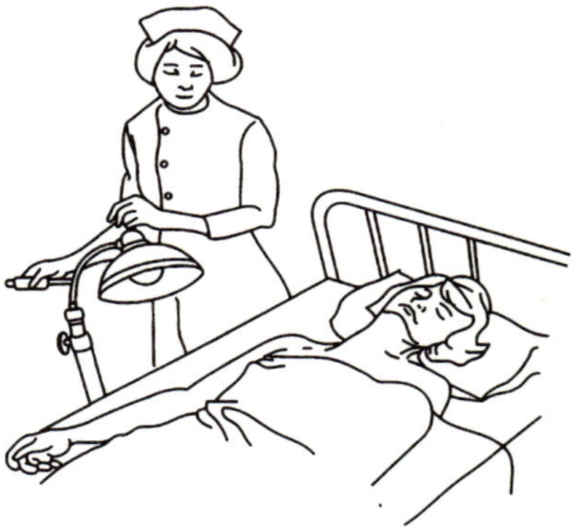

图 11.2　烤灯的使用

【注意事项】

1.治疗中应注意观察病情，如患者发热、心悸、头晕等不适或照射部位皮肤出现紫红色应立即停止照射，并在发红处涂凡士林保护皮肤。

2.红外线多次治疗后，治疗部位皮肤可出现网状红斑、色素沉着。

3.烤灯距离治疗部位 30~50 cm，每次照射时间 20~30 min。

4.治疗完毕，嘱患者在室内休息 15 min 后方可外出，防止感冒。

5.意识不清、局部感觉障碍、血液循环障碍、瘢痕者，治疗时应专人守护，加大灯距，以防止烫伤。

6.使用时避免触摸灯泡，或用布覆盖烤灯，以免发生烫伤及火灾。

【评价】

1.患者感觉温暖、舒适，局部皮肤无烫伤，达到烤灯使用的目的。

2.护士操作熟练，动作轻巧。

3.护士能与患者或家属有效沟通，得到理解与配合。

（二）湿热疗法

热湿敷法

【目的】

解痉、消炎、消肿、止痛。

【评估】

1.患者年龄、病情、治疗情况、意识状态。

2.患者的局部皮肤情况，有无伤口、感觉障碍及对热的耐受程度。

3.患者的心理状态、活动能力及配合程度。

【计划】

1.护理目标

（1）患者感觉安全、舒适，未出现不适。

（2）患者理解操作目的，能主动配合。

2.用物准备

（1）治疗盘内放敷布（大于患处面积）两块、长钳两把、凡士林、小橡胶单、治疗巾、棉签、棉垫、塑料纸、纱布、水温计。如有伤口另备换药用物。

（2）小盆（盛放热水，水温为 50~60 ℃）、热水瓶或电炉。

（3）必要时备大毛巾、热水袋、屏风。

【操作过程】

1.洗手，备齐用物携至床旁，向患者解释取得配合，必要时用屏风遮挡患者。

2.暴露治疗部位，垫防污垫，以保护床单，局部涂凡士林（其范围要大于热敷面积），盖上一层纱布。

3.用镊（钳）拧干敷布（以不滴水为度）（图 11.3），抖开，放于手腕掌侧面试温，不烫手方可轻轻敷于患处，上盖塑料纸及棉垫。如患者感觉过热，可揭开敷布的一角散热。

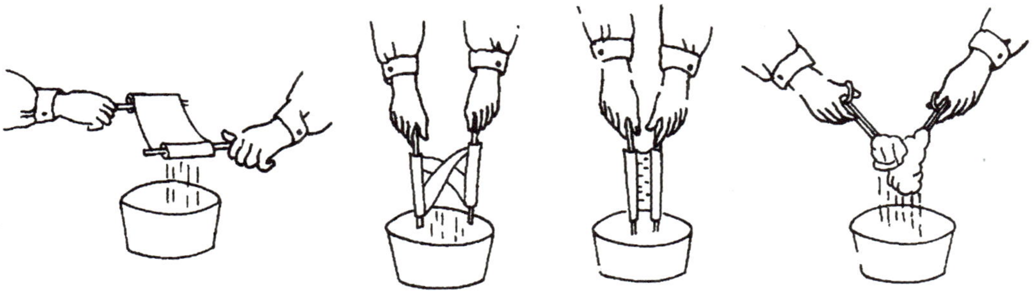

图 11.3　拧敷布法

4.每 3~5 min 更换一次敷布。在患部无忌压的情况下，可用热水袋放于棉垫上并用大毛巾包裹以维持温度。一般热敷持续时间为 15~20 min。

5.热敷毕，以纱布擦去凡士林，盖好治疗部位。

6.整理床单位，清理用物。

7.洗手，记录。

【注意事项】

1.对有伤口部位热敷应按无菌操作，治疗后按外科换药法处理伤口。

2.热湿敷过程中随时与患者交流并检查敷布的温度及患者皮肤颜色，每 3~5 min 更换一次敷布，维持适当的温度。

3.若患者需要进行热敷的部位对压力无禁忌，可在敷布之上先放置热水袋，再盖上大毛巾，以保持温度。

4.进行面部热湿敷时，应嘱患者在室内休息 30 min 后方可外出，防止感冒。

【评价】

1.患者感觉温暖、舒适，局部皮肤无烫伤、无感染发生，达到热湿敷的目的。

2.护士无菌观念强，操作熟练，动作轻巧。

3.护士能与患者或家属有效沟通，得到理解与配合。

热水坐浴

【目的】

减轻局部疼痛、水肿、炎症，使患者清洁、舒适。用于会阴、肛门、外生殖器疾患及盆腔充血、水肿、炎症、疼痛。

【评估】

1.患者年龄、病情、治疗情况、意识状态。

2.患者的局部皮肤情况、有无伤口、感觉障碍及对热的耐受程度。

3.患者的心理状态、活动能力及配合程度。

【计划】

1.护理目标

(1)患者理解操作目的，能主动配合操作。

(2)在操作过程中患者病情稳定，未诉不适。

2.用物　坐浴椅(图 11.4)、消毒坐浴盆(图 11.5)、坐浴溶液遵医嘱(如 1∶5 000 高锰酸钾溶液)、水温计、浴巾、无菌纱布、屏风，必要时备换药用物。

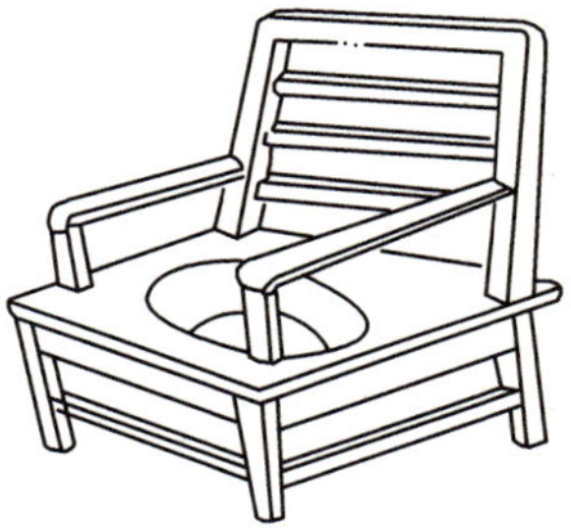

图 11.4　坐浴椅

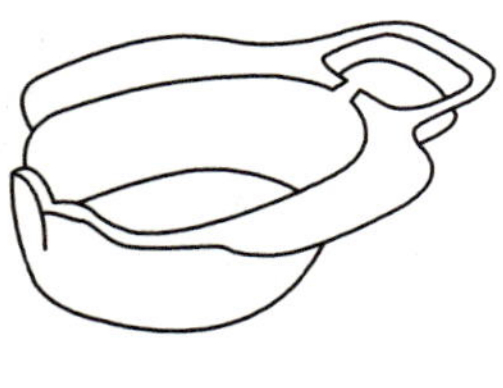

图 11.5　坐浴盆

【操作过程】

1.核对医嘱，携用物至患者床旁，核对患者床号、姓名、住院号等，评估患者。

2.协助患者排便、排尿，洗净双手。

3.根据医嘱配制药液并置于坐浴盆内 1/2 满，水温调至 40~45 ℃。

4.用隔帘或屏风遮挡患者，协助患者脱裤至膝部，先用纱布蘸拭，使臀部皮肤适应水温后再慢慢坐入浴盆，臀部要全部浸入水中，保持舒适坐姿；腿部用大毛巾遮盖，随时调节水温。添加热水时嘱患者偏离浴盆，防止烫伤。

5.坐浴时间一般为 15~20 min，坐浴结束后用纱布擦干臀部，协助穿好裤子，嘱患者卧床休息，整理用物。

6.洗手,记录。

【注意事项】

1.热水坐浴前嘱患者先排尿、排便,坐浴时热水可刺激会阴部、肛门,容易引起排尿、排便反射。

2.会阴、肛门部位有伤口者坐浴时应备无菌浴盆和溶液,执行无菌操作,坐浴后按外科换药法处理伤口。

3.坐浴过程中注意患者安全,随时观察患者面色、呼吸和脉搏,如诉头晕、乏力、心慌等不适应立即停止坐浴,扶其上床休息,并观察病情变化。

4.女性患者月经期、妊娠后期、产后两周内、阴道出血和盆腔急性炎症等均不宜坐浴,以免引起感染。

【评价】

1.患者感觉舒适,局部皮肤无烫伤,热水坐浴后,局部炎症和疼痛减轻,达到热水坐浴的效果。

2.护士操作熟练,动作轻巧。

3.护士能与患者或家属有效沟通,得到理解与配合。

温水浸泡法

【目的】

消炎、镇痛,清洁、消毒伤口。

【评估】

1.患者年龄、病情、治疗情况、意识状态。

2.患者的局部皮肤情况、有无伤口、感觉障碍及对热的耐受程度。

3.患者的心理状态、活动能力及配合程度。

【计划】

1.护理目标

(1)患者理解操作目的,能主动配合操作。

(2)在操作过程中患者病情稳定,未诉不适。

2.用物

(1)治疗车上层:治疗盘内长镊子、纱布、药物(遵医嘱)、水温计。治疗盘外备浸泡盆(盆内盛43~46 ℃热水),手消毒剂,必要时备换药用物。

(2)治疗车下层:生活垃圾桶、医用垃圾桶。

【操作过程】

1.核对解释:备齐用物携至患者床旁,核对、解释,取得合作。

2.安置患者:协助患者取舒适卧位,暴露浸泡部位。

3.配制药液:将配制药液置于浸泡盆内至1/2满,调节水温达40~45 ℃。

4.协助浸泡:将患者肢体慢慢浸泡于盆中,必要时用纱布轻轻擦拭创面,使创面清洁。浸泡时间一般为15~20 min。

5.密切观察:观察患者局部皮肤情况,有无发红、疼痛等反应。

6.整理记录:浸泡完毕,撤除用物,擦干浸泡肢体;协助患者取舒适卧位,整理床单位;处理用物,洗手,记录。

【注意事项】

1.有伤口者应执行无菌操作并按外科换药法处理伤口。

2.浸泡过程中随时观察局部皮肤情况，若局部出现发红、疼痛等应立即停止浸泡并给予相应处理。

【评价】

1.患者感觉舒适，局部皮肤无烫伤，浸泡后局部炎症和疼痛减轻。

2.护士无菌观念强，操作熟练，动作轻巧。

3.护士能与患者或家属有效沟通，得到理解与配合。

（焦普生）

化学加热袋及磁垫疗

课件11.2 冷疗应用

任务 11.2 冷疗应用

案例情景

护士在值班时接收了一位"肺炎链球菌"患者，23 岁，期间发现患者呼吸急促，呼吸 26 次/min，脉搏 128 次/min，体温 39.8 ℃，遂汇报医生，医生开出医嘱让小肖为患者乙醇擦浴。

请思考：①乙醇擦浴的目的是什么？②为该患者擦浴时为什么要在头部置冰袋和足部置热水袋？何时可以取下冰袋？③擦浴过程中在哪些部位应适当延长拍拭时间？哪些部位禁忌拍拭？

一、冷疗的生理效应

冷疗可使细胞代谢减少，需氧量减少；局部血管收缩；毛细血管通透性降低；血液、淋巴液流动减慢；体温下降；神经传导速度减慢；血液黏滞度增加等。

二、冷疗的目的

1.减轻局部出血　冷疗可使局部血管收缩，血流减慢，血液的黏稠度增加，有利于血液凝固而控制出血。适用于扁桃体摘除术后、鼻衄、局部软组织损伤的初期。

2.减轻组织的肿胀和疼痛　冷疗可抑制细胞的活动，减慢神经冲动的传导，降低神经末梢的敏感性而减轻疼痛；使血管收缩，血管壁的通透性降低，渗出减少，减轻组织肿胀压迫神经末梢引起的疼痛。适用于急性损伤初期、牙痛、烫伤等。

3.控制炎症扩散　冷疗使局部血流减少，降低细胞的新陈代谢和细菌的活力，限制炎症的扩散。适用于炎症早期。

4.降低体温　冷物质直接与皮肤接触，通过传导与蒸发的物理作用，使体温降低。适用于高热、中暑等。

三、影响冷疗效果的因素

1.方式　冷疗方式有湿冷和干冷两种。水是良好导体，其传导能力及渗透力比空气强，同样的温度，湿冷效果优于干冷。

2.面积　冷疗的效果与冷疗面积成正比。冷疗面积越大，影响越大，反应越强；反之，则较弱。但要注意使用面积越大，患者的耐受性越差，易引起不良反应，应特别注意观察。

3.时间　冷疗在一定时间内其效应是随着时间的增加而增强，以达到最大的治疗效果。但如果时间过长，则会产生继发效应而抵消治疗效应，甚至引起不良反应，如疼痛、皮肤苍白、冻伤等。同时，冷疗时间越长，机体对冷的耐受性也就增强，敏感性则降低。

4.温度　冷疗时的温度与体表的温度相差越大，机体对冷刺激的反应越强；反之，则越小。另外，环境温度可以影响冷效应，如室温过高，则散热慢，冷效应降低。

5.部位　身体各部位皮肤有厚薄之分，皮肤较厚的区域，如脚底、手心，对冷的耐受性大，冷疗效果较差；而躯体的皮肤较薄，对冷的敏感性高，冷疗效果较好。血液循环情况也能影响冷疗的效果，血液循环良好的部位，可增强冷疗的效果。临床上为高热患者物理降温，将冰袋、冰囊放置在颈部、腋下、腹股沟等体表大血管流经处，以增加散热。此外，不同深度的皮肤对冷的反应也不同，皮肤浅层，冷觉感受器较温觉感受器浅表且数量多，浅层皮肤对冷较敏感。

6.个体差异　个体年龄、性别、身体状况、居住习惯、肤色等差别影响冷疗的效应。婴幼儿体温调节中枢功能未成熟，对冷的适应能力有限；老年人体温调节功能减退，对冷刺激反应的敏感性降低；身体虚弱、意识不清、昏迷、感觉迟钝、麻痹或血液循环受阻的患者，对冷刺激的敏感性降低，尤其要注意防止烫伤与冻伤；女性对冷刺激较男性敏感；长期居住寒冷地区者对冷的耐受性较强；浅肤色比深肤色对冷的反应强烈。

四、冷疗的禁忌证（培养良好的职业素养）

1.血液循环障碍　见于大面积受损、全身微循环障碍、休克、周围血管病变、动脉硬化、糖尿病、水肿等患者，循环不良，组织营养不足，使用冷疗，将进一步使血管收缩，加重血液循环障碍，导致局部组织缺血缺氧而变性坏死。

2.慢性炎症或深部化脓病灶　冷疗使局部血流量减少，妨碍炎症的吸收。

3.组织损伤、破裂　冷疗使血液循环障碍加重，增加组织损伤，且影响伤口愈合。尤其大范围组织损伤，应绝对禁止。

4.对冷过敏　因冷疗而出现过敏症状，如红斑、荨麻疹、关节疼痛、肌肉痉挛等。

5.冷疗的禁忌部位

（1）枕后、耳廓、阴囊处。以防引起冻伤。

（2）心前区。以防引起反射性心率减慢、心房或心室纤颤、房室传导阻滞。

（3）腹部。以防腹泻。

（4）足底。以防反射性末梢血管收缩而影响散热或引起一过性冠状动脉收缩。

6.昏迷、感觉异常、年老体弱者慎用。

五、冷疗的方法

（一）局部冷疗法

冰袋（冰囊）的使用

【目的】

降温、止血、镇痛、消炎。

【评估】

1.患者的年龄、病情、体温、治疗情况、意识状态。

2.患者的局部皮肤情况、循环状况，对冷的耐受度，有无感觉障碍等。

3.患者的心理状态、活动能力及配合程度。

【计划】

1.护理目标

(1)患者理解操作目的，能配合操作。

(2)患者病情缓解，感觉舒适。

2.用物准备　冰袋(图 11.6)及布套、冰块、盆、水、锤子、帆布袋、脸盆、冰匙。

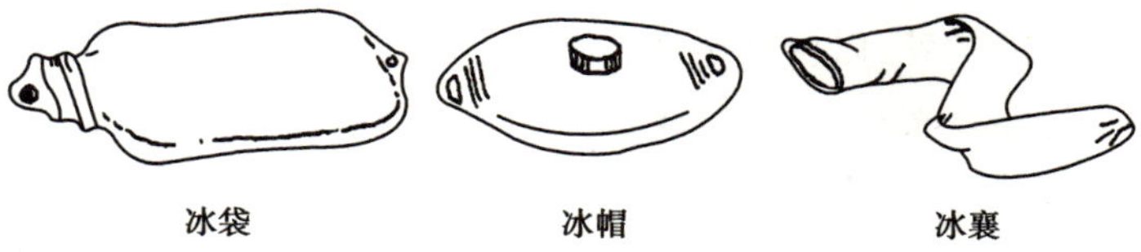

图 11.6　冰袋、冰帽、冰囊

【操作过程】

1.冰块装入帆布袋内，用锤子敲碎成小块，放入盆内用水冲去棱角，以防患者不适和损坏冰袋。

2.冰袋装冰约半袋后，将冰袋平放于桌上，提高袋口，用另一手轻压袋身，以排出袋内气体，然后塞严或扎紧袋口，擦干冰袋表面的水，倒提，检查无漏水后装入套内。

3.携用物至床旁，核对并解释。

4.置冰袋于冷疗部位，若为退热则放于体表大血管处(图 11.7)(颈部、腋窝、腹股沟等)和前额部(图 11.8)。

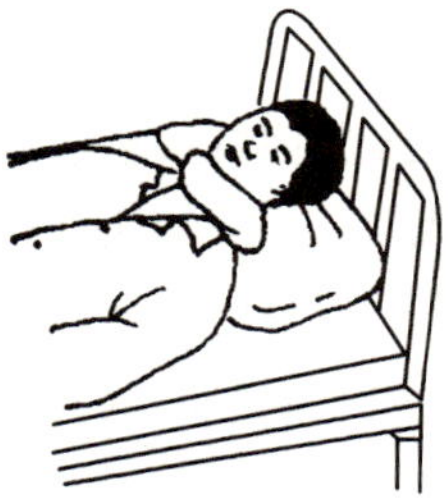

图 11.7　冰囊置于颈部

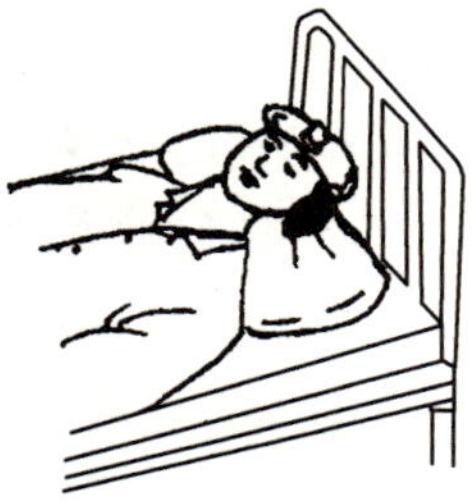

图 11.8　冰袋置于前额

5.观察效果与反应。

6.治疗时间不超过 30 min。如为降温，使用后 30 min 测体温，体温降至 39.0 ℃以下时，取下冰袋。

7.清理用物。(强调养成良好的工作习惯)

8.记录使用部位、时间、效果、反应，降温后的体温绘制在体温单上。

【注意事项】

1.注意观察患者局部皮肤变化，每 10 min 查看一次局部皮肤颜色，如出现苍白、青紫、麻木等情况应立即停止冷疗并给予相应处理。

2.高热患者降温时，用冷 30 min 后应测量体温并记录，当体温降至 39.0 ℃以下可停止用冷。

3.用冷的时间正确，最长不超过 30 min，需长时间冷疗者应休息 1 h 后再重复使用，以防发生不良反应。

4.冷疗过程中应随时观察并检查冰袋是否夹紧，有无发生漏水。冰块完全融化时，应立即更换并保持布袋的干燥。

【评价】

1.患者无冻伤、无不良反应，达到冷疗目的。

2.护士操作熟练，动作轻巧。

3.护士能与患者或家属有效沟通，得到理解与配合。

冷湿敷法

冰帽（冰槽）的使用

【目的】

头部降温，预防脑水肿，减轻脑细胞损害。

【评估】

1.患者的年龄、病情、治疗情况、意识状态。

2.患者头部状况。

3.患者的心理状态、活动能力及配合程度。

【计划】

1.护理目标　同冰袋使用。

2.用物准备　治疗盘内放冰帽或冰槽、冰块、盆、水、锤子、帆布袋、不脱脂棉花、海绵3块、肛表、盛水桶、凡士林纱布。

【操作过程】

1.将冰块放入冰帽或冰槽内。

2.备齐用物至床边。

3.核对并解释。

4.将患者头部置于冰帽内（图11.9），后颈部、双耳廓垫海绵，排水管放于水桶内。

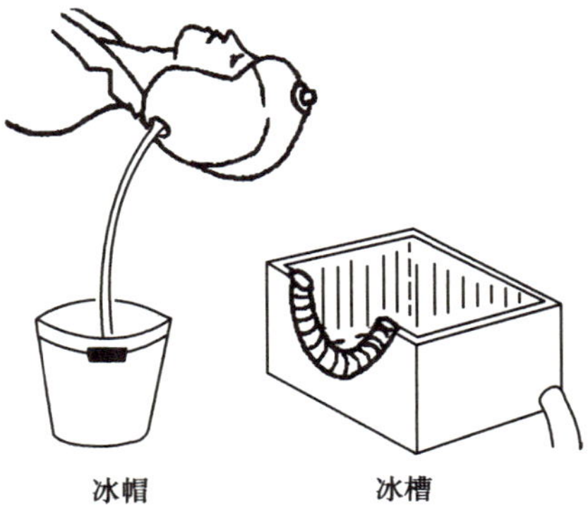

图11.9　冰帽

5.若冰槽降温，双耳塞不脱脂棉球，双眼覆盖凡士林纱布。

6.给患者测量肛温，随时观察体温情况，使其肛温保持在33.0 ℃左右。

7.观察记录。

8.清理用物。

【注意事项】

1.密切观察患者病情、体温及心率变化，防止发生心房纤维性颤动或房室传导阻滞等。每30 min测一次生命体征，肛温不能低于30.0 ℃。

2.观察头部皮肤变化，每 10 min 查看一次局部皮肤颜色，尤其注意患者耳廓部位有无发紫、麻木及冻伤发生。

3.用冷时间不可超过 30 min，如需再使用，应休息 1 h，让局部组织复原后再重复使用，以防发生不良反应。

【评价】

1.患者无冻伤、无不良反应，达到冷疗目的。

2.护士操作熟练，动作轻巧。

3.护士能与患者或家属有效沟通，得到理解与配合。

（二）全身冷疗法

乙醇擦浴或温水擦浴

【目的】

全身用冷，为高热患者降温。

【评估】

1.患者年龄、病情、治疗情况、意识状态及有无乙醇过敏史。

2.擦浴前体温及皮肤状况，循环状况，对冷的耐受度，有无感觉障碍等。

3.患者的心理状态、活动能力及配合程度。

【计划】

1.护理目标

（1）患者理解操作目的，能主动配合。

（2）操作过程中患者未出现不适，症状有所缓解。

2.用物

（1）治疗盘内放治疗碗（内盛 25%～35%乙醇 200～300 mL，温度 30 ℃左右）、水温计、小毛巾两条、大毛巾 1 条、衣裤一套、冰袋（内装冰块）及套、热水袋（内装温度适宜热水）及套。

（2）温水擦浴另备脸盆（内盛 32～34 ℃温水 2/3 盆）。

（3）屏风和便器。

【操作过程】

1.备齐用物至床旁，向患者解释并请配合，用屏风遮挡患者。

2.关门窗，冬季调节室温至 21～24 ℃，松开盖被，需要时给予便器。

3.为患者脱去上衣并解松裤带，置冰袋于患者头部，以助降温，防止擦浴时体表血管收缩，血液集中到头部，引起充血而使患者头痛。置热水袋于足底，使患者间接减少头部充血。

4.露出一侧上肢，下垫大毛巾。操作者将浸过乙醇的小毛巾拧至半干，缠绕于手上成手套状，以离心方向擦拭。自颈部（侧面）沿上臂外侧擦至手背，再自侧胸经腋窝沿上臂内侧至手掌。同法擦另一侧，每侧上肢各擦 3 min。

5.协助患者侧卧，背向护士（病情较重者面向护士），下垫大毛巾，从第 7 颈椎下开始向下擦拭至骶尾部，然后从右肩胛下经腰部擦拭至臀部，再从左肩胛下经腰部向下擦拭至臀部，共 3 min。擦毕助患者穿好上衣，平卧并褪下裤子。

6.露出一侧下肢，下垫大毛巾，自髋部沿大腿外侧擦至足背，再从腹股沟沿大腿内侧擦至内踝，自股下经腘窝擦至足跟。同法擦另一侧，每侧下肢各擦 3 min。

7.穿好裤子，移去热水袋，盖好盖被，整理病床单位和用物。

8.半小时后测量体温，并记录于体温单上，如体温降至 39.0 ℃以下，应取下头部冰袋，助患者取舒适卧位。

【注意事项】

1.擦浴过程中，注意观察局部皮肤情况及患者反应，重点观察皮肤表面有无发红、出血点，如患者出现寒战、面色苍白、脉搏及呼吸异常等应立即停止操作，报告医生给予处理。

2.禁忌拍拭胸前区、腹部、后颈、足心等部位，以免引起不良反应。

3.乙醇刺激性强，不可用于血液病患者及婴幼儿。

4.擦浴时以拍拭（轻拍）方式进行，不能用摩擦方式，避免摩擦生热。

【评价】

1.患者无畏冷、寒战、不适等不良反应。30 min 后体温有所下降，达到乙醇或温水擦浴法的目的。

2.护士操作熟练，动作轻巧。

3.护士能与患者或家属有效沟通，得到理解与配合。

（焦普生）

冷疗敷料法

项目11习题

项目12 给药技术

【素质目标】

1.严格无菌操作、查对制度和消毒隔离制度。
2.具有较好的人际沟通能力和团队协作意识。
3.具有较强的服务意识，关心爱护患者。
4.热爱学习，具有慎独精神和创新意识。

▶▷ 知识目标

1. 了解药物的种类、领取和保管方法。
2. 了解影响药物作用的因素。
3. 了解吸入给药的目的和常用药物。
4. 熟悉给药的基本原则和途径。
5. 熟悉输液的原理、目的，常用溶液的种类和常用输液部位。
6. 熟悉输血的目的、血液制品的种类、自体输血。
7. 掌握注射的原则和方法。
8. 掌握青霉素、头孢菌素、链霉素、TAT、普鲁卡因、碘过敏反应的临床表现及预防措施。
9. 掌握常见输液反应发生的原因、症状及处理方法。
10. 掌握常见输血反应发生的原因、症状及预防措施。

▶▷ 能力目标

1. 能正确摆药、发药，并指导患者正确用药。
2. 能遵医嘱正确实施雾化吸入疗法。
3. 能遵医嘱正确配制常见皮试液，正确实施皮内注射并判断皮试结果。
4. 能遵医嘱正确实施皮下注射法。
5. 能遵医嘱正确实施肌内注射法。
6. 能遵医嘱正确为患者实施静脉输液。
7. 能遵医嘱正确为患者实施静脉输血。

给药是临床护理工作重要的一环，是护士的工作职责之一，给药技术是护士必须掌握的技能。护士不仅要认真评估患者的生理、心理、社会等方面的问题，熟练运用药物知识给患者实施药物治疗，确保患者准确、安全、有效用药，还应具备常用药物的基本知识，指导患者安全用药，并及时观察药物疗效和不良反应。

课程思政
一生倾情青蒿素

课件12.1
给药基本知识

任务12.1　给药基本知识

一、药物的种类、领取和保管

(一)药物的种类

药物根据其性质和作用途径的不同分为：

1.内服药　溶液、合剂、酊剂、片剂、丸剂、胶囊、散剂、纸型等。

2.注射药　水剂、油剂、粉剂、结晶、混悬液等。

3.外用药　溶液、软膏、酊剂、粉剂、搽剂、滴剂、栓剂、洗剂、涂膜剂等。

4.新颖剂型　粘贴敷片、植入慢溶药片、胰岛素泵等。

(二)药物的领取

1.病区设有药柜，存放一定基数的常用药物，由专人负责，按期根据消耗量填写领药本，到药房领取补充。

2.患者使用的贵重药或特殊药物，凭医师处方领取。

3.剧毒药、麻醉药病区内有固定数，用后凭医师的处方领取补充。

(三)药物的保管

1.药柜应放在通风、干燥、光线明亮处，避免阳光直射，保持清洁，专人负责，定期检查药品质量，确保安全。

2.药品按内服、外用、注射、剧毒等分类放置，并按有效期的先后有计划地使用，以免失效。剧毒麻醉药应有明显标记，加锁保管，每班交接。

3.药品贴有明显的标签，注明药品名称、剂量、浓度。内服药用蓝色边标签，外用药用红色边标签，剧毒麻醉药用黑色边标签，标签脱落或辨认不清应及时处理。

4.药品如有沉淀、浑浊、异味、变色、潮解、变质等，立即停止使用。

5.根据药物不同性质，分别保存。

(1)遇热易破坏的药物，应置于干燥阴凉处或冷藏于2~10 ℃的冰箱内，如疫苗、免疫球蛋白、青霉素皮试液等。

(2)易挥发、潮解、风化的药物以及芳香性药物均须装瓶盖紧保存，如乙醇、过氧乙酸、酵母片、糖衣片等。

(3)易燃易爆的药物，须密闭并单独存放于阴凉低温处，远离明火，以防意外，如环氧乙烷、乙醚、乙醇等。

(4)易氧化和遇光变质的药物，应装在深色密盖瓶中，或放在黑纸遮光的纸盒内，置于阴凉处，如维生素C、氨茶碱、盐酸肾上腺素等。

(5)患者个人专用药，单独存放，注明床号、姓名。

二、给药原则

（一）根据医嘱给药

给药是一种非独立性的护理操作，给药中护士必须严格按医嘱执行，不得擅自更改，对有疑问的医嘱，应了解清楚后方可给药，避免盲目执行。

（二）严格执行查对制度

1.三查　操作前、操作中、操作后查。

2.七对　对床号、姓名、药名、浓度、剂量、用法、时间。

（三）准确给予药物

严格执行操作规程，做到患者正确、药物正确、剂量正确、途径正确、时间正确（此处应强调 5 个正确的重要性，也是慎独精神重要的体现）；给药前向患者解释，取得合作；药物备好后及时分发使用，避免久置引起药物污染或药物效价降低；给予相应的用药指导，提高自我合理用药的能力；对易发生过敏反应的药物，使用前应了解过敏史，必要时做过敏试验，使用中加强观察。

（四）采取加强药效的措施

用药中采取适当措施，以加强疗效，减少和预防不良反应。例如，对胃黏膜有刺激的药物应饭后服；对牙齿有腐蚀作用或使牙齿染色的药物应用吸管吸服。

（五）密切观察用药后的反应

用药后注意观察药物疗效和不良反应，作好记录。

三、给药途径

给药途径通常根据药物的性质、剂型，机体组织对药物的吸收情况和治疗需要而定。常用的给药途径有口服、舌下含服、吸入、外敷、阴道给药、直肠给药以及注射（皮内、皮下、肌内、静脉注射）等。除动、静脉注射药液直接进入血液循环外，其他药物均有一个吸收过程，吸收顺序依次为吸入>舌下含服>肌内注射>皮下注射>直肠>阴道给药>口服>皮肤。

医院常用外文缩写与中文译意

四、给药的次数与时间

给药次数与时间取决于药物的半衰期，以能维持药物在血液中的有效浓度为最佳选择，同时考虑药物的特性及人体的生理节奏。医院常用给药的外文缩写与中文译意见二维码链接。

五、影响药物作用的因素

（一）药物方面

药物在人体内必须经过吸收、分布、代谢、排泄，在血浆中达到一定浓度，才能到达作用部位产生作用。药物的吸收与药效产生的快慢有关，而分布、代谢与排泄可决定药物作用时间的长短。药物的吸收与药物的剂型、给药方法、给药时间以及是否联合用药有关。

1.药物用量　药物在使用中具有特定的量效关系，准确的剂量是药物起效的关键，要注意把握。

2.药物剂型　剂型影响药物在体内的代谢过程，决定药物的吸收量和速度，从而影响药物作用的快慢和强弱。

3.给药途径　根据患者的病情、药物的理化性质、剂量和作用目的选择给药途径。

（二）机体方面

1.患者的生理因素

（1）年龄与体重：通常所说的“常用量”是针对 14~60 岁的人而言。儿童和老年人对药物的反应与成人不同。小儿组织血流量充足，血脑屏障不完善，肝肾功能等发育尚不健全，对药物的敏感性较成人高。老年人肝肾等器官功能衰退，使药物的代谢和排泄减慢，对药物的耐受性降低。儿童和老年人的用药剂量均应酌减。

（2）性别：性别不同对药物的反应无明显差别，女性在用药时要考虑其特殊生理状况，如妊娠期、哺乳期等要慎重用药。

2.病理因素　疾病可影响机体对药物的敏感性，也可影响药物在体内的过程，从而影响药物的效应，如肝肾功能受损者，药物代谢排泄慢，易致药物中毒。

3.心理因素

（1）动机因素：患者是否积极主动地接受治疗，可影响患者是否按时服药。

（2）治疗态度：积极的治疗态度和坚定的信心，可增加药物的疗效；反之，可降低疗效或无效。

（3）药物依赖程度：形成药物依赖的原因很多，有身体方面的因素，也有心理方面的因素，这里主要指心理上的依赖。

（4）认知程度：患者对药物计划了解的程度将影响其参与和配合治疗的行为。

（5）支持系统：在患者服药困难时，其信任的亲人、朋友或医护人员及时给予关心、帮助和支持，以增强患者坚持服药的信心。

（三）饮食方面

1.促进药物吸收、增强疗效　如粗纤维食物可促进肠蠕动，增强驱虫剂的疗效。

2.干扰药物吸收、降低疗效　如菠菜中的草酸可与钙结合形成草酸钙而影响钙剂的吸收。

3.改变尿液 pH 值影响疗效　动物脂肪在体内代谢产生酸性物质，豆制品和蔬菜在体内代谢产生碳酸氢盐，它们排出时影响尿液 pH，从而影响药效，如氨苄西林、呋喃旦啶在酸性尿液中杀菌力强。用此类药物治疗泌尿系统感染时宜多食荤菜，使尿偏酸，增强抗菌作用。而应用氨基苷类、磺胺类药物时，宜多食素食，以碱化尿液，增强疗效。

新型制剂

（何见平）

任务 12.2　口服给药法

课件12.2 口服给药法

案例情景

张某，女，20 岁，诉头痛，咽部肿痛，鼻塞，咳嗽，发热，全身酸胀，体检：体温 38.0 ℃，脉搏 80 次/min，呼吸 20 次/min，血压 100/80 mmHg，双肺未闻及啰音，以“上呼吸道感染”收入院。医嘱：头孢氨苄缓释胶囊，2 片/次，bid；肺力咳胶囊 2 粒/次 tid；止咳糖浆每次 5 mL tid。作为责任护士如何执行医嘱给患者用药？

口服给药是指药物经口服后被胃肠道吸收入血，可起到局部作用或全身作用，是最常用、最方便、又较安全的给药方法。具有给药方式简便、不直接损伤皮肤或黏膜、药品生产成本较低、价格相对较低廉等优点，能口服给药者不选注射给药。但口服给药吸收慢，不适于急救，对意识不清、呕吐不止、禁食等患者不宜用此法给药。

【目的】

1.减轻症状、治疗疾病。

2.维持正常生理功能。

3.协助诊断、预防疾病。

【评估】

1.患者病情及治疗情况。

2.患者是否适合口服给药，有无口腔、食管疾病，有无吞咽困难及呕吐。

3.患者服药的自理能力，对口服给药的了解、认识和合作程度。

【计划】

1.护理目标

(1)患者理解操作目的，能积极配合治疗。

(2)患者症状缓解，未出现与口服给药有关的不良反应。

2.用物准备　服药本、小药卡、药盘、药杯、药匙、量杯、滴管、研钵、湿纱布、包药纸、饮水管、治疗巾、水壶(内盛温开水)。

【操作过程】

1.摆药

(1)洗手，戴口罩、备齐用物。

(2)核对药卡与服药本，按床号顺序将小药卡插入药盘内，放好药杯。对照服药本上床号、姓名、药名、浓度、剂量、时间进行配药。

(3)按查对制度摆药。先摆固体药物，后摆水剂及油剂。粉剂药物和含片应用纸包好。若使用单一剂量包装药品，则在发药给患者时拆开。对婴幼儿、鼻饲或上消化道出血的患者，应将药片碾碎。

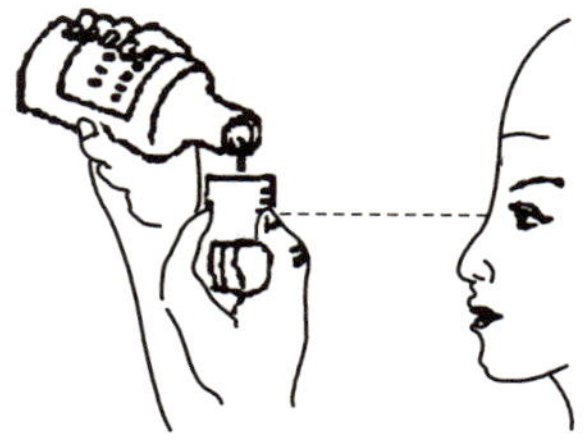

图 12.1　倒药液法

(4)摆片剂时，用药匙取药。摆水剂时应用量杯计量。摆水剂或混悬剂时，先将药液摇匀，一手持量杯，拇指置于所需刻度，并使其刻度与视线平；另一手将药瓶标签面朝上，倒药液至所需刻度处(图 12.1)。倒毕，以湿纱布擦净瓶口，药瓶放回原位。如同时服用几种液体制剂，应分别倒入数个杯子中。量取不同种类药液时，应先洗净量杯再量取。

(5)油剂、按滴计算的药液或药量不足 1 mL 时，须用滴管计量。以滴为单位，1 mL 为 15 滴。先于药杯内置少量冷开水再滴入所需药液，以免药液附着杯壁影响药量的准确性。

(6)摆药完毕，将药品归还原处，请另外一名护士重新核对一遍，盖上治疗巾，准备发药。

2.发药

(1)洗手，携带服药本，备温开水，送药至患者床前，核对床号、姓名、药名、剂量、浓度、时间、方法。

(2)协助患者取舒适体位，解释用药目的，协助患者服药。如患者同时服用两种以上药物时应一次从药盘取出，以免发生差错。发药时，应确认患者将药服下，然后收回药杯离开。如患者提出疑问，应重新核查，无误后方给患者服下。

(3)对服药自理有困难的患者提供必要的帮助，如对婴幼儿或危重患者，应予喂药。为患儿喂药时，应将其抱起，颏下垫小毛巾，用小匙盛药，从患儿嘴角徐徐喂下。如患儿不合作，可用小匙轻轻压住舌头一侧，直至患儿吞咽。

(4)发药后，收回药杯，先浸泡消毒，半小时后冲洗干净，晾干备用。盛油剂的药杯应先用纸擦净后再作初步消毒。如使用一次性的塑料小药杯，须经集中消毒处理后销毁，每日清洁发药盘、发药车，并整理药柜。

(5)随时观察患者服药后的反应，若有异常，及时与医师联系，酌情处理。

【注意事项】

1.严格执行三查七对制度。按规定时间发药，健胃药及增进食欲的药物，宜饭前服，对胃黏膜有刺激性的药物，如阿司匹林，应在饭后服用。

2.对呼吸道黏膜起安抚作用的止咳糖浆及含化的药片，服后不宜立即饮水，一般 15 min 后才可饮水。

3.对牙齿有腐蚀作用或使牙齿染色的药物如酸类或铁剂，可用吸管吸服，以避免药液与牙齿接触，服药后及时漱口。

4.某些磺胺类药物自肾脏排出，尿少时易析出结晶，可导致肾小管堵塞，应指导患者服后多饮水。

5.强心药治疗安全范围小，个体对该药的敏感性差异大，每次发药时必须测量患者的脉率。若脉率低于 60 次/min 或出现不曾发生过的心律失常，应暂停发药并汇报医师，以决定是否停止服用。

6.有相互作用的药物不宜同时服用，应间隔一定时间，如胃蛋白酶溶液在碱性环境下会迅速失去活性，忌与复方氢氧化铝片、碳酸氢钠等碱性药同时服用。

7.中药补益药宜饭前服以便于吸收；解表药及对胃肠有刺激的药物宜饭后服；攻下药物、驱虫药宜于清晨空腹时服；镇静安神药、缓泻药宜睡前服；妇女调经药宜在月经前数日开始服。

8.对神志不清、不能合作者不宜选用口服给药，必要时将药物碾碎由胃管注入。

口服降糖药物的分类

【评价】

1.患者理解用药的目的，学会基本的用药知识，能配合治疗。

2.护患沟通有效，服药过程中患者无不适。

（何见平）

任务 12.3 注射基本知识及抽吸药液法

课件12.3 注射基本知识及抽吸药液法

案例情景

张某，女，54 岁，糖尿病，注射胰岛素后未及时进食，干家务时突然晕倒，头部出血，头部有一约 2 cm×2 cm 伤口，后被家属急送入院。查体：体温 37.8 ℃，脉搏 100 次/min，血压 80/60 mmHg，呼吸 20 次/min，急查空腹血糖 2.4 mmol/L。医嘱：清创缝合，静脉推注 50% 葡萄糖 20 mL，肌内注射 TAT 1 500 IU。

请思考：作为责任护士，注射前如何备药？

注射给药法是将一定量的无菌药液或生物制剂用无菌注射器注入体内，达到预防、诊断和治疗疾病的目的。

一、注射原则

（一）严格遵守无菌操作原则

1.注射前护士必须洗手，戴口罩，保持衣帽整洁；注射后护士应洗手。

2.按要求进行注射部位的皮肤消毒，并保持无菌。皮肤常规消毒方法：用棉签蘸取2%碘酊，以注射点为中心向外螺旋式旋转涂擦，直径在5 cm以上，待干后，用75%乙醇以同法脱碘，待乙醇挥发后即可注射，或用0.5%碘伏以同法涂擦消毒两遍，无须脱碘。

3.注射器空筒的内壁、活塞、乳头和针头的针尖、针梗、针栓内壁必须保持无菌。

（二）严格执行查对制度

做好三查七对，仔细检查药物质量，如发现药液变质、变色、浑浊、沉淀、过期或安瓿有裂痕等现象，不可使用；如同时注射多种药物，应检查药物有无配伍禁忌。

（三）严格执行消毒隔离制度

注射时做到一人一套物品，包括注射器、针头、止血带、小垫枕。所用物品须按消毒隔离制度处理；对使用后的一次性物品应按规定处理，不可随意丢弃。

（四）选择合适的注射器和针头

根据药物剂量、黏稠度和刺激性的强弱选择注射器和针头。注射器应完整无损，不漏气；针头锐利、无钩、无锈、无弯曲，型号合适；注射器和针头衔接紧密。一次性注射器须在有效期内，且包装密封。

（五）选择合适的注射部位

注射部位应避开神经、血管（动、静脉注射除外），不可在炎症、瘢痕、硬结、皮肤受损处进针，对需长期注射的患者，应经常更换注射部位。

（六）注射药液应现配现用

药液在规定注射时间临时抽取，及时注射，以防药物效价降低或被污染。

（七）注射前排尽空气

注射前必须排尽注射器内空气，特别是动脉、静脉注射，以防气体进入血管形成栓塞。排气时防止药液浪费。

（八）注药前检查回血

进针后、推注药液前，抽动注射器活塞，检查有无回血。动脉、静脉注射必须见有回血后方可注入药物。皮下、肌内注射如有回血，须拔出针头重新穿刺，不可将药液注入血管内。

（九）应用无痛注射技术

1.解除患者思想顾虑，分散其注意力，取合适体位，便于进针。

2.注射时做到“二快一慢”，即进针、拔针快，推药慢，且推药速度要均匀。

3.注射刺激性较强的药物时，应选用细长针头，进针要深。如需同时注射多种药物，一般先注射刺激性较弱的药物，再注射刺激性强的药物。

二、抽吸药液法

【目的】

为治疗准备药液。

【评估】

1.治疗室环境是否符合无菌操作要求。

2.用物准备是否齐全。

【计划】

1.护理目标

(1)操作中能严格遵守无菌操作原则，药液无污染。

(2)抽吸药液的名称、剂量、浓度准确无误。

2.用物准备

(1)基础治疗盘：无菌治疗巾、无菌持物钳及罐、无菌纱布、0.5%碘伏、75%乙醇，按需要准备规格合适的注射器和针头(图12.2)、砂轮、启瓶器、棉签、弯盘等。

注射器和针头规格及主要用途

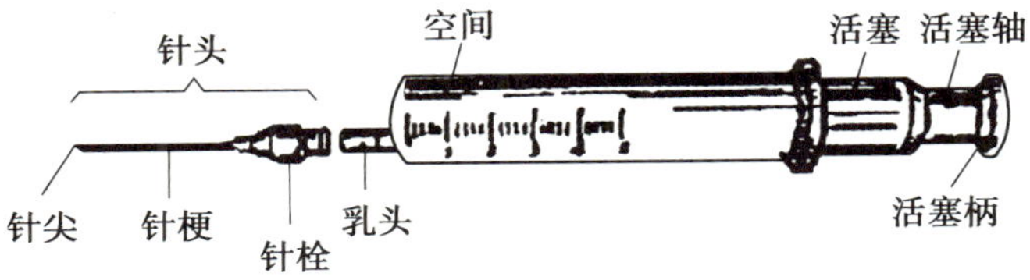

图12.2　注射器和针头的构造

(2)注射单(医嘱单)。

(3)药物(按医嘱准备)。

(4)锐器盒及医用垃圾桶。

【操作过程】

1.核对医嘱，洗手，戴口罩，备齐用物。

2.抽吸药液。

(1)自安瓿内吸取药液：①取无菌治疗巾按半铺半盖法铺于治疗盘内。②按注射单取药，查对药名、浓度、剂量、有效期，检查药液质量。③弹下安瓿尖端药液至安瓿体部，用75%乙醇棉签消毒安瓿颈部，用砂轮在安瓿颈部画一锯痕，如为易折安瓿则不需要。④用75%乙醇棉签擦去锯痕处屑末，用无菌纱布包裹安瓿并折断，检查药液内有无碎屑。⑤检查一次性注射器有效期，包装是否完好后，取出注射器。⑥核对药物无误，将针头斜面朝下置于安瓿内的药液液面下，持活塞柄，抽动活塞，吸取药液(图12.3、图12.4)。⑦抽吸毕，排尽空气。将针头垂直向上，轻拉活塞，使针头内药液流入注射器，并使气泡集于乳头口，轻推活塞，排出气体。⑧再次核对药物无误，套上针套，置于预先准备好的无菌巾内。

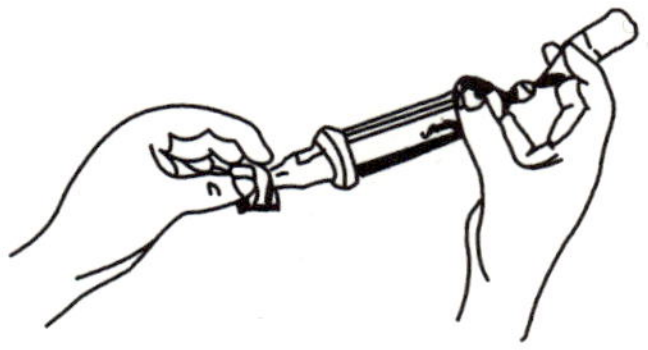

图 12.3　自小安瓿内吸取药液法

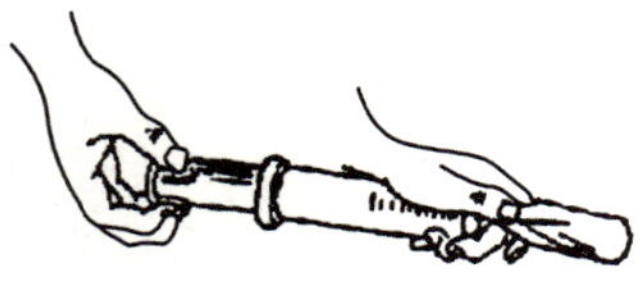

图 12.4　自大安瓿内吸取药液法

（2）自密封瓶内吸取药液：①取无菌治疗巾按半铺半盖法铺于治疗盘内。②按注射单取药，查对药名、浓度、剂量、有效期，检查药液质量。③用启瓶器除去铝盖中心部分，用碘伏棉签消毒瓶塞，标签面对自己。④检查一次性注射器有效期，包装是否完好。⑤取出注射器，核对药物无误后，将注射器内吸入所需药液等量的空气。⑥将针头插入瓶内，注入空气，倒转药瓶，使针头在液面下，吸取所需药量，以示指固定针栓，拔出针头（图 12.5）。⑦排尽空气。⑧再次核对药物无误，针梗套上针套，置于预先备好的无菌盘内，药瓶放于易取处备查对时用。

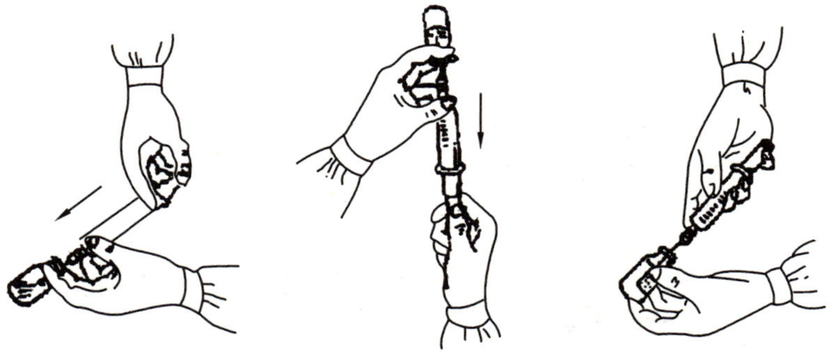

(a) 注空气入瓶内　　(b) 倒转药瓶吸药　　(c) 按住针栓拔出针头

图 12.5　自密封瓶内吸取药液法

（3）分类处理用物，整理治疗台，洗手，取口罩。

【注意事项】

1.严格执行无菌操作原则和查对制度。

2.抽药时不能握住活塞体部，以免污染药液；排气时不可浪费药液，以免影响药量的准确性。

3.根据药液性状抽取药液，混悬液摇匀后立即抽吸；吸取结晶、粉末药物时，用无菌生理盐水或注射用水或专用溶媒将其溶解后吸取；油剂可稍加温或双手对搓药瓶后，用稍粗针头吸取。

4.药液最好现配现用，避免药液污染和效价降低。

【评价】

1.操作中严格遵守无菌操作原则，药液未被污染。

2.吸取药液的名称、剂量、浓度准确无误。

（何见平）

课件12.4
雾化吸入疗法

任务12.4　雾化吸入法

案例情景

李某，男，53岁，面色潮红，咽部红肿，呼吸急促，呼吸音粗，咳嗽，精神差，血常规检查示白细胞升高，以支气管炎收入院。医嘱：庆大霉素8万U+地塞米松5 mg+生理盐水10 mL雾化吸入，请执行。

吸入给药法是应用雾化装置将药液分散成细小雾滴以气雾状喷出，使其悬浮在气体中经鼻或呼吸道吸入的方法，以达到湿化呼吸道黏膜、祛痰、解痉、抗感染等目的。

一、常用雾化药物

1.控制呼吸道感染，消除炎症　常用庆大霉素、卡那霉素。

2.解除支气管痉挛　常用氨茶碱、硫酸沙丁胺醇(舒喘灵)。

3.稀释痰液，帮助祛痰　常用α-糜蛋白酶、乙酰半胱氨酸(痰易净)。

4.减轻呼吸道黏膜水肿　常用地塞米松。

二、常用方法

(一)超声雾化吸入法

超声雾化吸入法是应用超声波声能，将药液变成细微的气雾，再由呼吸道吸入的方法。其雾量大小可以调节，雾滴小而均匀，药液可随深而慢的吸气到达终末细支气管和肺泡。

【目的】

1.湿化气道，稀释痰液。

2.解除支气管痉挛，改善通气功能。

3.减轻呼吸道炎症反应，预防和控制呼吸道感染。

【评估】

1.患者意识状态、自理能力、心理状态及合作程度。

2.患者呼吸道通畅情况，如有无支气管痉挛、呼吸道黏膜水肿、痰液等。

3.患者面部及口腔黏膜情况，如有无感染、溃疡。

【计划】

1.护理目标

(1)患者及家属能理解超声雾化吸入的目的及配合方法。

(2)患者获得药物疗效，无并发症发生。

2.用物准备

(1)超声雾化吸入器1套(图12.6)。

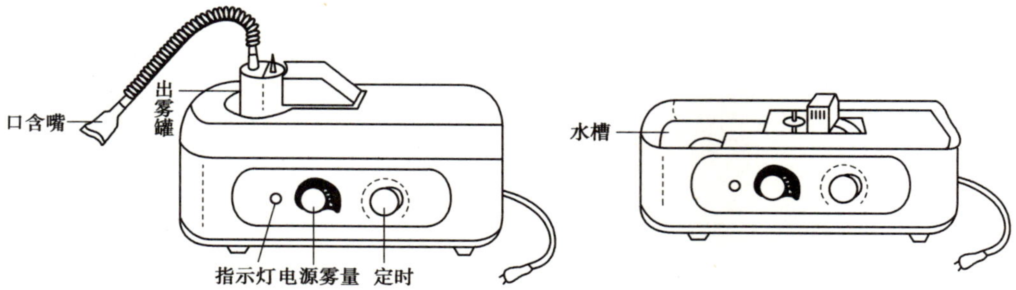

图 12.6 超声波雾化吸入器

(2)水温计、弯盘、冷蒸馏水、无菌生理盐水 30~50 mL。

(3)药液(遵医嘱准备)。

【操作过程】

1.核对医嘱,核对患者床号、姓名、住院号,评估患者。

2.洗手,戴口罩。雾化器的水槽内加入适量冷蒸馏水。根据医嘱正确配制雾化药液注入罐内,盖好水槽盖,正确连接雾化器的各个部分及雾化管道。

3.备齐用物携至患者床旁,再次核对,解释,协助患者取舒适体位。

4.将雾化器接通电源,打开电源开关,电源指示灯亮,预热 3~5 min;设定雾化时间,一般为 15~20 min;调节雾量旋钮至所需量,此时药液呈雾状喷出。

5.将口含嘴放入患者口中(或将面罩罩在患者的口鼻上),嘱患者紧闭口唇深呼吸。

6.治疗完毕,取下口含嘴或面罩,先关雾化开关,再关电源开关。

7.协助患者擦净面部,取舒适卧位。

8.整理用物,清洁和消毒口含嘴及雾化管。

9.洗手,取口罩、记录。

【注意事项】

1.使用前检查雾化器各部件是否完好,有无松动、脱落等异常情况。

2.雾化吸入治疗后,因黏稠的分泌物经湿化后膨胀致痰液不易咳出时,应予以拍背助痰排出,必要时吸痰。

3.口含嘴及雾化管用后须消毒,防止交叉感染。

4.经常检查水槽底部的晶体换能器及雾化罐底部的透声膜是否完整无损,因这些部件薄而脆。

5.水槽内须保持有足够的冷蒸馏水,如长时间使用,槽内水温超过 50 ℃或水量不足时,应关闭机器,更换或加入冷蒸馏水。

【评价】

1.护患沟通有效,患者及家属配合操作。

2.患者的呼吸状况得到改善,未发生不良反应。

(二)氧气雾化吸入法

氧气雾化吸入法是利用一定压力的氧气或空气产生高速的气流使药液形成雾状,随着吸气进入呼吸道而产生疗效的方法。

【目的】

1.减轻呼吸道炎症反应,预防和控制呼吸道感染。

2.减轻支气管痉挛,改善通气功能。

3.湿化气道,稀释痰液。

【评估】

1.患者病情、治疗情况及用药情况。

2.患者的呼吸道是否通畅、口腔黏膜是否完整。

3.患者意识状态、自理能力、心理状态及理解合作程度。

【计划】

1.护理目标

(1)患者及家属能理解氧气雾化吸入的目的及配合方法。

(2)患者呼吸道症状减轻,无并发症发生。

2.用物准备　氧气雾化吸入器(图12.7)、氧气装置1套、无菌生理盐水、弯盘、药液(根据医嘱准备)。

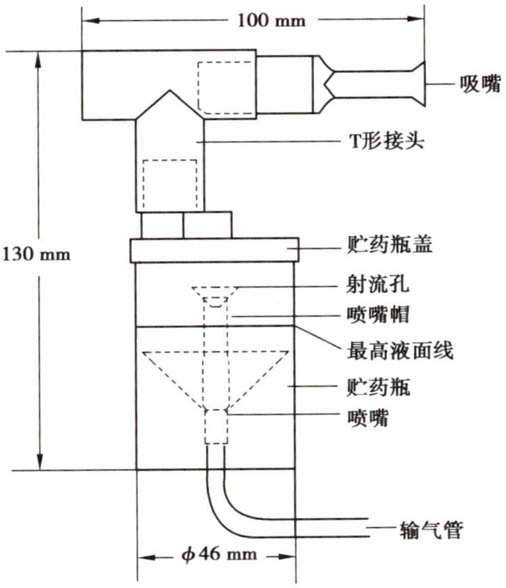

图12.7　氧气雾化吸入器

【操作过程】

1.核对医嘱。核对患者床号、姓名、住院号,评估患者。

2.洗手,戴口罩。遵医嘱将药液用无菌生理盐水稀释至5 mL,注入雾化器的药杯内。

3.携用物至患者床旁,再次核对患者和药物,做好解释。

4.协助患者取舒适体位并漱口,将雾化器的进气口接在氧气装置的输出管上,调节氧流量6~8 L/min。

5.药雾形成后,指导患者将口含嘴放入口中,紧闭嘴唇,用嘴深而慢地吸气,用鼻呼气,如此反复,直至药物吸完为止,取下雾化器,关闭氧气开关。

6.用纱布擦净患者口鼻部,协助其取舒适卧位,整理床单位。

7.处理用物。

8.洗手,取口罩、记录。

【注意事项】

1.如接氧气湿化瓶,瓶内勿放湿化液,以免液体进入雾化吸入器内使药液稀释影响疗效。

压缩雾化吸入法

AirvoTM呼吸湿化治疗仪

课件12.5 药物过敏试验及过敏反应的处理

2.氧流量6~8 L/min，以免气流过大，损伤雾化器颈部。
3.注意用氧安全，操作中严禁接触烟火和易燃品。
4.观察患者痰液情况，若痰液不易咳出，可给予拍背、吸痰等以协助患者排出痰液。

【评价】

1.患者的呼吸状况得到改善。
2.患者未出现不良反应，护患沟通有效。

（三）压缩雾化吸入法

内容见二维码。

（何见平）

任务12.5 药物过敏试验及过敏反应的处理

案例情景

石某，男，48岁，阑尾炎患者，拟明日行阑尾切除术，今日医师查完房后开术前医嘱：普鲁卡因皮试（ ）；青霉素皮试（ ）。

请思考：作为责任护士，如何协助医师做好术前准备呢？

一、青霉素过敏试验及过敏试验的处理

（一）青霉素过敏反应发生的原因

过敏反应系抗原和抗体在致敏细胞上相互作用而引起。青霉素的降解产物（青霉噻唑酸、青霉烯酸）为半抗原，进入机体后与蛋白质或多肽分子结合而发挥全抗原作用，产生相应的抗体IgE。IgE能与肥大细胞和嗜碱性粒细胞结合。当再次接触相同的变应原时，变应原与上述细胞表面的IgE特异性地结合，所形成的变应原——IgE复合物，能激活肥大细胞和嗜碱性粒细胞，使之脱颗粒。释放一系列生物活性介质，如组胺、激肽、白三烯等，引起毛细血管扩张、血管壁通透性增高、平滑肌收缩和腺样体分泌物增多，从而产生一系列过敏反应的临床表现。

（二）青霉素皮试液的配制

【目的】

配制标准浓度的青霉素皮试液（每1 mL溶液中含青霉素200~500 IU）。

【评估】

1.患者用药史、过敏史及家族过敏史。
2.患者的病情、治疗情况、用药情况。
3.患者心理状态、意识状态，对青霉素过敏试验的认识程度及合作程度。

【计划】

1.护理目标
（1）患者及家属了解过敏反应的相关知识，并能积极配合治疗。

(2)操作过程中患者未出现不适。

2.用物准备

(1)基础治疗盘:备 1 mL、2 mL 或 5 mL 注射器、4 $\frac{1}{2}$~5 号针头、6 号针头、80 万 IU 青霉素药物瓶、无菌生理盐水、无菌持物钳及罐、无菌纱布、0.5%碘伏、75%乙醇、砂轮、启瓶器、棉签、弯盘等。

(2)抢救物品:0.1%盐酸肾上腺素 1 mL、急救小车(备常用抢救药物)、氧气、吸痰器等。

(3)锐器盒及医用垃圾桶。

【操作过程】

1.核对医嘱,核对患者床号、姓名、住院号,评估患者。

2.洗手,戴口罩,备齐用物。

3.查对药名、浓度、剂量、有效期,检查药液质量。

4.取无菌治疗巾按半铺半盖法铺于治疗盘内。

5.除去青霉素药瓶铝盖中心部分,用碘伏棉签消毒瓶塞,待干。

6.按药物抽吸法抽取生理盐水 4 mL,排尽空气。注入青霉素药瓶内,具体配制方法见表 12.1。

表 12.1 青霉素皮肤试验液的配制

青霉素钠	加 0.9%氯化钠溶液 /mL	青霉素钠含量 /($IU \cdot mL^{-1}$)	要点与说明
80 万 IU	4	20 万	用 5 mL 注射器,6~7 号针头
取上液 0.1 mL	0.9	2 万	用 1 mL 注射器,6~7 号针头
取上液 0.1 mL	0.9	2 000	每次配制时均需将溶液摇匀
取上液 0.1 mL (或 0.25)	0.9(或 0.75)	200(500)	配制完毕换接 4 $\frac{1}{2}$号针头,妥善放置

7.配制完毕,再次核对药物无误,针梗套上针套,药瓶放于一旁,以便查对。

8.清理用物,洗手,取口罩。

【试验方法】

于患者前臂掌侧下段皮内注射青霉素皮试液 0.1 mL(20~50 IU),20 min 后观察,判断并记录试验结果。

【试验结果判断】(表 12.2)。

表 12.2 青霉素皮试结果的判断

结果	局部皮丘反应	全身情况
阴性	大小无改变,周围无红肿,无红晕	无自觉症状,无不适表现
阳性	皮丘隆起增大,出现红晕,直径大于 1 cm,周围有伪足伴局部痒感	可有头晕、心慌、恶心,甚至发生过敏性休克

【注意事项】

1.严格执行无菌操作原则和查对制度。

2.严密观察患者,首次注射后观察 30 min,注意局部和全身反应,倾听患者主诉,并做好急救准备。

3.皮试结果阳性者不可使用青霉素，并在体温单、医嘱单、病历卡、床头卡、门诊卡、注射卡上醒目注明，同时将结果告知患者及家属。

4.如对皮试结果有怀疑，应在对侧前臂皮内注射生理盐水 0.1 mL，以作对照，确认青霉素皮试结果为阴性方可用药。使用青霉素治疗过程中要继续严密观察反应。

【评价】

1.患者及家属能理解过敏试验的目的及重要性。

2.护士能正确实施操作并准确判断结果。

3.护患沟通有效，患者能积极配合。

（三）青霉素过敏反应的临床表现

青霉素过敏反应多在注射后 5~20 min 内，甚至可在数秒内发生，既可发生于皮内试验过程中，也可发生于初次肌内注射或静脉注射时，还有极少数患者发生于连续用药过程中。其临床表现主要包括以下方面：

1.过敏性休克　可发生于用药后数秒钟、数分钟内或半小时后，也有极少数患者发生于连续用药的过程中。一般在做青霉素过敏试验过程中或注射药液后呈闪电式发生。

（1）呼吸系统症状：喉头水肿、支气管痉挛、肺水肿所引起，表现为胸闷、气促、哮喘、呼吸困难。

（2）循环系统症状：周围血管扩张导致有效循环血量不足，表现为面色苍白、冷汗、发绀、脉搏细弱、血压下降。

（3）中枢神经系统症状：脑组织缺氧可导致意识丧失、抽搐、大小便失禁等。

（4）其他过敏反应：如荨麻疹、恶心、呕吐、腹痛、腹泻等。

上述症状中常以呼吸道症状或皮肤瘙痒最早出现，须注意倾听患者的主诉。

2.血清病型反应　一般于用药后 7~12 天发生，临床表现和血清病相似，有发热、关节肿痛、皮肤发痒、荨麻疹、全身淋巴结肿大、腹痛等。

3.器官或组织的过敏反应

（1）皮肤过敏反应：主要有瘙痒、荨麻疹，严重者发生剥脱性皮炎。

（2）呼吸道过敏反应：可引起哮喘或促发原有的哮喘发作。

（3）消化系统过敏反应：可引起过敏性紫癜，以腹痛和便血为主要症状。

（四）青霉素过敏性休克的处理

1.立即停药，使患者平卧，注意保暖。

2.立即皮下注射 0.1%盐酸肾上腺素 1 mL，小儿剂量酌减。症状如不缓解，可每隔半小时皮下或静脉注射该药 0.5 mL。该药是抢救过敏性休克的首选药物，具有收缩血管、增加外周阻力、兴奋心肌、增加心排血量及松弛支气管平滑肌的作用。

3.氧气吸入。呼吸抑制时，肌内注射可拉明、洛贝林等呼吸兴奋剂，如出现呼吸停止，应立即进行口对口人工呼吸，有条件者插入气管导管借助人工呼吸机辅助或控制呼吸，遇有喉头水肿引起窒息时，应立即行气管切开。

4.激素及抗组胺类药物的应用。如肌内注射盐酸异丙嗪或苯海拉明。根据医嘱静脉注射地塞米松 5 mg，或用氢化可的松琥珀酸钠 200~400 mg 加入 5%或 10%葡萄糖溶液 200~300 mL 静脉滴注。

5.静脉滴注 10%葡萄糖溶液或平衡液扩充血容量。如血压仍不回升，可按医嘱加入多巴胺或去甲肾上腺素等。

6.心搏骤停,立即进行复苏抢救。

7.密切观察患者生命体征、尿量及其他病情变化,注意保暖,并做好病情动态记录,患者未脱离危险期前不宜搬动。

(五)青霉素过敏反应的预防

1.用药前详细询问用药史、过敏史、家族史,对有青霉素过敏史者禁止做过敏试验。对已接受青霉素治疗的患者,停药3天后再用此药时或使用中更换药物批号时,须重新做过敏试验。

2.正确实施过敏试验,正确判断试验结果。

3.做过敏试验或用药过程中,严密观察患者反应,并备好急救药品,如盐酸肾上腺素等,首次注射青霉素者需观察30 min。

4.青霉素水溶液极不稳定,放置后除引起效价降低外,还可分解产生各种致敏物质,使用青霉素应现配现用。

5.配制试验液的生理盐水应专用。

二、头孢菌素类药物过敏试验法

头孢菌素(先锋霉素)是高效、低毒、广谱,临床广泛应用的抗生素。因可致过敏反应,故用药前需做皮肤过敏试验。

头孢菌素过敏反应的机制与青霉素相似,主要由抗原与抗体的相互作用引起。对青霉素过敏者有10%~30%对头孢菌素过敏,而对头孢菌素过敏者绝大多数对青霉素过敏。

1.试验液的配制 以含先锋霉素500 μg/mL的生理盐水溶液为标准,具体配制方法见表12.3。

表12.3 先锋霉素Ⅵ试验液的配制

先锋霉素Ⅵ	加0.9%氯化钠溶液/mL	每毫升药液先锋霉素Ⅵ含量	要点与说明
0.5 g	2	250 mg	用5 mL注射器,6~7号针头
取0.2 mL上液	0.8	50 mg	换用1 mL注射器
取0.1 mL上液	0.9	5 mg	每次配制时均需将溶液摇匀
取0.1 mL	0.9	500 μg	配制完毕换接$4\frac{1}{2}$号针头,妥善处理

2.皮内试验法 取皮内试验液0.1 mL,皮内注射,20 min后观察结果。结果判断同青霉素。

3.过敏反应的临床表现及处理 同青霉素。

三、链霉素过敏试验及过敏反应处理

1.试验液的配制 以每mL试验液含链霉素2 500 IU为标准,具体配制方法见表12.4。

表 12.4　链霉素皮试液配制

链霉素	加 0.9%氯化钠溶液/mL	每毫升药液链霉素含量/$(IU \cdot mL^{-1})$	要点与说明
100 万 IU	3.5	25 万	用 5 mL 注射器,6~7 号针头
0.1 mL 上液	0.9	2.5 万	换用 1 mL 注射器
0.1 mL 上液	0.9	2 500	每次配制时均需将溶液摇匀

2.试验方法　取上述皮试液 0.1 mL(含链霉素 250 IU)作皮内注射,20 min 后判断皮试结果,其结果判断标准与青霉素相同。

3.链霉素过敏反应的临床表现及处理　过敏反应的临床表现同青霉素过敏反应,但较少见。发生过敏反应时可静脉注射 10%葡萄糖酸钙或 5%氯化钙,钙离子可与链霉素络合,而使毒性症状减轻,其他处理同青霉素过敏反应的处理。

四、破伤风抗毒素(TAT)过敏试验法及脱敏注射法

破伤风抗毒素是用破伤风类毒素免疫马血清经物理、化学方法精制而成,是一种特异性抗体,能中和患者体液中的破伤风毒素。常用于有潜在破伤风危险的外伤患者,作为被动免疫的预防注射;在救治破伤风患者时应用,有利于控制病情发展。

1.试验液的配制　取每 1 mL 含 TAT1500 IU 的药液 0.1 mL,加生理盐水至 1 mL(每 mL 含 TAT150 IU)即得。

2.试验方法　皮内注射 TAT 试验液 0.1 mL(含 TAT15 IU),20 min 后观察结果。

(1)阴性:局部皮丘无变化,全身无反应。

(2)阳性:局部皮丘红肿硬结,直径大于 1.5 cm,红晕超过 4 cm,有时出现伪足、痒感,全身反应同青霉素过敏反应。

3. TAT 脱敏注射法　对 TAT 过敏试验阳性患者,可采用小剂量多次脱敏注射疗法。其机制是小量抗原进入人体后,与吸附于肥大细胞或嗜碱性粒细胞上的 IgE 结合,使其逐步释放出少量的组胺等活性物质。而机体本身有一种组胺酶释放,它可使组胺分解,不致对机体产生严重损害。临床上可不出现症状,经过多次小量的反复注射后可使细胞表面的 IgE 抗体大部分甚至全部被结合而消耗,最后可以全部注入所需药量而不发生过敏反应。脱敏注射步骤见表 12.5。

表 12.5　破伤风抗毒素脱敏注射法

次数	抗毒血清/mL	生理盐水/mL	注射法
1	0.1	0.9	肌内注射
2	0.2	0.8	肌内注射
3	0.3	0.7	肌内注射
4	余量	稀释至 1 mL	肌内注射

每隔 20 min 注射 1 次，每次注射后均需密切观察。如发现患者有气促、面色苍白、发绀、荨麻疹，头晕、心慌等不适时，应立即停止注射并迅速处理。待症状消退，酌情减少剂量，增加注射次数，注入余量。

五、普鲁卡因过敏试验法

凡首次应用普鲁卡因或注射普鲁卡因青霉素者须做过敏试验。

1.试验液的配制　2%普鲁卡因 1 支（2 mL/支），取 0.1 mL，加生理盐水至 0.8 mL，即稀释成 0.25%普鲁卡因皮肤试验液。

2.过敏试验方法　皮内注射 0.25%普鲁卡因 0.1 mL，20 min 后观察试验结果并记录。

3.结果的判断和过敏反应的处理　同青霉素过敏试验及过敏反应的处理。

六、碘过敏试验法

临床上常用碘化物造影剂作肾脏、胆囊等脏器造影，凡首次用药者应在碘造影前 1~2 d 做过敏试验，结果为阴性时方可作碘造影检查。

1.过敏试验方法

（1）口服法：口服 5%~10%碘化钾 5 mL，每日 3 次，连续 3 d，观察结果。

（2）皮内注射法：皮内注射碘造影剂 0.1 mL，20 min 后观察结果。

（3）静脉注射法：静脉注射碘造影剂（30%泛影葡胺）1 mL，5~10 min 后观察结果。

在静脉注射造影剂前，必须先行皮内注射，然后再行静脉注射，结果阴性时方可进行碘剂造影。

2.结果判断

（1）口服法：有口麻、头晕、心慌、恶心、呕吐、流泪、流涕、荨麻疹等症状为阳性。

（2）皮内注射法：局部有红肿硬块，直径超过 1 cm 为阳性。

（3）静脉注射法：有血压、脉搏、呼吸及面色等改变为阳性。

有少数患者虽过敏试验为阴性，但在注射碘造影剂时也会发生过敏反应，造影时仍需备好急救药品。过敏反应的处理同青霉素过敏反应的处理。

七、细胞色素 C 过敏试验法

细胞色素 C 是一种细胞呼吸激活剂，常作为组织缺氧治疗的急救和辅助用药，偶有过敏反应发生，用药前须做过敏试验。

1.过敏试验法　皮内试验取细胞色素 C（每支 2 mL 内含 15 mg）0.1 mL 加生理盐水至1 mL（含 0.75 mg），皮内注射 0.1 mL（含 0.075 mg），20 min 后观察反应结果。

2.过敏反应结果判断　局部红肿，直径大于 1 cm，有丘疹者为阳性。

（何见平）

青霉素快速过敏试验法

课件12.6
皮内注射法

任务 12.6　皮内注射法

案例情景

患者，男，38 岁，在施工过程中脚不小心被生锈的钢板割伤，伤口较深，出血不止，即被工友送至医院治疗。医生初步检查后立即清创包扎，并且开出医嘱：TAT 1 500 U im st；PG 400 万 U+0.9% NaCl 250 mL，iv drip 40~60 gtt/min。

请思考：作为责任护士，如何执行医嘱？

青霉素皮试液的配制及皮内注射

皮内注射法（ID）是将少量药液或生物制品注射于表皮与真皮之间的方法。

【部位】

1.药物过敏试验的注射部位是前臂掌侧下段内侧。

2.预防接种应选择上臂三角肌下缘。

3.局部麻醉则根据麻醉需要选择相应部位。

【目的】

1.用于诊断性皮肤试验和药物过敏试验。

2.预防接种。

3.局部麻醉的起始步骤。

【评估】

1.患者的病情、治疗情况、用药史及药物过敏史。

2.患者的意识状态、心理状态、对药物的认识及合作程度。

3.患者注射部位的皮肤情况，根据皮内注射目的选择注射部位。

【计划】

1.护理目标

（1）患者了解皮内注射相关知识，能配合治疗。

（2）注射过程中患者未诉不适。

2.用物准备

（1）基础治疗盘。

（2）注射盘：备 75%乙醇、棉签、弯盘、1 mL 一次性注射器和 $4\frac{1}{2}$号针头、根据医嘱准备药物，做过敏试验时另备抢救盒（0.1%盐酸肾上腺素、地塞米松 1 mL 各 1 支，1 mL、2 mL 一次性注射器各 1 副，砂轮）。

（3）锐器盒及医用垃圾桶。

【操作过程】

1.核对医嘱，核对患者床号、姓名，评估患者。

2.洗手,戴口罩。备齐用物,在治疗室备好药液。

3.携用物至患者床边,再次核对,向患者解释操作过程。

4.选择合适的注射部位。

5.用75%乙醇由内向外环形消毒局部皮肤,待干。

6.再次核对,排尽注射器内的空气。

7.一手绷紧穿刺点周围皮肤,另一手平执注射器,针尖斜面向上,与皮肤呈5°刺入皮内,待针尖斜面完全进入皮内后,放平注射器。用绷紧皮肤的手的拇指固定针栓,另一手推注药液约0.1 mL,使局部隆起形成一皮丘(图12.8)。

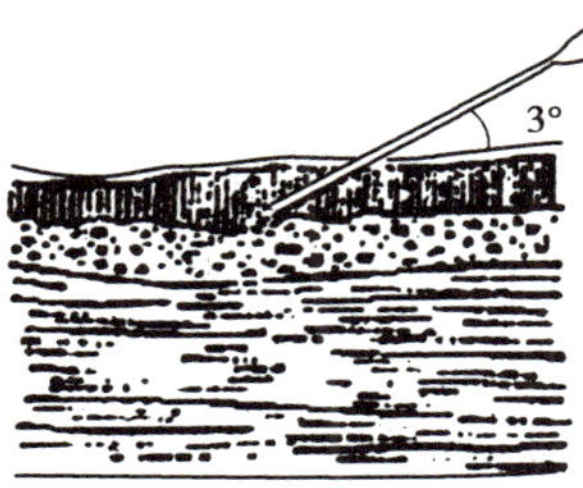

(a)进针角度

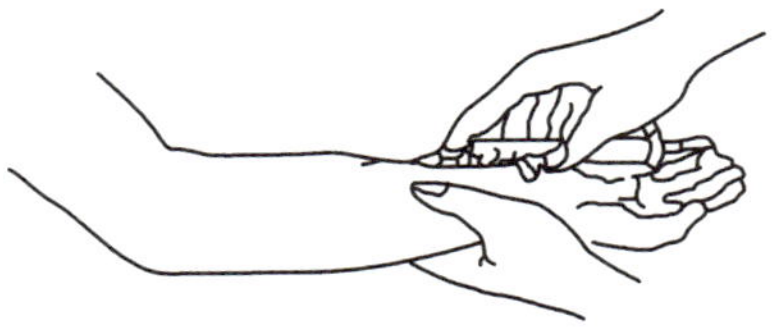

(b)绷紧皮肤注射

图12.8 皮内注射法

8.注射毕,迅速拔针。

9.再次核对,整理用物。

10.协助患者取舒适体位,洗手。

11.观察患者反应,作出判断并记录结果。

【注意事项】

1.严格执行查对制度和无菌操作原则。

2.为患者做药物过敏试验前,要备好急救药品,以防发生意外。

3.做药物过敏试验前应详细询问患者用药史、过敏史及家族史。如患者对需要注射的药物有过敏史,则不可作皮试,应与医师联系,更换其他药物。

4.药物过敏试验应选择75%乙醇消毒,忌用碘酊、碘伏消毒皮肤,以免因碘酊着色后影响局部反应的观察。如果患者对乙醇过敏,可用生理盐水代替。

5.注射时进针角度及注入的药量应准确,以保证结果的观察和判断的准确性。如对结果有怀疑,应在另一侧前臂相应部位注入0.1 mL生理盐水进行对照。

6.药物过敏试验结果如为阳性者,应告知患者或家属,不能再用该药,并在体温单、医嘱单、病历卡、床头卡、门诊卡、注射卡上醒目注明。

【评价】

1.护患沟通有效。

2.患者理解操作目的及注意事项,并能够积极配合。

(何见平)

课件12.7
皮下注射法

任务 12.7　皮下注射法

案例情景

患者，女，18岁，因口干、多饮、多食伴体重下降1年余而入院，诊断为2型糖尿病，医嘱：胰岛素餐前8 U皮下注射！请执行！

皮下注射

皮下注射法（H）是将少量药液或生物制剂注入皮下组织的方法。

【部位】

1.药物治疗　上臂三角肌下缘、大腿前侧及外侧、两侧腹壁。

2.预防接种　上臂三角肌下缘。

3.局部麻醉　根据麻醉需要选择相应的部位。

【目的】

1.需在一定时间内产生药效，而不宜口服给药时。

2.预防接种。

3.局部麻醉用药。

【评估】

1.患者的病情、治疗情况及用药史。

2.患者的意识状态、躯体活动能力、对药物的认识及合作程度。

3.注射部位的皮肤及皮下组织情况。

【计划】

1.护理目标

（1）患者了解皮内注射相关知识。

（2）注射过程中患者未出现不适。

2.用物准备

（1）基础治疗盘。

（2）注射单（医嘱单）。

（3）注射盘：0.5%碘伏、75%乙醇、棉签、弯盘等。

（4）按需要准备：1 mL或2 mL一次性注射器和$5\frac{1}{2}$~6号针头、根据医嘱准备药物。

（5）锐器盒及医用垃圾桶。

【操作过程】

1.核对医嘱。核对患者床号、姓名、住院号，评估患者，做好解释。

2.洗手，戴口罩。按医嘱在治疗室备药。

3.备齐用物携至患者床旁，再次核对患者及药物，做好说明。

4.协助患者取合适体位。

（1）上臂外侧：坐位或卧位，上臂位于身体侧面，放松。

（2）大腿外侧：坐位或平卧位，腿部放松。

（3）腹部：半坐位或仰卧屈膝位。

（4）肩胛区：俯卧位、侧卧位或坐位。

5.常规消毒皮肤，以注射点为中心由内向外螺旋式旋转涂擦，直径在 5 cm 以上，待干。

6.再次核对。排尽注射器内空气，调整针尖斜面。

7.一手绷紧注射部位皮肤，一手持注射器，以示指固定针栓，针尖斜面向上与皮肤呈 30°~40°，迅速将针梗的 1/2 或 2/3 刺入皮下（图 12.9）。

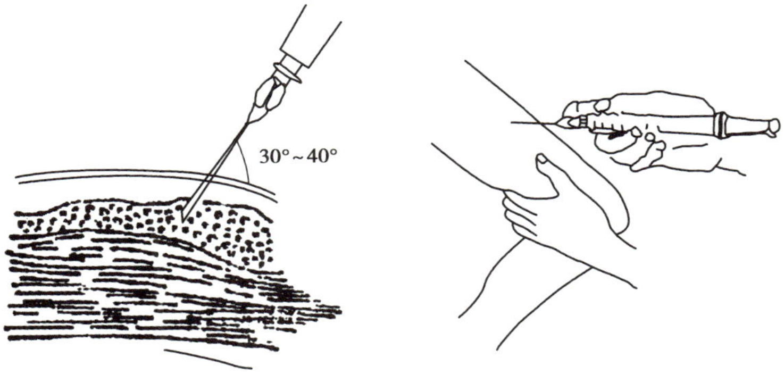

（a）进针角度　　（b）绷紧皮肤注射

图 12.9　皮下注射法

8.进针后，松开绷紧皮肤的手，抽动活塞，如无回血，则可缓慢推注药液。

9.注射完毕，用干棉签按压穿刺处，迅速拔出针头后按压片刻。

10.再次核对无误后协助患者取舒适体位，整理床单位，清理用物。

11.向患者交代注意事项，询问患者需要。

12.携用物回治疗室，处理用物。

13.洗手，取口罩。

14.记录。

【注意事项】

1.严格执行查对制度和无菌操作原则。

2.对皮肤有刺激的药物一般不作皮下注射。

3.注射前应详细询问患者用药史。

4.对消瘦者，可捏起局部皮肤，适当减少穿刺角度，进针角度不宜超 45°，以免刺入肌层。

5.长期注射者，应轮流更换注射部位，以促进药物吸收，减轻局部不适和减少局部感染的机会。

胰岛素的注射部位

【评价】

1.护患沟通有效，注射过程中患者能积极配合。

2.患者未出现不良反应及并发症。

（何见平）

课件12.8
肌内注射法

任务 12.8　肌内注射法

案例情景

患者，女，52 岁，5 年前因胃溃疡行胃大部切除术，近 5 个月来头晕、乏力、舌痛、四肢麻木伴行走不稳，诊断为巨幼细胞性贫血。医嘱：VitB 12 0.5 mg im qod。请执行！

肌内注射法

肌内注射法（IM）是指将一定量药液注入肌肉组织的方法。

【部位】

一般选择肌肉丰厚且距大血管及神经较远处。其中最常用的部位为臀大肌，其次为臀中肌、臀小肌、股外侧肌及上臂三角肌。

1.臀大肌注射定位法（臀大肌定位一定要准备，以免误伤坐骨神经）

（1）十字法：从臀裂顶点向左侧或向右侧画一水平线，然后从髂嵴最高点作一垂线，将一侧臀部分为 4 个象限，其外上象限（避开内角）为注射区［图 12.10（a）］。

（2）连线法：从髂前上棘至尾骨作一连线，其外上 1/3 处为注射部位［图 12.10（b）］。

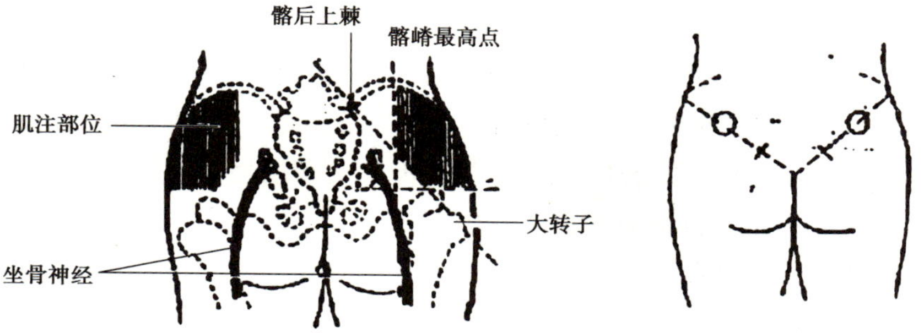

（a）十字法　　（b）连线法

图 12.10　臀大肌肌内注射定位法

2.臀中肌、臀小肌注射定位方法　以示指尖和中指尖分别置于髂前上棘和髂嵴下缘处，在髂嵴、示指、中指之间构成一个三角区域，其示指和中指构成的内角为注射区（图 12.11）。或髂前上棘外侧 3 横指处（以患者的手指宽度为准）。

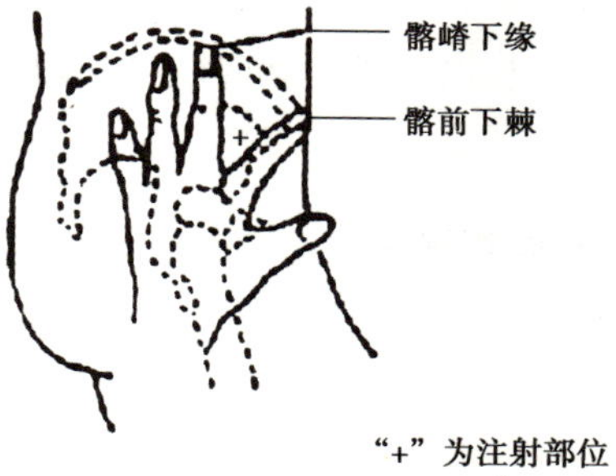

图 12.11　臀中肌、臀小肌注射定位法

3.股外侧肌注射定位法　大腿外侧。一般成人可取髋关节下 10 cm 至膝关节上 10 cm 的范围，宽约 7.5 cm（图 12.12）。

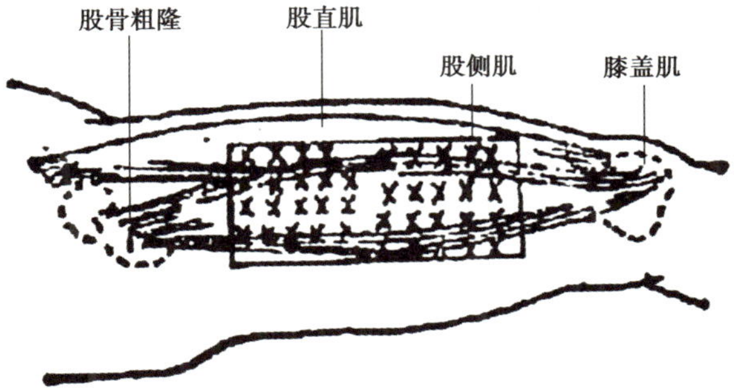

图 12.12　股外侧肌注射定位法

4.上臂三角肌注射定位法　上臂外侧，肩峰下 2~3 横指处。只可作小剂量注射。

【目的】

1.需要在一定时间内产生药效，而药物不能或不宜口服时。

2.需要快速发生疗效而药物不宜静脉注射时。

3.注射刺激性较强或药量较大的药物且不宜皮下注射时。

【评估】

1.患者的病情、治疗情况及用药史。

2.患者的意识状态、躯体活动能力、对药物的认识及合作程度。

3.注射部位的皮肤及肌肉组织情况。

【计划】

1.护理目标

（1）患者及家属了解肌内注射相关知识，愿意配合治疗。

（2）注射过程中患者未诉不适。

2.用物准备

（1）基础治疗盘。

（2）注射单（医嘱单）。

（3）注射盘：备 0.5%碘伏、75%乙醇、棉签、弯盘、止血钳等。

（4）按需要准备：2 mL 或 5 mL 规格的一次性注射器和 6~7 号针头、根据医嘱准备药物。

（5）锐器盒及医用垃圾桶。

【操作过程】

1.核对医嘱。核对患者床号、姓名、住院号，评估患者，向患者做好解释，以取得患者配合。

2.洗手，戴口罩。按医嘱在治疗室备药。

3.备齐用物携至患者床旁，再次核对患者及药物。

4.用屏风适当遮挡患者。

5.协助患者取合适体位。

（1）臀大肌：俯卧位，两足尖相对；侧卧位，下腿弯曲，上腿伸直，放松；坐位，常用于门诊患者。

（2）臀中肌和臀小肌：俯卧位，下肢放松；侧卧位，下腿弯曲，上腿伸直，放松，或采取仰卧位。

(3)股外侧肌:仰卧位或坐位。

(4)三角肌:坐位或卧位。

6.选定注射部位。

7.常规消毒局部皮肤,待干。

8.再次核对。排尽注射器内空气。

9.注射药物(图 12.13)。

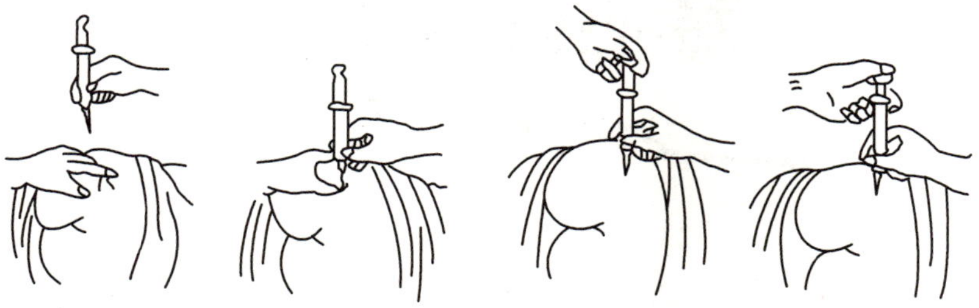

(a)绷紧皮肤　(b)进针　(c)抽回血　(d)推药液

图 12.13　肌内注射法

(1)一手的中指和无名指间夹一干棉签,并以拇指和示指绷紧局部皮肤。

(2)一手持注射器,中指固定针栓,将针头迅速垂直刺入。

(3)松开绷紧皮肤的手,抽动活塞。如无回血,缓慢注入药液,同时观察患者的反应。

(4)注射毕,用干棉签按压进针点,快速拔针,按压片刻。

10.再次核对无误后协助患者取舒适体位。

11.向患者交代如有不适随时告知,整理床单位,询问患者需要。

12.携用物回治疗室,处理用物。

13.洗手,取口罩。

14.记录。

【注意事项】

1.严格执行查对制度和无菌操作原则。

2.两种药物同时注射,注意配伍禁忌。

3.对两岁以下婴儿不宜选用臀大肌注射,因其臀大肌尚未发育完善,注射时易损伤坐骨神经,最好选用臀中肌、臀小肌注射。

4.若针头折断,应先稳定患者情绪,嘱患者保持原位不动,固定局部组织,以防断针移位,并尽快用无菌止血钳夹住断端取出;若断端全部埋入肌肉,应立即请外科医师处理。

5.对需长期注射者,应交替更换注射部位,并选用细长针头,以避免或减少硬结发生。如因长期多次注射出现局部硬结的患者,可采用热敷、理疗等方法予以处理。

留置气泡注射法

【评价】

1.患者及家属理解肌内注射的目的,并能积极配合治疗。

2.患者了解减轻疼痛的技巧,注射时不适感减轻。

(何见平)

任务 12.9 静脉注射法

课件12.9
静脉注射法

案例情景

患者，张某，女，28岁，体形较胖，近几天来一直采用口服减肥药和节食进行减肥，今天上班时突然觉得头晕、眼花、浑身出冷汗，随之晕倒不省人事，后被同事及时发现将其送往医院就诊。经过医生初步检查询问后，诊断为低血糖休克。医嘱：50%葡萄糖 5 mL iv st，请执行！

静脉注射法（IV）是自静脉注入药液或抽取血标本的方法。

静脉注射

【部位】

1.四肢浅静脉　上肢浅静脉：肘部浅静脉（贵要静脉、正中静脉、头静脉）、腕部及手背浅静脉网；下肢浅静脉：足部大隐静脉、小隐静脉、足背部浅静脉网。

2.头皮静脉　小儿头皮静脉极为丰富，分支多，互相沟通交错成网且静脉表浅易见，易于固定，方便患儿肢体活动，患儿静脉注射多采用头皮静脉。临床常用的头皮静脉有颞浅静脉、额前正中静脉、耳后静脉等。

3.股静脉　股静脉位于股三角区，在股动脉内侧约 0.5 cm 处。

【目的】

1.注射不宜通过其他途径给药的药物，或需快速获得药效，特别是危重患者。

2.为某些诊断性检查注入药物，如肝脏、肾脏和胆囊等 X 线检查。

【评估】

1.患者病情、治疗情况及用药史。

2.患者意识状态、躯体活动能力、对药物的认识及合作程度。

3.患者穿刺部位的皮肤状况，静脉充盈度及管壁弹性等。

【计划】

1.护理目标

（1）患者了解静脉注射相关知识，能很好保护静脉。

（2）患者未出现不良反应及并发症。

2.用物准备

（1）基础治疗盘。

（2）注射单（医嘱单）。

（3）注射盘：备 0.5%碘伏、75%乙醇、棉签、无菌纱布、止血带、敷贴（胶布）、弯盘、一次性治疗巾、小垫枕、无菌手套（必要时）。

（4）一次性注射器（根据需要而定）和 6~9 号针头或头皮针，根据医嘱准备药物。

（5）锐器盒及医用垃圾桶。

【操作过程】

1.四肢浅静脉注射法

(1)核对医嘱。核对患者床号、姓名、住院号及药物,评估患者。向患者做好解释,以取得患者配合。

(2)洗手,戴口罩。按医嘱抽取药液。

(3)备齐用物携至患者床旁,再次核对解释。

(4)选择合适的静脉(图 12.14)。

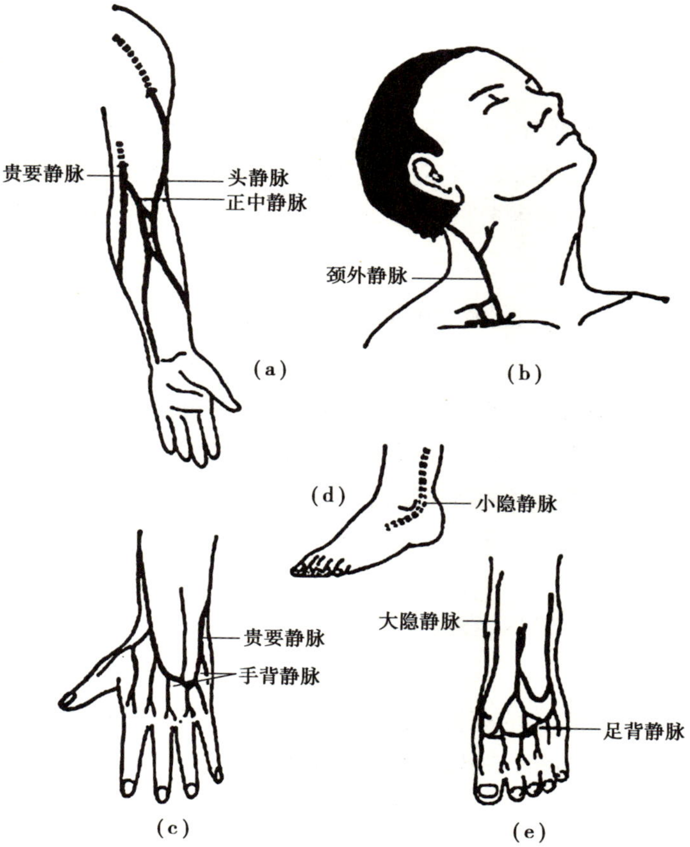

图 12.14 常用静脉注射部位

(5)在穿刺部位下方放小垫枕及一次性治疗巾。

(6)在穿刺点上方约 6 cm 处扎紧止血带。

(7)常规消毒局部皮肤,待干。

(8)嘱患者握拳,再次核对,排尽注射器内的空气。

(9)一手拇指绷紧静脉下端皮肤,使其固定;另一手持注射器,示指固定针栓,针尖斜面向上,与皮肤呈 15°~30°,由静脉上方或侧方刺入皮下,再沿静脉潜行刺入静脉。见回血,可再顺静脉进针少许。

(10)松止血带,嘱患者松拳,固定针头(如为头皮针可用胶布固定)。

(11)缓慢推药,观察患者反应。

(12)注射毕,将干棉签放于穿刺点上方快速拔出针头,按压片刻,或嘱患者屈肘。

(13)再次核对,协助患者取舒适体位,整理床单位,清理用物。

(14)洗手,取口罩。

(15)记录。

2.小儿头皮静脉注射法

(1)—(3)步骤同四肢浅静脉注射法。

(4)患儿取仰卧或侧卧位，选择静脉(图 12.15)。

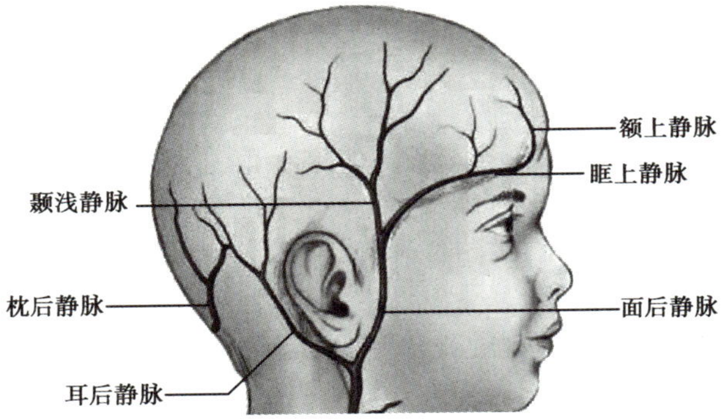

图 12.15　小儿头皮静脉示意图

(5)备皮，常规消毒皮肤，待干。

(6)再次核对，排尽空气。

(7)由助手固定患儿头部，操作者一手拇指、示指固定静脉两端，另一手持头皮针，沿静脉向心方向平行刺入，见回血后推药少许。如无异常，用胶布固定针头。

(8)缓慢推注药液。

(9)注射毕，拔出针头，按压局部。

3.股静脉注射法

(1)—(3)步骤同四肢静脉注射法。

(4)协助患者取仰卧位，穿刺侧下肢伸直略外展，在股三角区扪及股动脉搏动最明显处或髂前上棘和耻骨结节连线中点(图 12.16)，作标记。

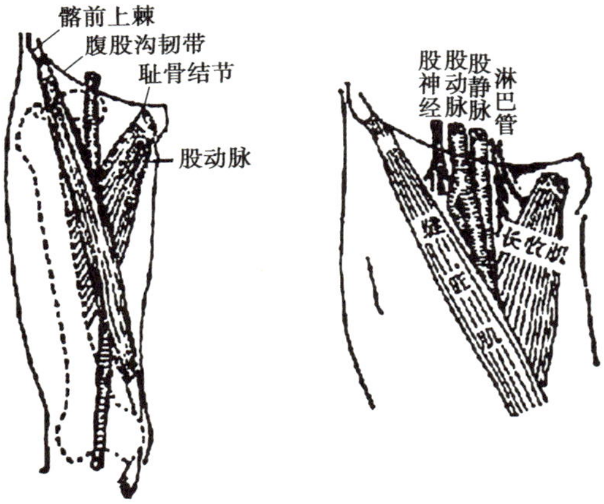

图 12.16　股静脉注射定位

(5)常规消毒局部皮肤，待干。

(6)再次核对，排尽空气。消毒操作者一手示指和中指(或一手戴无菌手套)。

(7)一手示指和中指于腹股沟处扪及股动脉搏动最明显处并固定，另一手持注射器，针头和皮肤呈 90°或 45°，在股动脉内侧 0.5 cm 处刺入，抽动活塞见暗红色血，固定针头。

(8)缓慢推注药液。

(9)注射毕,将干棉签放于穿刺点上方,快速拔出针头,按压片刻。

(10)再次查对,安置患者,清理用物,整理床单位。

(11)洗手,取口罩。

(12)记录。

【注意事项】

1.严格执行查对制度和无菌操作原则。

2.静脉注射对组织有强烈刺激性的药物时,一定要在确认针头在静脉内方可推注药液,以免药液外溢导致组织坏死。

【静脉注射常见失败的原因】

1.针尖斜面一半在血管内,一半在血管外,回血断断续续,注药时药液溢出至皮下,局部皮肤隆起[图 12.17(a)]。

2.针头刺入较深,斜面一半穿破对侧血管壁,见有回血,但推药不畅,部分药液溢出至深层组织[图 12.17(b)]。

3.针头刺入过深,针尖斜面穿透对侧血管壁,药物注入深部组织,有疼痛感,没有回血,如只推注少量药液,局部不一定隆起[图 12.17(c)]。

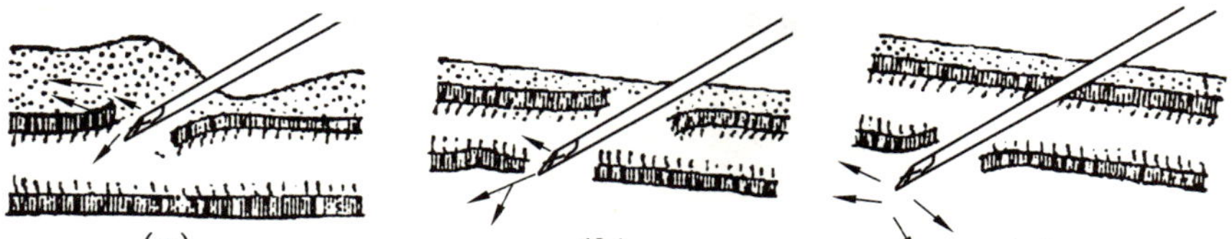

(a)　(b)　(c)

图 12.17　静脉注射失败常见原因

4.针头刺入静脉过少,抽吸虽有回血,但松解止血带时静脉回缩,针头滑出血管,药液注入皮下组织。

【特殊患者的静脉穿刺技巧】

1.肥胖患者:肥胖者皮下脂肪较厚,静脉位置较深不明显,但相对固定。注射时,在摸清血管走向后由静脉上方进针,进针角度稍加大(30°~40°)。

2.水肿患者:可沿静脉解剖位置,用手按揉局部,以暂时驱散皮下水分,使静脉充分显露后再行穿刺。

3.脱水患者:血管充盈不良,穿刺困难。可作局部热敷、按摩,待血管充盈后再穿刺。

4.老年患者:老年人皮下脂肪较少,静脉易滑动且脆性较大,针头难以刺入或易穿破血管对侧。注射时,可用手指分别固定穿刺段静脉上下两端,再沿静脉走向穿刺。

静脉注射时药物在体内的循环过程

【评价】

1.护患沟通有效,患者理解静脉注射的目的及注意事项,并能够积极配合。

2.注射过程中患者未诉不适,无并发症发生。

3.患者学会保护静脉的相关知识。

(何见平)

任务 12.10 静脉输液

课件12.10 静脉输液

案例情景

李某，男，57 岁，今以"急性胆囊炎，胆结石"收入院，拟定于明日上午手术，术前查肝肾功能、心电图等均正常，术前临时医嘱：暂禁食，5%葡萄糖注射液 100 mL ivdrip 40～60gtt/min。请执行！

静脉输液

静脉输液是将大量无菌溶液或药物直接输入静脉的治疗方法，是临床抢救和治疗患者的重要措施之一。静脉输液是利用大气压和液体静压形成的输液系统内压高于人体静脉压的原理将液体输入静脉内。

一、目的

1.补充水分和电解质，预防和纠正水、电解质及酸碱平衡紊乱。常用于各种原因引起的脱水、酸碱平衡失调患者，如腹泻、剧烈呕吐、大手术后的患者。

2.增加循环血量，改善微循环，维持血压及微循环灌注量。常用于严重烧伤、大出血、休克等患者。

3.供给营养物质，促进组织修复，增加体重，维持正氮平衡。常用于慢性消耗性疾病、胃肠道吸收障碍及不能经口进食（如昏迷、口腔疾病）的患者。

4.输入药物，治疗疾病，如输入抗生素控制感染；输入解毒药物达到解毒目的。

二、常用溶液及作用

（一）晶体溶液

分子量小，在血管内存留时间短，对维持细胞内外水分的相对平衡具有重要作用，可有效纠正水、电解质及酸碱平衡紊乱。

1.葡萄糖溶液　用于补充水分及热量，减少蛋白质消耗，防止酮体产生，促进钠（钾）离子进入细胞内。临床常用的溶液有 5%葡萄糖溶液和 10%葡萄糖溶液。

2.等渗电解质溶液　用于补充水分和电解质，维持体液和渗透压平衡。常用的等渗电解质溶液包括 0.9%氯化钠溶液、复方氯化钠溶液（林格液）和 5%葡萄糖氯化钠溶液。

3.碱性溶液　用于纠正酸中毒，调节酸碱平衡失调。临床常用的溶液有 5%碳酸氢钠溶液和 11.2%乳酸钠溶液。

4.高渗溶液　用于利尿脱水，可以在短时间内提高血浆渗透压，回收组织水分进入血管内，消除水肿；可以降低颅内压，改善中枢神经系统的功能。临床上常用的高渗溶液有 20%甘露醇、25%山梨醇和 25%～50%葡萄糖溶液。

（二）胶体溶液

分子量大，在血管内存留时间长，能有效维持血管胶体渗透压，增加血容量，改善微循环，提高血压。

1.右旋糖酐溶液　为水溶性多糖类高分子聚合物。常用溶液有右旋糖酐70和右旋糖酐40两种。右旋糖酐70有提高血浆胶体渗透压和扩张血容量的作用；右旋糖酐40主要是降低血液黏滞度，减少红细胞聚集，改善血液循环和组织灌注量，防止血栓形成。

2.代血浆　作用与右旋糖酐40相似，其扩容效果良好，输入后可使循环血量和心排血量显著增加，在体内停留时间较右旋糖酐长，且过敏反应少，急性大出血时可与全血共用。常用的代血浆有羟乙基淀粉（706代血浆）、氧化聚明胶、聚维酮等。

3.血液制品　输入后能提高胶体渗透压，扩大和增加循环血容量，补充蛋白质和抗体，有助于组织修复和提高机体免疫力。常用的血液制品有5%白蛋白和血浆蛋白等。

（三）静脉营养液

能提供热量，补充蛋白质，维持正氮平衡，并补充各种维生素和矿物质。主要成分包括氨基酸、脂肪酸、维生素、矿物质、高浓度葡萄糖或右旋糖酐以及水分。常用的营养液包括复方氨基酸、脂肪乳等。

三、静脉输液法

（一）周围静脉输液法

【评估】

1.患者年龄、病情、意识状态及营养状况。

2.患者心理状态及合作程度。

3.穿刺部位的皮肤、血管状况及肢体活动度。

【计划】

1.护理目标

（1）患者及家属能理解静脉输液的目的，并能够积极配合。

（2）患者症状有所缓解，无不适及并发症发生。

2.用物准备

（1）输液器1套、静脉留置针输液另备静脉留置针1套。

（2）无菌敷贴、止血带、胶布、小垫枕、启瓶器、必要时备小夹板及绷带、瓶套、输液泵等。

（3）按医嘱准备液体及药物。

（4）输液卡、输液架。

【操作过程】

1.密闭式静脉输液法

1）核对医嘱。核对患者床号、姓名、住院号，评估患者，做好解释，取得其配合，嘱患者排尿。

2）洗手，戴口罩，在治疗室准备药液。

（1）瓶装液体：①擦净瓶灰，核对药名、浓度、剂量、有效期，检查瓶盖有无松动，瓶身有无裂缝，对光检查药液有无浑浊、沉淀及絮状物。②填写瓶签，并倒贴于输液瓶上。③套上网套，打开瓶盖中心部分，常规消毒橡皮塞，按医嘱加入药液。④检查输液器质量，关闭调节器，取出输液管及通气管针头，将输液管和通气管针头插入瓶塞至针头根部。

（2）袋装液体：①检查外包装袋，取出内袋，核对药名、浓度、剂量、有效期，检查液体有无渗漏、浑浊、沉淀及絮状物。②填写瓶签，并倒贴于输液袋上。③常规消毒瓶塞，加药时针头平行刺入加药口中央圆心部分，拔出针头时勿回抽空气。④检查输液器质量，关闭调节器，将针头插入乳胶塞，无须插排气管。

3）备胶布（或输液贴）。携用物至床旁，再次核对患者及药物，做好解释。协助患者取舒适卧位。将输液瓶或输液袋倒挂于输液架上，倒置茂菲滴管，打开调节器，使药液自然流入滴管，待液体进入茂菲管 2/3～1/2 满时，折叠滴管根部的输液管，迅速直立茂菲滴管，松开折叠处，排尽输液管内空气，关闭调节器（图 12.18）。

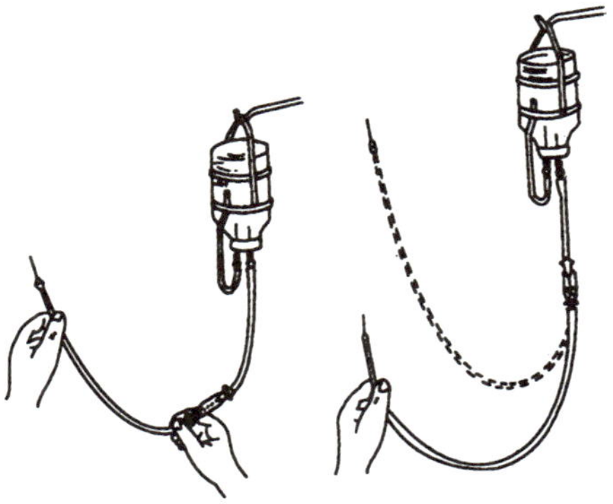

图 12.18 排空气

4）选择合适静脉，肢体下放小垫枕，在穿刺点上方约 6 cm 扎止血带，按常规消毒穿刺部位皮肤（直径不小于 5 cm），待干。

5）再次核对并排尽输液管内空气，取下护针帽，嘱患者握拳，按静脉穿刺法穿刺，见回血后平行进针少许。固定针柄，松开止血带，嘱患者松拳，放开调节器。

6）待液体滴入通畅，患者无不适后用输液贴或胶布固定针头。

7）核对患者及药物，根据病情、年龄及药液性质调节滴速。一般成人 40～60 滴/min，儿童 20～40 滴/min。

8）取出止血带，协助患者取舒适卧位，整理床单位。向患者交代输液的注意事项，将呼叫器置于易取处。

9）在输液卡上记录输液的时间、操作者姓名、液体滴速。

10）清理用物，洗手，取口罩，记录。

11）输液过程中加强巡视，密切观察患者有无输液反应及输液是否通畅并填写巡视卡。

12）更换液体。

13）输液完毕，关闭输液调节器，干棉签按压穿刺点上方，快速拔针后按压片刻至无出血。

14）协助患者取舒适卧位，清理用物，整理床单位。

15）洗手，取口罩，记录。

2.静脉留置针输液法

（1）同密闭式输液法（1）—（3）。

（2）检查留置针型号及有效期，包装是否完好。取出留置针，连接肝素帽，将输液器上的针头插入留置针的肝素帽内，排尽空气。

（3）打开透明敷贴外包装。铺一次性治疗巾，选择合适静脉。将小垫枕置于穿刺肢体下，在穿刺点上方 10～15 cm 处扎止血带，按常规消毒穿刺部位皮肤，直径不小于 8 cm，待干。

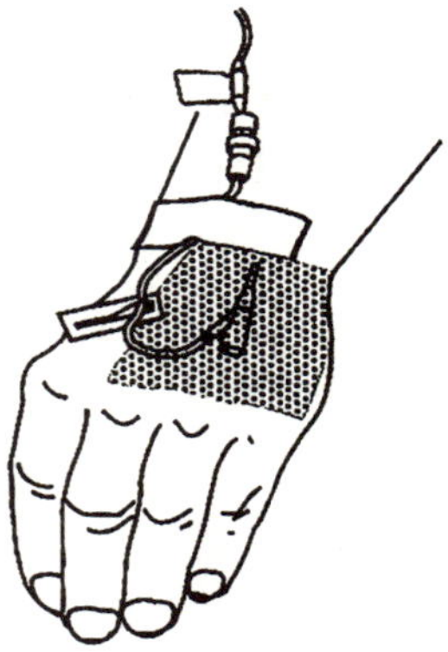

图 12.19　静脉留置针固定法

(4)戴手套,取下针套,旋转松动留置针针芯并使针头斜面向上,再次核对并排尽空气。

(5)一手绷紧皮肤,另一手以拇指和示指紧持针柄,针尖斜面向上,与皮肤呈 15°~30°进针,见回血,降低进针角度,沿静脉走向将穿刺针推进 0.2 cm,固定留置针后撤针芯 0.5 cm,将外套管送入静脉,一手按住套管座,另一手将整个针芯撤出。

(6)松开止血带,打开输液器的流量开关,嘱患者松拳,观察流速,确定穿刺成功后,用无菌透明敷贴对留置针作密闭式固定,用胶布将留置针延长管固定,并在无菌透明贴膜上注明穿刺日期、时间、责任人(图 12.19)。

(7)穿刺毕,脱手套,调节滴速。再次核对无误,在输液卡上注明时间、滴速并签名。

(8)取出止血带、一次性治疗巾及小垫枕,协助患者取舒适卧位,整理床单位。向患者交代输液的注意事项,将呼叫器置于易取处。

(9)处理用物,洗手,取口罩,记录。

(10)输液完毕,拔出输液器针头,常规消毒肝素帽橡胶塞部,用注射器向肝素帽内注入封管液,确保正压封管。

【注意事项】

1.严格执行查对制度和无菌操作原则,预防感染及差错事故的发生。

2.根据病情需要安排输液顺序,并根据治疗原则,按急、缓及药物半衰期等情况合理分配药物。

3.输液前要排尽输液管及针头内空气,药液滴尽前要及时更换输液瓶或拔针,严防造成空气栓塞。

4.输液过程中,要严密观察输液情况,如针头及输液管有无漏液,注射局部有无肿胀或疼痛,有无输液反应等,一旦发现上述情况应立即通知医师,及时处理。

5.注意药物配伍禁忌,对刺激性或特殊药物,应确定针头已刺入静脉内才输入。

6.对长期输液者,要注意保护和合理使用静脉,一般从远端小静脉开始穿刺(抢救时可例外)。

7.要严格掌握输液速度。对有心、肺、肾疾病的患者、老年患者、婴幼儿以及输注高渗、含钾或升压药液的患者,要适当减慢输液速度;对严重脱水、心肺功能良好者可适当加快输液速度。

8.若采用静脉留置针输液法,要严格掌握留置时间。一般静脉留置针可以保留 3~5 天,最好不要超过 7 天。

【评价】

1.患者能理解输液的目的,配合操作。

2.患者了解保护静脉的相关知识。

3.输液过程中患者未出现不适。

4.护患沟通良好,服务满意度高。

(二)颈外静脉插管输液法

经颈外静脉插管进行输液的方法。

【目的】

1.需长期输液,周围静脉不宜穿刺者。

2.周围循环衰竭需测量中心静脉压者。

3.长期滴入高浓度、刺激性强的药物或行静脉内高营养治疗的患者。

【评估】

1.患者的病情、对疾病的认识、治疗的了解及合作程度、是否排便、有无陪护等。

2.有无普鲁卡因过敏史、局部皮肤和血管状况。

【计划】

1.护理目标

(1)患者及家属了解颈外静脉插管相关知识。

(2)患者未发生与操作有关的并发症。

(3)输液过程中患者未诉不适。

2.用物

(1)同密闭式静脉输液。

(2)无菌穿刺包:穿刺针两根(长约 6.5 cm、内径 2 mm、外径 2.6 mm)、硅胶管两条(长 25~30 cm、内径 1.2 mm、外径 1.6 mm)、6 号针头两枚、5 mL 和 10 mL 注射器各 1 副、尖头刀片 1 个、镊子 1 把、无菌纱布 2~4 块、洞巾 1 块、弯盘 1 个。

(3)另备 1%普鲁卡因注射液、无菌生理盐水、无菌手套、无菌敷贴、0.4%枸橼酸钠生理盐水或肝素稀释液、肝素帽或可来福接头。

【操作过程】

1.核对医嘱。核对患者床号、姓名、住院号,评估患者,做好解释,取得其配合。

2.洗手,戴口罩,备齐用物。

3.同密闭式输液法检查、核对药液并备好输液器。

4.携用物至患者床旁,再次核对解释,将输液瓶挂于输液架上,排尽输液器内空气。

5.协助患者去枕平卧,头偏向一侧,肩下垫一薄枕,充分暴露穿刺部位,取下颌角和锁骨上缘中点连线之上 1/3 处,颈外静脉外缘(图 12.20),使患者头低肩高,颈部伸展平直。

6.术者立于床头,选择穿刺点,常规消毒皮肤。打开穿刺包,戴无菌手套,铺洞巾。

7.由助手协助,术者用 5 mL 注射器抽吸 1%普鲁卡因在穿刺部位行局部麻醉;用 10 mL 注射器抽取生理盐水,以平针头连接硅胶管,排尽空气备用。

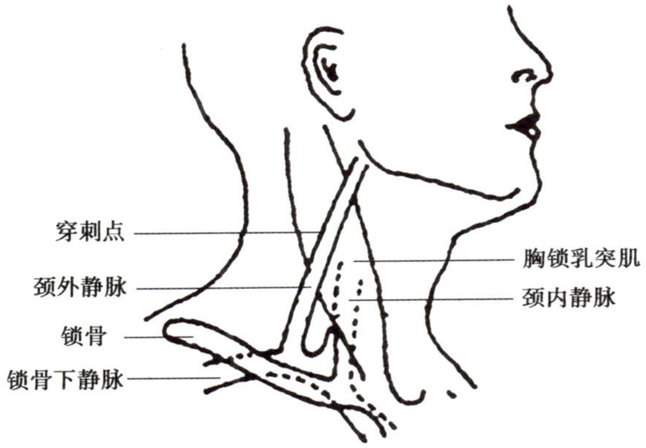

图 12.20 颈外静脉解剖位置

8.术者一手绷紧穿刺点上方皮肤,一手持穿刺针与皮肤呈 45°进针,入皮后呈 25°沿静脉方向穿刺。

9.见回血后,立即用一手拇指按住针栓孔,一手持备好的硅胶管快速由针孔送入 10 cm 左右。插管时由助手一边抽回血一边缓慢注入生理盐水。

10.确定硅胶管在血管内后,退出穿刺针,再次抽回血,注入生理盐水,检查导管是否在血管内,确定无误后，移去洞巾，连接输液器输入备用液体。

11.用无菌敷贴覆盖穿刺点并固定硅胶管，硅胶管与输液管接头处以无菌纱布包扎并用胶布固定在颌下。

12.暂停输液时，可用 0.4%枸橼酸钠生理盐水 1~2 mL 或肝素稀释液 2 mL 注入硅胶管进行封管，用无菌肝素帽或可来福接头塞住针栓孔，再用安全别针固定在敷料上。

13.每天更换穿刺点敷料，用 0.9%过氧乙酸溶液擦拭消毒硅胶管，常规消毒局部皮肤。如需再次输液，消毒肝素帽或可来福接头，接上输液装置即可。

14.停止置管时，硅胶管末端接上注射器，边抽吸边拔出硅胶管，局部加压数分钟，用 75%乙醇消毒穿刺部位，无菌纱布覆盖。

【注意事项】

1.严格执行无菌操作及查对制度。

2.穿刺前可先用刀片尖端在穿刺点上刺破皮肤作引导，以减少进针时皮肤阻力。穿刺时助手用手指压颈静脉三角处，阻断血流使静脉充盈。

3.插管动作要轻柔，以防盲目插入使硅胶管在血管内打折或硅胶管过硬刺破血管发生意外。

4.输液前应检查导管是否在静脉内。输液过程中加强巡视，如输液不畅，应观察硅胶管有无弯曲，是否滑出血管外。

5.防止硅胶管内发生凝血，暂停输液时需封管。若发现硅胶管内凝血，应用注射器将血凝块抽出后再注入药液，切忌将血凝块推入血管。

6.穿刺点上敷料一旦潮湿应立即更换，并按正确方法进行消毒。

7.拔管动作应轻柔，避免折断硅胶管。

【评价】

1.患者理解颈外静脉插管的目的，愿意配合。

2.插管输液顺利，无并发症发生。

（三）锁骨下静脉插管输液法

经锁骨下静脉插管进行输液的方法。

【目的】

1.长期不能进食或需迅速补充大量液体者。

2.较长时间接受化疗者。

3.测定中心静脉压或需紧急放置心内起搏导管者。

【评估】

1.患者病情、年龄、意识状态及营养状况等。

2.患者心理状态及配合程度，有无普鲁卡因过敏史。

3.穿刺部位的皮肤、血管状况及肢体活动度。

4.叩诊两侧背部肺下界，并听诊两侧呼吸音。

【计划】

1.护理目标

（1）患者及家属了解锁骨下静脉插管相关知识。

（2）患者未发生与操作有关的并发症。

2.用物

（1）同密闭式静脉输液。

(2)无菌穿刺包:穿刺针(20 号)两枚、硅胶管两条、射管水枪 1 个、平针头(8~9 号)两个、5 mL 注射器 1 副、纱布两块、镊子 1 把、洞巾两块、结扎线 1 卷、弯盘 1 个。

(3)另备 1%普鲁卡因注射液、0.4%枸橼酸钠生理盐水、1%甲紫、无菌手套、无菌敷贴。

【操作过程】

1.核对医嘱。核对患者床号、姓名、住院号,评估患者,做好解释,取得其配合。

2.洗手,戴口罩,备齐用物。

3.检查、核对药液并备好输液器。携用物至患者床旁,再次查对、解释后,将输液瓶(或袋)挂于输液架上,排尽空气。

4.协助患者去枕平卧,头偏向一侧,肩下垫一薄枕。术者立于床头,选择穿刺点,并用 1%甲紫标注进针点及胸锁关节(图 12.21)。常规消毒皮肤,打开穿刺包,戴无菌手套,铺洞巾。

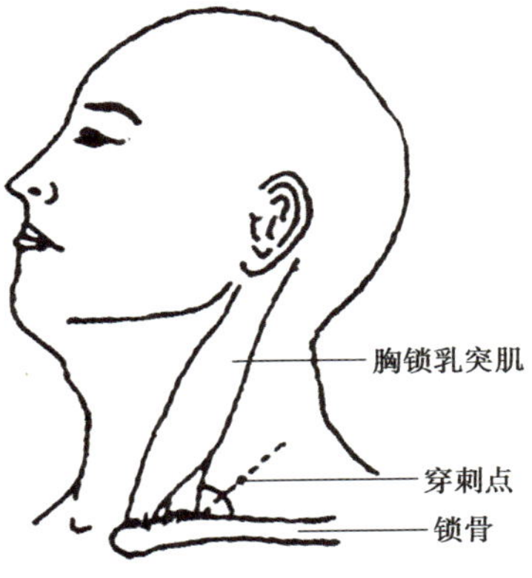

图 12.21 锁骨下静脉解剖位置

5.备好射管水枪及硅胶管,抽吸 0.4%枸橼酸钠生理盐水,连接穿刺针头。

6.用 5 mL 注射器抽吸 1%普鲁卡因,在穿刺部位行局部麻醉,将针头指向胸锁关节,与皮肤呈 30°~40°进针,边进针边抽回血,直至穿刺成功。

7.术者手持射管水枪,按试穿方向刺入锁骨下静脉,同时抽回血,如抽出暗红色血液,表明进入锁骨下静脉。

8.嘱患者屏气,术者一手按住水枪的圆孔及硅胶管末端,一手快速推动活塞,硅胶管即随液体进入锁骨下静脉。压住穿刺针顶端,将针退出,待针头退出皮肤后,将硅胶管轻轻从水枪中抽出。

9.将已备好的输液器导管连接平针头插入硅胶管内,进行静脉输液。

10.常规消毒后用无菌敷贴覆盖穿刺点并固定硅胶管;在距穿刺点约 1 cm 处,将硅胶管缝合固定在皮肤上,覆盖无菌纱布并用胶布固定。

11.暂停输液时,可用 0.4%枸橼酸钠生理盐水 1~2 mL 或肝素稀释液 2 mL 注入硅胶管进行封管,用肝素帽或可来福接头塞住针栓孔,再无菌纱布覆盖固定。每天更换穿刺点敷料,用 0.9%过氧乙酸溶液擦拭消毒硅胶管,常规消毒局部皮肤。

12.再次输液时,消毒肝素帽或可来福接头,接上输液装置即可。

13.拔管法同颈外静脉输液法拔管。

【注意事项】

1.严格执行无菌操作及查对制度。

2.准确选择穿刺点,避免因进针方向过度向外偏移而刺破胸膜发生气胸。

3.射管时,一定要用手压住水枪圆孔处及硅胶管末端,以免将硅胶管全部射入体内。射管时推注水枪活塞应迅速,使水枪内压力猛增而射出硅胶管。

4.退针时不可来回转动,防止割断硅胶管。穿刺针未退出,不可放松圆孔,防止硅胶管被吸入。

5.根据病情调节滴速,输液过程中加强巡视,观察有无异常情况,及时排除输液故障。

6.胶管外的敷料应每日更换,消毒方法同颈外静脉插管法。

7.防止硅胶管内发生凝血,每天暂停输液时及时用封管液封管。

【评价】

1.患者理解颈外静脉插管的目的,积极配合操作。

2.插管输液顺利,无并发症发生。

(四)经外周中心静脉置管输液法(peripherally inserted central catheter,PICC)

PICC 是指由外周静脉(贵要静脉、肘正中静脉、头静脉)穿刺,经引导针将标有刻度、能放射显影、由硅胶材料制成的导管插入并将其尖端定位于上腔静脉或锁骨下静脉内的深静脉导管置入术。PICC 技术的应用避免了外周静脉的反复穿刺,具有留置时间长、安全性能较高的特点(注意未取得相关执业资格证书的不能操作,否则违法)。

【目的】

1.静脉化疗、长期输入高渗性液体和刺激性药物时,保护血管不受损伤。

2.为中心静脉压(central venous pressure,CVP)监测及完全胃肠外营养(total parenteral nutrition,TPN)使用的重要通道,是重要的急救途径。

【评估】

1.患者的年龄、病情、意识状态、营养状况及出凝血情况。

2.患者心理状况及合作程度。

3.患者穿刺部位皮肤、血管状况及肢体活动度。

4.患者与医师签署知情同意书的情况。

【计划】

1.护理目标

(1)患者及家属了解操作目的、方法及配合要点。

(2)操作过程顺利,患者未发生与置管有关的并发症。

2.用物准备

(1)PICC 穿刺包内有无菌治疗巾、孔巾、小药杯、无菌棉球、止血钳、无菌纱布、弯盘。

(2)治疗盘、碘伏、75%乙醇、10 cm×12 cm 透明贴膜、20 mL 注射器、5 mL 注射器、无菌胶布、棉签、肝素帽、无菌手套、弯盘。

(3)另备无菌生理盐水、无菌肝素钠盐水、PICC 套件盒(图 12.22)及无菌手术衣。

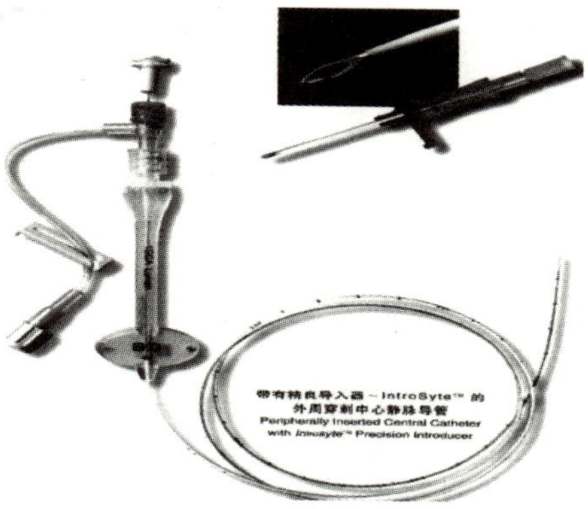

图 12.22　PICC 中心静脉导管

(4)锐器盒及医用垃圾桶。

【操作过程】

1.核对医嘱。核对床号、姓名、住院号,评估患者,向患者解释以取得合作。

2.洗手,戴口罩。备齐用物携至患者床边,再次核对。协助患者取平卧位,在预期穿刺部位以上扎止血带,评估患者的血管状况,选择贵要静脉为最佳穿刺血管,松开止血带。

3.将手臂外展 90°,测量导管尖端所在的位置并记录测量数值。

(1)上腔静脉测量法:从预穿刺点沿静脉走向量至右胸锁关节再向下至第三肋间隙。

(2)一字形测量法:从预穿刺点沿静脉走向至右胸锁关节,再加 2 cm。

(3)测量上臂中段周径(臂围基础值),以供监测可能发生的并发症如渗漏和栓塞。新生儿及小儿应测量双臂臂围。

4.打开 PICC 无菌包,戴无菌手套。

5.将第一块无菌巾垫在患者手臂下,准备 75%乙醇和碘伏棉球。

6.以穿刺点为中心消毒,先用 75%乙醇,再用碘伏各消毒 3 遍,上下直径 20 cm,两侧至臂缘,待干,脱手套。

7.穿无菌手术衣,戴无菌手套,用无菌生理盐水冲净手套上的滑石粉。铺第二块无菌巾和孔巾,建立无菌区。

8.助手协助打开 PICC 导管套件和注射器,应用无菌技术准备肝素帽、无菌胶布及透明贴膜,抽吸生理盐水及肝素钠盐水置于无菌区。

9.预冲导管、连接器、肝素帽管腔及导管外部。如为前端开口式导管则按所测导管长度修剪导管。

10.助手在上臂消毒区外扎止血带,使静脉充盈。

11.将保护套从穿刺针上去掉,活动套管。实施静脉穿刺,进针角度为 15°~30°,见回血立即放低穿刺角度,推入导入针,确保导引套管的尖端处于静脉内。松外套管,请助手松开止血带。

12.一手示指固定导引套管避免移位,中指压在套管尖端处的血管上,从导引套管中抽出穿刺针。

13.用镊子夹住导管尖端,开始将导管逐渐送入静脉,用力要均匀缓慢。当导管进到肩部时,嘱患者头转向穿刺侧,下颌靠肩,以防导管误入颈静脉。

14.导管置入 10~15 cm 之后即可退出套管。指压套管端静脉稳定导管,从静脉内退出套管,使其远离穿刺部位。

15.劈开套管并从置入的导管上剥下,在移去导引套管时要注意保持导管的位置,完全将导管置于预计深度,并达到皮肤参考线。

16.一手固定导管,一手移去导丝,动作要轻柔、缓慢。若导管呈串珠样皱褶改变,表明有阻力,应立即停止抽取导丝,并使导管恢复原状,再试着抽出导丝。

17.如为三项瓣膜式 PICC 导管,此时应修剪导管,体外保留 5~7 cm,安装减压套筒及连接器。

18.用注射器抽吸回血,用生理盐水 20 mL 脉冲式冲管,并正压封管,安装肝素帽或正压接头。

19.撤出孔巾,用 75%乙醇棉签消毒穿刺点周围皮肤,必要时涂以皮肤保护剂,但不能触及穿刺点。

20.安装白色固定翼并用胶布固定,在穿刺点上方放置一小块纱布加压,体外导管放置呈 S 状弯曲,覆盖 10 cm×12 cm 透明贴膜在导管及穿刺部位,脱手套。用胶布固定连接器和肝素帽,标明穿刺日期、时间、责任人及导管外露的刻度。

21.撤出治疗巾及弯盘,询问患者感受,协助其取舒适卧位,帮助患者稍活动穿刺侧肢体以适应导管,整理床单位。

22.处理用物,洗手,取口罩,脱手术衣。

23.通过 X 线拍片确定导管尖端位置。如有需要可接输液。

24.洗手,记录导管名称、编号、导管型号、置入长度;所穿刺静脉名称、穿刺过程是否顺利、固定状况;X 线检查结果;臂围、穿刺者姓名、穿刺日期等。

25.导管拔除程序。

(1)去除敷料,消毒穿刺点及周围皮肤。

(2)将导管上的固定贴膜取下,沿与皮肤平行的方向慢慢拔出导管。为避免导管断裂,在拔管遇到阻力时不要使用暴力。遇到阻力时,可在局部加热 20~30 min,再沿与皮肤平行的方向慢慢拔出导管。如果仍有阻力,通知医师并行 X 线拍片。

(3)测量和观察导管长度,以确定导管完整。观察拔管后的皮肤情况。

(4)覆盖穿刺点,避免发生拔管后的静脉炎。

(5)处理用物,洗手,取口罩,记录。

【注意事项】

1.穿刺前应了解患者静脉情况,避免在瘢痕及静脉瓣处穿刺。

2.严格执行无菌操作原则,预防感染。

3.注意避免穿刺过深而损伤神经,避免穿刺进入动脉,避免损伤静脉内、外膜。

4.对有出血倾向的患者要进行加压止血。

5.操作中严密观察患者的病情变化,有无心律失常,面色、呼吸、脉搏的变化。

6.穿刺成功后,输入全血、血浆、蛋白等黏性较大的液体后,应以等渗液体冲管,防止管腔堵塞;输入化疗药物前后均应使用无菌生理盐水冲管;可以进行常规加压输液或者输液泵给药,但是不能用于高压注射泵推注造影剂等;严禁使用小于 10 mL 的注射器,否则遇导管阻塞可以导致导管破裂。

7.尽量避免在置管侧肢体测量血压。

8.注意置管后护理,保持穿刺部位清洁干燥,保证导管通畅,观察穿刺部位皮肤情况。

9.每次输液后,封管时不要抽回血,当导管发生堵塞时,可以使用尿激酶以边推边抽的方式溶解导管内的血凝块,严禁将血凝块推入血管。

10.定期检查导管的位置、导管头部定位、流通性能及固定情况。

【评价】

1.穿刺过程中患者能主动配合操作,操作过程中未诉不适。

2.患者未发生与操作有关的并发症,操作过程顺利。

3.患者的静脉得到有效的保护,痛苦有所减轻。

(五)PICC 维护

【目的】

保持穿刺部位皮肤干燥,预防感染。

【评估】

1.穿刺点有无发红、肿胀、渗血及渗液。

2.导管有无移动,是否脱出或进入体内。

3.贴膜有无潮湿、脱落、污染,是否到期。

【计划】

1.护理目标

(1)患者理解换药的目的,并能够积极配合。

(2)穿刺部位皮肤干燥,未发生感染。

2.用物　PICC 换药包(弯盘 1 个、治疗碗两个、治疗巾 1 块、止血钳 3 把,纱布 4 块、棉球若干)、一次性治疗巾、75%乙醇、碘伏、无菌生理盐水 100 mL、无菌手套、无菌透明敷料、无菌免缝胶带,输液接头、20 mL 注射器 1 个。

【操作过程】

1.洗手,戴口罩。

2.评估患者。

3.洗手。准备并检查用物,携用物至患者床旁,核对床号、姓名。

4.暴露导管穿刺部位,在手臂下垫一次性治疗巾,按正确方法去除敷料(先将敷料水平方向松解,脱离皮肤后自下而上去除敷料),注意切忌将导管引出体外。

5.快速消毒双手,打开 PICC 换药包。

6.将无菌透明敷料、无菌免缝胶带、输液接头、20 mL 注射器去除包装放置在换药包内。将乙醇、碘伏分别倒于治疗碗内。

7.戴无菌手套,将治疗巾对折垫于一次性治疗巾上。

8.抽吸 20 mL 生理盐水与输液接头相连,排气。

9.用乙醇棉球擦拭穿刺点外皮肤,第 1 个棉球顺时针擦拭,第 2 个棉球逆时针擦拭,第 3 个棉球再顺时针擦拭。

10.用碘伏棉球消毒穿刺点及周围皮肤,消毒穿刺点,待干。第 1 个和第 2 个棉球消毒方法同乙醇擦拭方法。第 3 个和第 4 个棉球分别消毒导管、连接器及输液接头的正面及背面(正面及背面分别用 1 个棉球),第 5 个棉球再顺时针消毒皮肤,待干。

11.用无菌纱布取下原有输液接头,乙醇纱布消毒接口及连接器。

12.更换输液接头,并用 20 mL 生理盐水以脉冲式冲洗导管。

13.用免缝胶带、透明敷料固定导管(图 12.23)。

14.在免缝胶带或透明敷料上注明换药日期和时间。

15.妥善安置患者,整理用物。向患者交代注意事项。

16.洗手,记录,填写置管维护单。

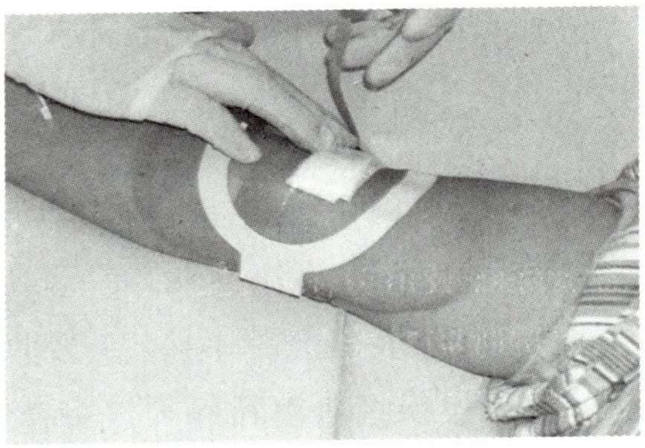

图 12.23 PICC 置管换药法

【注意事项】

1.自下而上去除敷料,注意切忌将导管拉出。

2.勿用乙醇棉球消毒穿刺点,以免引起化学性静脉炎。

3.消毒导管时要固定穿刺点处导管,以免将导管拽出。

4.将体外导管放置呈 S 状或其他形状如 L 形弯曲,以减轻导管张力,避免导管移动。

5.体外导管部分必须完全覆盖在透明敷料以下,以免引起感染。

6.穿刺后的第一个 24 h 必须换药一次,以后每周维护导管一次,如透明敷料潮湿、松动、穿刺部位渗血,需随时更换敷料。

【评价】

1.患者能理解换药目的,并能够积极配合操作。

2.穿刺部位皮肤干燥,无渗血、渗液出现。

3.输液管道通畅。

四、输液速度与时间的计算

在输液过程中,每毫升溶液的滴数称为该输液器的点滴系数(gtt/mL)。目前常用静脉输液器的点滴系数有 10、15、20 三种。静脉点滴的速度和时间可按下列公式计算。

1.已知每分钟滴数与输液总量,计算输液所需的时间

$$每分钟滴数=\frac{液体总量(mL)\times点滴系数}{输液时间(min)}$$

如某患者需输液体 2 000 mL,计划 10 h 输完,所用输液器点滴系数为 15,求每分钟滴数

$$每分钟滴数=\frac{2\ 000\times15}{10\times60}=50\ 滴$$

2.已知每分钟滴数与输液总量,计算输液所需的时间

$$输液时间(h)=\frac{液体总量(mL)\times点滴系数}{每分钟滴数\times60(min)}$$

如某患者需输液体 1 500 mL,每分钟滴数为 50 滴,所用输液器滴系数为 20,需要输完的时间

$$输液时间(h)=\frac{1\ 500\times20}{50\times60}=10\ h$$

五、常见输液故障及排除方法

1.溶液不滴

(1)针头滑出血管外:液体注入皮下组织,可见局部肿胀并有疼痛,应将针头拔出另选血管重新穿刺。

(2)针头斜面紧贴血管壁:妨碍液体滴入,应调整针头位置或适当变换肢体位置,直到点滴通畅。

(3)压力过低:患者周围循环不良、输液瓶位置过低或患者肢体抬举过高所致,适当提高输液瓶或放低肢体位置即可点滴通畅。

(4)针头阻塞:轻轻用手挤压近针头端的输液管,若感觉有阻力,松手后又无回血抽出时,则表明针头阻塞,应更换针头重新穿刺。切忌强行挤压输液管或用溶液冲注针头,以免凝血块进入静脉造成栓塞。

(5)静脉痉挛:肢体暴露在冷的环境中时间过长或输入的液体温度过低所致。局部进行热敷即可解除痉挛。

2.茂非滴管内液面过高

(1)茂非滴管侧壁有调节孔时,先夹紧滴管上端的输液管,再打开调节孔,使茂非滴管内液体降至露出液面,见到点滴时,再关闭调节孔,松开滴管上端的输液管即可。

(2)茂非滴管侧壁无调节孔时,可将输液瓶从输液架上取下,倾斜液体面,使插入瓶内的针头露出液面,待溶液缓缓流下直至滴管露出液面,再将输液瓶挂于输液架上继续点滴。

3.茂非滴管内液面过低

(1)滴管侧壁有调节孔时,先夹紧滴管下端的输液管,再打开调节孔,当滴管内液面升至所需高度时,关闭调节孔,松开下端输液管即可。

(2)滴管侧壁无调节孔时,可夹住滴管下端输液管,用手挤压滴管,使液体下流至滴管内,当液面升至所需高度时,停止挤压,松开滴管下端的输液管即可。

4.茂非滴管内液面自行下降　输液过程中,茂非滴管内液面自行下降应检查滴管上端输液管与滴管的衔接是否紧密,滴管有无漏气或裂隙,必要时更换输液器。

六、常见输液反应及护理

(一)发热反应

1.原因　是输液中常见的一种反应。输入致热物质(包括致热原、死菌、游离菌体蛋白、其他蛋白质和非蛋白质的有机或无机物质)而引起。多为输液瓶消毒灭菌不彻底或被污染,输入的溶液或药物制品不纯、消毒物品保存不良,输液器消毒不严或被污染,输液过程中未能严格执行无菌操作等原因所致。

2.症状　表现为发冷、寒战和发热。轻者体温常在 38.0 ℃左右,停止输液后数小时内体温可自行恢复正常;严重者起始寒战,继之高热,体温可达 41.0 ℃,并伴有头痛、恶心、呕吐、脉速等全身症状。

3.护理

(1)输液前认真检查药液的质量、输液器包装及灭菌日期,严格无菌操作(强调查对的重要性)。

(2)反应轻者可减慢点滴速度或停止输液,通知医师,并注意体温的变化。

(3)反应严重者,应立即停止输液,并保留剩余溶液和输液器,必要时送检验科作细菌培养。

(4)对高热患者,应给予物理降温,严密观察生命体征的变化,必要时遵医嘱给予抗过敏药物或激素治疗。

(二)急性肺水肿

1.原因

(1)输液速度过快,短时间内输入过多液体,使循环血容量急剧增加,心脏负荷过重引起。

(2)患者原有心肺功能不良,尤其是急性左心功能不全的患者。

2.症状　患者突然出现呼吸困难、胸闷、咳嗽、咯粉红色泡沫样痰,严重时痰液可从口、鼻涌出,听诊肺部布满湿啰音,心率快且节律不齐。

3.护理

(1)输液过程中应注意控制输液速度和输液量,尤其对老年、儿童、心肺功能不良的患者要特别慎重。

(2)出现上述症状,立即停止输液并通知医师,进行紧急处理。如病情允许可使患者端坐,双腿下垂,以减少下肢静脉回流,减轻心脏负担。

(3)给予高流量氧气吸入,使肺泡内压力增高,减少肺泡内毛细血管渗出液的产生。同时,湿化瓶内加入 20%~30%的乙醇进行湿化氧气,乙醇能降低肺泡内泡沫的表面张力,使泡沫破裂消散,改善气体交换,减轻缺氧症状。

(4)遵医嘱给予镇静、平喘、强心、利尿和扩张血管的药物,以扩张周围血管,加速体液排出,减少回心血量,减轻心脏负荷。

(5)必要时进行四肢轮流结扎,用橡胶止血带或血压计袖带适当加压,以阻断静脉血流,但动脉血仍可通过。每隔 5~10 min 轮流放松一个肢体上的止血带,可有效地减少静脉回心血量。症状缓解后,逐渐解除止血带。此外,静脉放血 200~300 mL 是有效减少回心血量的一种直接方法,但应慎用,贫血患者则禁忌采用。

(三)静脉炎

1.原因　长期输注高浓度、刺激性较强的药液,或静脉内放置刺激性较强的塑料导管时间过长,引起局部静脉壁发生化学炎性反应;输液过程中未严格执行无菌操作,导致局部静脉感染。

2.症状　沿静脉走向出现条索状红线，局部组织发红、肿胀、灼热、疼痛，有时伴有畏寒、发热等全身症状。

3.护理

(1)严格执行无菌操作，对血管壁有刺激性的药物应充分稀释后再应用，点滴速度宜慢，防止药物漏出血管外。同时，要有计划更换输液部位，以保护静脉。

(2)停止在该部位静脉输液，并将患肢抬高、制动。局部用50%硫酸镁溶液热湿敷，每日两次，每次 20 min。

(3)超短波理疗，每日一次，每次 15~20 min。

(4)中药治疗。将如意金黄散加醋调成糊状，局部外敷，每日两次，具有清热、止痛、消肿的作用。

(5)如合并感染，遵医嘱给予抗生素治疗。

(四)空气栓塞

1.原因

(1)输液导管内空气未排尽，导管连接不紧，有漏气。

(2)加压输液、输血时无人守护，液体输完未及时更换药液或拔针，均有发生空气栓塞的危险。进入静脉的空气，随血流首先被带到右心房，然后进入右心室。如空气量少，则在右心室随血液压入肺动脉并分散到肺小动脉内，最后经毛细血管吸收，损害较小；如空气量大，空气在右心室内阻塞肺动脉入口，使血液不能进入肺内(图 12.24)，气体交换发生障碍，引起机体严重缺氧而立即死亡。

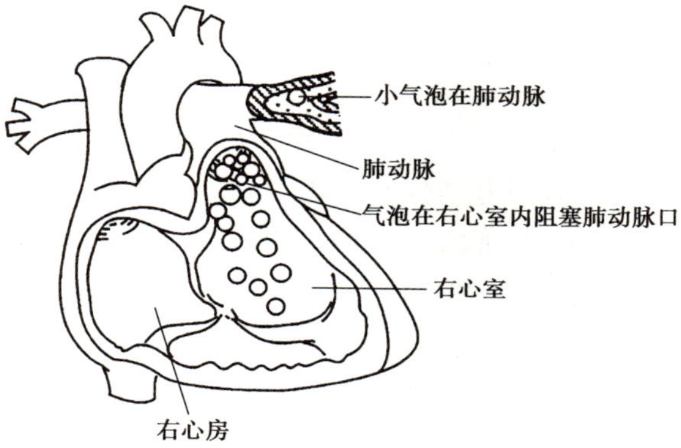

图 12.24　空气在右心室内阻塞肺动脉入口

2.症状　患者感到胸部异常不适或有胸骨后疼痛，随之出现呼吸困难和严重发绀，有濒死感。听诊心前区可闻及响亮的、持续的“水泡声”，心电图出现心肌缺血和急性肺源性心脏病的改变。

3.护理

(1)输液前认真检查输液器的质量，排尽输液导管内的空气。

(2)输液过程中加强巡视，输液中及时更换输液瓶或添加药物；输液完毕及时拔针；加压输液时应有专人在旁守护。

(3)如出现上述症状立即让患者取左侧卧位并头低足高，该体位有利于气体浮向右心室尖部，避开肺动脉入口(图 12.25)，随着心脏的舒缩，将空气混成泡沫，分次小量进入肺动脉内，逐渐被吸收。

(4)给予高流量氧气吸入，提高患者的血氧浓度，纠正缺氧状态。

(5)有条件时可通过中心静脉导管抽出空气。

(6)严密观察患者病情变化，如有异常及时对症处理。

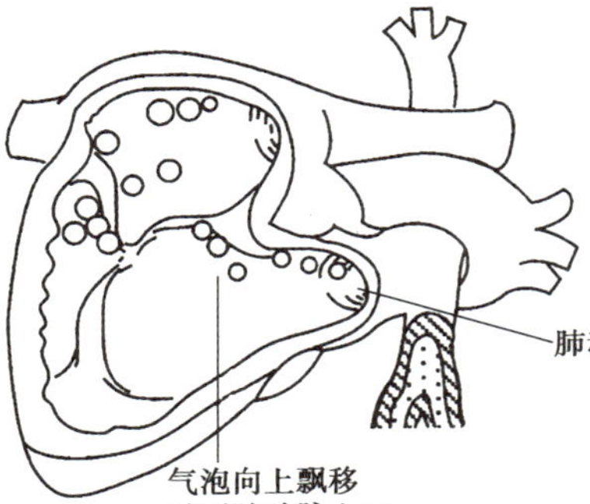

图 12.25 气泡避开肺动脉入口

七、输液泵/微量泵的使用

输液泵和微量泵是机械或电子的输液控制装置，它通过作用于输液导管达到控制输液速度的目的，常用于危重病患者、心血管病患者及患儿的治疗和抢救。

【目的】

准确控制输液速度，使药物速度均匀，剂量准确并安全地进入患者体内发生作用。

【评估】

1.输液泵性能。

2.患者的年龄、病情、意识状态、输液目的，以及药物的作用、用法、剂量、速度。

3.注射部位皮肤及血管情况，选择富有弹性、粗直、血流量丰富的血管并避开静脉瓣。

【计划】

1.护理目标

(1)药物准确地输入患者体内，输液过程中患者未出现不适。

(2)患者能理解使用输液泵/微量泵的目的，并能积极配合治疗。

2.用物准备

(1)输液泵输液法：同密闭式静脉输液法，另备输液泵(图 12.26)，必要时备接线板、输液架。

(2)微量泵输液法：同静脉注射法，另备 50 mL 注射器、泵延长管、微量泵。必要时备避光纸。

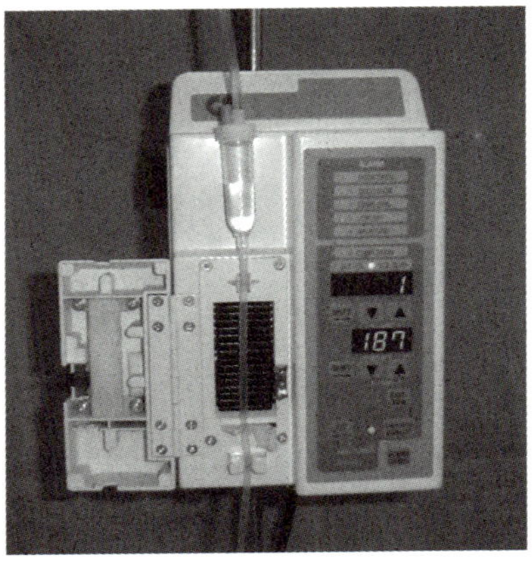

图 12.26 输液泵

【操作过程】

1.核对医嘱。核对患者床号、姓名、住院号，评估患者，做好解释，取得配合。

2.洗手，戴口罩，按医嘱准备好药液。携用物至患者床旁，再次核对解释。

3.将输液泵或微量泵固定于输液架上，升输液架至一定高度，连接电源。

4.安装输液器或注射器。

(1)输液泵输液法：①同静脉输液法，挂输液瓶，排气。②打开泵门，自上而下安装输液管，检查、调节输液泵，按要求正确设定参数。③打开输液器调节器，检查输液器是否通畅，并再次排气，按下暂停键。

(2)微量泵输液法:①将注射器与延长管、输液针头连接并排气,正确固定于微量泵上。②按要求正确调节微量泵参数,再次排气,按下暂停键。

5.按静脉输液法进行穿刺并固定。

6.打开启动键,核对后填写输液卡或注射卡。

7.协助患者取舒适卧位,整理床单位。

8.处理用物,洗手,取口罩,记录。

【注意事项】

茂菲滴管加药技术

1.正确设定输液速度及其他参数,防止设定错误延误治疗。

2.护士应随时查看输液泵工作状态,及时排除故障,保证液体安全正确输入。

3.输注过程中应注意观察患者对药物的反应、穿刺部位皮肤情况,防止发生液体外渗或堵管。

【评价】

1.患者获得有关输液泵及微量泵的知识,能主动配合治疗。

2.患者未出现不适及并发症。

3.输液过程中严格按医嘱调节滴速,患者症状得到缓解。

输液接头或肝素帽的使用技术

八、茂菲滴管加药技术

见二维码内容。

植入式静脉输液港(PORT)

九、输液接头或肝素帽的使用技术

见二维码内容。

(何见平)

课件12.11 静脉输血

任务 12.11 静脉输血

案例情景

陈某,女,41岁,"贫血原因待查",患者入院时,查体:体温36.5 ℃,脉搏100次/min,呼吸20次/min,血压90/60 mmHg,心律齐,未闻及心脏杂音,血常规检查示:Hb:70 g/L,管床医师开出医嘱要求输入洗涤红细胞3个单位,请执行!

静脉输血法是指将全血或成分血如血浆、红细胞、白细胞或血小板等通过静脉输入体内的方法。

一、血液制品的种类

(一)全血

1.新鲜血 保留了血液的所有成分,可以补充各种血细胞、凝血因子和血小板。适用于血液病患者。

2.库存血 虽含有血液的各种成分,但白细胞、血小板、凝血酶原等成分破坏较多,钾离子含量增多,酸性增高。大量输注时,可引起高钾血症和酸中毒。库存血在 4 ℃的冰箱内可存 2~3 周。适用于各种原因引起的大出血。

(二)成分血

成分血是根据血液比重不同,将血液的各种成分加以分离提纯,依据病情需要输注有关的成分。其优点为一血多用,节约血源,针对性强,疗效好,副作用少,便于保存和运输。成分血是目前临床常用的输血类型。

1.血浆 全血分离后所得的液体部分。主要成分为血浆蛋白,不含血细胞,无凝集原。无须做血型鉴定和交叉配血试验,可用于补充血容量、蛋白质和凝血因子。可分为以下 4 种:

(1)新鲜血浆:含正常量的全部凝血因子,适用于凝血因子缺乏者。

(2)保存血浆:适用于血容量及血浆蛋白较低的患者。

(3)冰冻血浆:在-30 ℃的环境下保存,有效期为 1 年。使用前需将其放在 37.0 ℃温水中融化,并于 6 h 内输入。

(4)干燥血浆:将冰冻血浆放在真空装置下加以干燥制成,有效期为 5 年。使用时加适量的等渗盐水或 0.1%枸橼酸钠溶液溶解。

2.红细胞

(1)浓缩红细胞:新鲜全血经离心或沉淀去除血浆后的剩余部分。适用于携氧功能缺陷和血容量正常的贫血患者。

(2)洗涤红细胞:红细胞经生理盐水洗涤数次后,再加入适量生理盐水,含抗体物质少。适用于免疫性溶血性贫血患者及器官移植术后患者。2~6 ℃保存,有效时间 24 d。

(3)红细胞悬液:提取血浆后的红细胞加入等量红细胞保养液制成。适用于战地急救及中小手术患者。

3.白细胞浓缩悬液 新鲜全血经离心后取其白膜层的白细胞,4 ℃保存,48 h 内有效,用于粒细胞缺乏伴严重感染的患者。

4.血小板浓缩悬液 全血离心所得,20~24 ℃保存,7 d 内有效,用于血小板减少或功能障碍性出血的患者。

5.各种凝血制剂 可针对性地补充某些凝血因子,如凝血酶原复合物等,适用于各种原因引起的凝血因子缺乏的出血性疾病。

(三)其他血液制品

1.白蛋白液 从血浆中提纯而得,能提高机体血浆蛋白和胶体渗透压。用于治疗由各种原因引起的低蛋白血症的患者。

2.纤维蛋白原 适用于纤维蛋白缺乏症和弥散性血管内凝血(DIC)者。

3.抗血友病球蛋白浓缩剂 适用于血友病患者。

二、静脉输血原则

1.输血前必须做血型鉴定及交叉配血试验。

2.无论是输全血还是成分血，均应选用同型血液输注。在紧急情况下，如无同型血，可选用 O 型血输给患者。AB 型血的患者除可接受 O 型血外，还可以接受其他异型的血（A 型血和 B 型血），但要求直接交叉配血试验阴性，而间接交叉试验可以阳性。

3.患者如果需要再次输血，则必须重新做交叉配血试验，以排除机体已产生抗体的情况。

三、静脉输血的适应证和禁忌证

1.适应证　出血，贫血、低蛋白血症，严重感染，凝血异常。

2.禁忌证　充血性心力衰竭，急性肺水肿，肾功能极度衰竭，严重高血压，对输血有强烈变态反应者。

四、常见输血反应及护理

（一）发热反应

发热反应是输血中常见的反应。

1.原因

（1）血液、保养液、储血器和输血器等被致热原污染。

（2）输血时无菌操作不严，造成污染。

（3）多次输血后，受血者血液中产生白细胞抗体和血小板抗体，再次输血时，对白细胞和血小板产生免疫反应，引起发热。

2.症状　可发生在输血过程中或输血后 1~2 h 内，先有发冷或寒战，继之高热，体温可达 38.0~41.0 ℃，伴有皮肤潮红、头痛、恶心、呕吐等全身症状。发热持续时间不等，轻者持续 1~2 h 即可缓解。

3.护理

（1）有效去除致热原，严格执行无菌操作原则，防止污染。

（2）反应轻者减慢输血速度，症状可自行缓解。反应重者立即停止输血，对症处理。发冷者注意保暖，高热时给予物理降温，并密切观察生命体征的变化。

（3）遵医嘱给予抗过敏药物，如异丙嗪、肾上腺皮质激素等。

（4）将输血器、剩余血连同储血袋一并送检。

（二）过敏反应

1.原因

（1）患者为过敏体质，对某些物质易引起过敏反应。输入血液中的异体蛋白质与患者机体的蛋白质结合形成全抗原而使机体致敏。

（2）输入血液中含有致敏物质，如供血者在采血前服用过可致敏的药物和食物。

（3）多次输血的患者，体内可产生过敏性抗体，当再次输血时，抗原、抗体相互作用而发生过敏反应。

(4)供血者血液中的变态反应性抗体随血液传给受血者。一旦与相应抗原接触,即可发生过敏反应。

2.症状　反应程度轻重不一,症状出现越早,反应越严重。

(1)轻度反应:输血后出现皮肤瘙痒,局部或全身出现荨麻疹。

(2)中度反应:出现血管神经性水肿,多见于颜面部,表现为眼睑、口唇高度水肿。喉头水肿可发生呼吸困难,两肺可闻及哮鸣音,大小便失禁。

(3)重度反应:发生过敏性休克。

3.护理

(1)勿选用有过敏史的供血者。

(2)供血者在采血前 4 h 内不宜进食蛋白质食物,可用清淡饮食或饮糖水,以免血中含有致敏物质。

(3)对有过敏史的患者输血前给予抗过敏药物。

(4)按反应程度给予对症处理。轻度反应患者减慢输血速度,给抗过敏药物,如苯海拉明、异丙嗪或地塞米松,用药后症状可缓解;中、重度反应患者应立即停止输血,皮下注射 0.1%盐酸肾上腺素 0.5~1 mL,静脉注射地塞米松等抗过敏药物;呼吸困难者给予氧气吸入,严重喉头水肿者行气管切开,循环衰竭者给予抗休克治疗。

(三)溶血反应

溶血反应是指输入血中的红细胞或受血者的红细胞发生异常破坏,而引起的一系列临床症状,为最严重的输血反应。

1.原因

(1)输入了异型血:供血者和受血者血型不符而造成血管内溶血,反应发生快,输入 10~15 mL 即出现症状,后果严重。

(2)输入了变质血:输血前红细胞已经被破坏溶解,如血液储存过久、保存温度过高、血液被剧烈震荡或被细菌污染、血液内加入高渗或低渗溶液或影响 pH 值的药物等,均可导致红细胞破坏溶解。

(3)Rh 因子所致溶血:Rh 阴性者首次输入 Rh 阳性血液时不发生溶血反应,但输血 2~3 周后体内即产生抗 Rh 阳性的抗体。如再次接受 Rh 阳性血液,即可发生溶血反应。Rh 因子不合所引起的溶血反应发生较慢,可在输血后几小时至几天后才发生,临床上较少见。

2.症状　轻者和发热反应相似;严重者在输入 10~15 mL 血液时即可出现症状,死亡率高,其临床表现可分为 3 个阶段。

第一阶段:受血者血浆中凝集素和输入血中红细胞的凝集原发生凝集反应,使红细胞凝集成团,阻塞部分小血管。患者出现头部胀痛、面部潮红、恶心、呕吐,心前区压迫感、四肢麻木、腰背部剧烈疼痛等反应。

第二阶段:凝集的红细胞发生溶解,大量血红蛋白释放到血浆中出现黄疸和血红蛋白尿,同时伴寒战、高热、呼吸困难、发绀和血压下降等。

第三阶段:大量血红蛋白从血浆进入肾小管,遇酸性物质形成结晶,阻塞肾小管。另外,抗原、抗体的相互作用,又可引起肾小管内皮缺血、缺氧而坏死脱落,进一步加重肾小管阻塞,导致急性肾衰竭。表现为少尿或无尿,管型尿和蛋白尿,高钾血症、酸中毒,严重者可致死亡。

3.护理

(1)加强责任心,认真做好血型鉴定和交叉配血试验,严格执行查对制度和操作规程,杜绝差错事故的发生。

(2)出现症状立即停止输血,通知医师紧急处理,并保留余血和患者血标本送化验室重做血型鉴定和交叉配血试验。

(3)给予氧气吸入,建立静脉输液通道,遵医嘱给予药物。

(4)双侧腰部封闭,并用热水袋敷双侧肾区,解除肾血管痉挛,改善肾脏血液循环,保护肾脏。

(5)静脉注射碳酸氢钠,以碱化尿液,增加血红蛋白在尿液中的溶解度,减少沉淀,避免阻塞肾小管。

(6)严密观察患者生命体征和尿量。对尿少、尿闭者,按急性肾衰竭处理,控制入水量,纠正水、电解质紊乱,必要时行腹膜透析和血液透析治疗。

(7)换血疗法,去除循环血内不合的红细胞及其有害物质和抗原-抗体复合物。

(8)给予抗生素控制感染。

(四)与大量输血有关的反应

1.肺水肿　原因、症状、护理同静脉输液反应。

2.出血倾向

(1)原因:库血中的血小板、凝血因子破坏较多,长期反复输血或短时间内输入大量库血即有出血的危险。

(2)症状:皮肤黏膜瘀点、瘀斑、牙龈出血,穿刺部位、切口、伤口渗血,严重者出现血尿。

(3)护理:密切观察患者有无出血现象;可每输库血 3~5 个单位,补充 1 个单位新鲜血液,或根据凝血因子缺乏情况补充有关成分。

3.枸橼酸钠中毒反应

(1)原因:大量输血使枸橼酸钠大量进入体内,如果患者肝功能不良,枸橼酸钠不能完全氧化和排出,而与血中游离钙结合使血钙降低。一次或 1 天内输入 1 500 mL 血液以上,可引起枸橼酸钠中毒。

(2)症状:患者出现手足抽搐、血压下降、出血倾向、心率缓慢,心电图出现 Q-T 间期延长,甚至心搏骤停。

(3)护理:如无禁忌证,遵医嘱常规每输库血 1 000 mL 补充钙剂 1 g,可静脉推注 10%葡萄糖酸钙或 5%氯化钙 10 mL,预防发生低血钙。

(五)其他

如空气栓塞、细菌污染反应、体温过低以及因输血传染的疾病(病毒性肝炎、疟疾、艾滋病)等。应加强对血液制品的管理,严格筛选供血员,把握采血、储血和输血操作的各个环节,保证患者输血安全。

五、静脉输血法

静脉输血

(一)输血前的准备

1.备血　根据医嘱认真填写申请单,并抽取患者静脉血标本 2 mL,将血标本和输血申请单一起送血库做血型鉴定和交叉配血试验。采血时禁止采集两个患者的血标本,以免发生混淆。

2.取血　根据输血医嘱,护士凭提血单到血库取血,并和血库人员共同认真做好"三查十对"。三查:查血液的有效期、血液的质量以及血液的包装是否完好无损。十对:对床号、姓名、性别、住院号、血袋(瓶)号、血型、交叉配血试验结果、血液的种类、血量、有效期。核对完毕,确认血液没有过期,血袋完整无破漏或裂缝,血液分为明显的两层(上层为浅黄色的血浆,下层为暗红色的红细胞,两者边界清楚,无红细胞溶解),血液无变色、浑浊,无血凝块、气泡或其他异常物质,护士在交叉配血试验单上签字后方可提血。

3.取血后　血液自血库取出后，勿剧烈震荡，以免红细胞破坏而引起溶血。库存血不能加温，以免血浆蛋白凝固变性而引起不良反应。如为库存血，需在室温下放置15~20 min后再输入。

4.核对　输血前，需与另一个护士再次进行核对，确认无误并检查血液无凝块后方可输血。

5.知情同意　输血前，应先取得患者的理解并征求患者的同意，签署知情同意书。

(二)密闭式静脉输血法

【目的】

1.补充血容量　增加有效循环血量，改善心肌功能和全身血液灌流，提升血压，增加心排血量，促进循环。用于失血、失液引起的血容量减少或休克患者。

2.纠正贫血　增加血红蛋白含量，促进携氧功能。用于血液系统疾病引起的严重贫血和某些慢性消耗性疾病的患者。

3.补充血浆蛋白　增加蛋白质，改善营养状态，维持血浆胶体渗透压，减少组织渗出和水肿，保持有效循环血量。用于低蛋白血症及大出血、大手术的患者。

4.补充各种凝血因子和血小板　改善凝血功能，有助于止血。用于凝血功能障碍及大出血的患者。

5.补充抗体、补体等血液成分　增强机体免疫力，提高机体抗感染的能力。用于严重感染的患者。

6.排除有害物质　改善组织器官的缺氧状况，用于一氧化碳、苯酚等化学物质中毒。

【评估】

1.患者年龄、病情、治疗情况、输血目的、血型、既往输血史、过敏史。

2.了解患者心理状态，对输血相关知识的了解程度及配合程度。

3.患者穿刺部位皮肤及血管状况。

【计划】

1.护理目标

(1)患者了解输血的相关知识及可能出现的各种输血反应。

(2)患者血容量、血红蛋白含量、凝血功能恢复正常，感染能得到控制。

(3)患者能恢复活动耐力。

(4)患者能消除焦虑和恐惧。

2.用物准备

(1)间接静脉输血法：同密闭式输液法，将一次性输液器换成一次性输血器(滴管内有滤网，可去除大的细胞碎屑和纤维蛋白等微粒，而细胞、血浆等均能通过滤网；静脉穿刺针头为9号针头)。

(2)直接静脉输血法：同静脉注射，另备50 mL注射器及针头数个(根据输血量多少而定)、3.8%枸橼酸钠溶液、血压计袖带。

(3)生理盐水(根据医嘱准备)、一次性手套、血型牌、血型检验单、交叉配血试验结果单。

【操作过程】

1.间接输血法

(1)核对医嘱。核对患者床号、姓名、住院号，评估患者，做好解释以取得配合，协助患者排尿。

(2)两位护士共同核对患者床号、姓名、住院号、血型、血袋号、血液种类、血量、交叉配血试验结果，检查血袋有效期、血液质量及输血装置是否完好。

(3)按静脉输液法在治疗室准备生理盐水，连接输血器。

(4)备齐用物携至患者床旁,再次检查、核对患者及血液,做好解释。

(5)按静脉输液法建立静脉通道,输入少量生理盐水。

(6)取储血袋,再次由两名医护人员共同核对无误后,以手腕旋转动作轻轻摇匀血袋内血液。

(7)戴手套,打开储血袋封口,常规消毒开口处塑料管后,将输血器针头从生理盐水瓶拔出,插入血袋的塑料管内,缓慢将血袋倒挂于输液架上。

(8)调节滴速,开始输血速度宜慢,观察 15 min 后如无不良反应方可根据病情及年龄调至所需滴速。

(9)脱手套,再次查对无误,填写输血卡,挂血型牌。

(10)向患者及家属交代有关注意事项,协助患者取舒适卧位,将呼叫器置于宜取处,整理床单位。

(11)处理用物,洗手,取口罩,记录。输血过程中经常观察患者有无输血反应。

(12)将患者血型检验单及交叉配血试验结果夹于病历夹中。

2.直接输血法

见二维码内容。

直接输血法

【注意事项】

1.在取血和输血过程中,要严格执行无菌操作和查对制度,在输血前,一定要由两名护士再次进行查对,避免差错事故的发生。

2.输血前后和两袋血之间需要滴注少量生理盐水,以防发生不良反应。

3.血液内不可随意加入其他药品,以防血液凝集或溶解;冷藏血液不能加温,以免血浆蛋白凝固变性而引起反应;血液从血库取出后应在半小时内输入,不宜久置,200~300 mL 血液要求在 3~4 h 内输完,避免溶血。

4.输血过程中及输血后,应观察有无输血反应,如发生反应,须立即停止输血,报告医师,并保留余血以备检查分析原因。

5.严格掌握输血速度,对大量输血患者速度稍快,对年老体弱、严重贫血、心衰患者速度宜慢,并注意观察病情变化。

6.血液取回后不能加温、震荡,以免血液成分破坏引起不良反应。输完的血袋送回输血科保留 24 h,以备患者在输血后发生输血反应时检查、分析原因。

【评价】

1.患者理解输血的目的及注意事项,未出现异常反应。

2.护患沟通良好,患者感受到关心,愿意配合操作。

3.输血后患者症状得到缓解。

六、自体输血和成分输血

(一)自体输血

自体输血是指术前采集患者体内血液或手术中收集自体失血,经过洗涤、加工,在术后或需要时再回输给患者本人的方法,即回输自体血。自体输血是最安全的输血方法。

1.优点

(1)无须做血型鉴定和交叉配血试验,不会产生免疫反应,避免抗原抗体反应所致的溶血、发热和过敏反应。

(2)节省血源。

(3)避免因输血而引起的疾病传播。

2.适应证和禁忌证

(1)适应证:①胸腔或腹腔内出血,如脾破裂、异位妊娠破裂出血者;②估计出血量在1 000 mL以上的大手术,如肝叶切除术;③手术后引流血液回输,一般仅能回输术后6 h内引流的血液;④体外循环或深低温下行心内直视手术;⑤患者血型特殊,难以找到供血者时。

(2)禁忌证:①胸腹腔开放性损伤达4 h以上者;②凝血因子缺乏者;③合并心脏病、阻塞性肺部疾患或原有贫血的患者;④血液在术中受胃肠道内容物污染;⑤血液可能受癌细胞污染者;⑥有脓毒血症和菌血症者。

3.自体输血的形式

(1)术前预存自体血:对符合条件的择期手术患者,在术前抽取患者的血液,并放于血库在低温下保存,待手术时再输还给患者。一般于术前3~5周开始,每周或隔周采血一次,直到手术前3天为止,以利机体应对因采血引起的失血,使血浆蛋白恢复正常水平。

(2)术前稀释血液回输:于手术日手术开始前采集患者血液,并同时自静脉输入等量的晶体或胶体溶液,使患者血容量保持不变,并降低了血中的血细胞比容,使血液处于稀释状态,减少了术中红细胞的损失,所采取的血液可在术中或术后输给患者。

(3)术中失血回输:在手术中收集血液,采用自体输血装置,抗凝和过滤后再将血液回输给患者。多用于脾脏破裂、输卵管破裂,血液流入腹腔6 h内无污染或无凝血者。自体失血回输的总量应限制在3 500 mL以内,大量回输自体血时,应适当补充新鲜血浆和血小板。

(二)成分输血

成分输血是指输入血液的某种成分。它是根据患者的需要,使用血液分离技术,将新鲜血液快速分离成各种成分,然后根据患者需要,输入一种或多种成分,起到一血多用、减少输血反应的作用。

(1)成分血中单一成分少而浓度高,除红细胞制品以每袋100 mL为1个单位外,其余制品,如白细胞、血小板、凝血因子等每袋规格均以25 mL为1个单位。

(2)成分输血每次输入量为200~300 mL,即需要8~12个单位(袋)的成分血。

【注意事项】

(1)某些成分血,如白细胞、血小板等(红细胞除外),存活期短,为确保成分输血的效果,以新鲜血为宜,必须在24 h内输入体内(从采血开始计时)。

(2)除血浆和清蛋白制剂外,其他各种成分血在输入前均需进行交叉配血试验。

(3)成分输血时,由于一次输入多个供血者的成分血,因此在输血前应根据医嘱给予患者抗过敏药物,以减少过敏反应的发生。

(4)一袋成分血液只有25 mL,几分钟即可输完,进行成分输血时,护士应全程守护在患者身边,进行严密的监护。

(5)如患者在输成分血的同时,还需输全血,则应先输成分血,后输全血,以保证成分血能发挥最佳的效果。

临床输血交接核对流程

(何见平)

课件12.12
眼、耳、鼻、咽喉部给药技术

任务 12.12 眼、耳、鼻、咽喉部给药技术

案例情景

患者,女,52岁,自诉咳嗽、打喷嚏5日,现会咽部不适,声音嘶哑,耳鸣,遂到耳鼻喉科就诊,医生开出耳鼻喉相关检查,诊断为急性中耳炎,现需用药。

请思考:作为责任护士,该如何给患者耳部用药?

眼部滴药法

一、眼部给药技术

【目的】

预防、治疗眼部疾病及协助诊断,保护眼球。

【评估】

1.患者的眼部状况,有无眼睑外伤和眼球破裂伤,有无分泌物。

2.患者的认知与合作程度,自理能力等。

【计划】

1.护理目标

(1)患者及家属能理解用药的目的并积极配合。

(2)患者的症状缓解,未发生与用药有关的并发症。

(3)患者能自行安全用药。

2.用物准备 治疗盘、眼药水或药膏(按医嘱)、护理执行单(床号、姓名、住院号、科别、药物名称、治疗时间)、棉签、点眼纸、弯盘、乙醇棉球、纱布、无菌针头。若是涂眼药膏需备胶布、剪刀,必要时备消毒圆头玻璃棒。

【操作过程】

1.核对医嘱。核对患者床号、姓名、住院号,评估患者。

2.洗手,戴口罩,备齐用物携至患者床旁,再次核对。

3.患者取坐位或仰卧位,头稍向后仰,眼注视上方。如患眼有眼泪或分泌物,应先用消毒棉签拭去。

4.滴眼药水。操作者用食指或棉签拉开患者下眼睑,充分暴露下穹隆结膜囊,另一手持药瓶,瓶口距眼高约2 cm,将眼药水滴入下穹隆部1~2滴(不可直接滴在角膜上),然后轻轻提起上眼睑覆盖眼球,药水可进入上穹隆部,使整个结膜囊内充满药液。

5.涂眼药膏先挤出一段弃去,然后将药膏挤入下穹隆部(由内眦到外眦),轻提眼睑使之闭合或用玻璃棒的一端蘸眼膏少许,将玻璃棒连同眼膏放于穹隆部,请患者闭眼,同时转动玻璃棒,沿水平方向快速抽出并按摩眼睑。

6.请患者轻微闭合眼睑1~2 min,防止药液溢出。

7.用干棉签拭去眼周围渗出的药液或药膏,用无菌纱布覆盖患眼并用胶布固定。

8.整理床单位,询问患者需要。

9.清理用物,洗手,取口罩。

【注意事项】

1.注意无菌操作,防止两眼之间、患者之间发生交叉感染。

2.操作者动作要轻柔,切勿压迫眼球,对手术后、角膜溃疡与眼球外伤者尤应注意。

3.眼药膏前端勿触及睫毛、眼睑和结膜,涂眼药膏勿将睫毛卷入眼内。嘱患者涂眼药膏后轻微闭合眼睑,转动眼球或轻按摩,以使眼药膏均匀分布。

4.如患者需要同时滴多种眼药水,先滴刺激性弱的药物,再滴刺激性强的药物。

5.双眼用药,应先滴健侧或患眼较轻的一侧。

6.需要同时滴眼药水和涂眼药膏,应先滴眼药水,间隔 5 min 后,再涂眼药膏。

7.使用毒性较大的药物时(如阿托品等),滴后必须压迫泪囊区 2~3 min,对儿童尤为重要,以防鼻腔黏膜吸收中毒。

8.滴眼药水时不可离眼球过近,眼药水瓶口勿触及眼睑和睫毛;滴混悬药时,使用前应充分摇匀后再滴。

【评价】

1.患者了解眼部用药基本知识,学会眼部用药的一些技巧。

2.用药过程中患者无并发症发生。

二、外耳道滴药技术

【目的】

软化耵聍;治疗耳道及中耳疾病。

【评估】

1.患者的身体状况、药物过敏史,检查患耳的局部情况。

2.向患者解释耳部滴药的目的、方法及滴药过程中的注意事项,取得患者配合。

【计划】

1.护理目标

(1)患者及家属能理解用药的目的并积极配合。

(2)患者达到治疗效果,无并发症发生。

(3)患者能自行安全用药。

2.用物准备　治疗盘、额镜、站灯、耳镜、无菌棉签、无菌小棉球、滴管、滴耳药、3%过氧化氢溶液、生理盐水(50 mL)、小药杯、弯盘。

【操作过程】

1.核对医嘱,核对床号、姓名、住院号,准备用物。

2.洗手,戴口罩。

3.携用物至患者床旁,再次核对。

4.协助患者取坐位或卧位,头偏向健侧,患耳朝上。

5.用消毒棉签蘸取生理盐水清理外耳道内的分泌物,必要时用 3%过氧化氢溶液反复清洗至清洁为止,使外耳道保持清洁通畅。

6.轻拉耳廓，充分暴露耳道。

7.将药液滴入耳底部 2~3 滴后，轻压耳屏数下，使药液充分进入中耳腔，将小棉球塞入外耳道口，以免药液流出。

8.嘱患者保持原卧位 5~10 min。

9.洗手，取口罩。

【注意事项】

1.操作前，应询问患者有无药物过敏史。

2.滴入耳内的药液温度应与体温接近，不可过冷或过热，以免刺激内耳引起眩晕、恶心等症状，甚至出现眼球震颤。

3.滴药时，儿童应将耳廓向后下方牵拉，成人则向后上方牵拉。

4.活生物类外耳道异物，可于滴药后 2~3 min 予以取出。

5.滴管勿接触耳廓或外耳道口，以免污染滴管和药液。

【评价】

1.患者理解用药的目的及注意事项，能积极配合治疗。

2.患者无并发症发生。

三、鼻部给药

鼻腔滴药法

【目的】

收缩或湿润鼻腔黏膜，改善鼻腔黏膜状况，达到引流、消炎、通气的作用；用于鼻内镜手术、鼻腔黏膜的表面麻醉。

【评估】

1.患者的身体状况、药物过敏史及鼻腔黏膜情况。

2.患者的认知及合作程度，用药的自理能力等。

【计划】

1.护理目标

(1)患者及家属能理解用药的目的并积极配合。

(2)患者达到治疗效果，无并发症发生。

(3)患者能自行安全用药。

2.用物准备　治疗盘、滴鼻药、无菌棉签、手电筒、小药杯、生理盐水(50 mL)、弯盘、滴管或喷雾器(备用)。

【操作过程】

1.核对医嘱。核对患者床号、姓名、住院号，评估患者，准备用物。

2.洗手，戴口罩。

3.携用物至患者床旁，再次核对。

4.嘱患者擤鼻，解开领口，协助患者取垂头仰卧位(肩下垫枕或头伸出床沿下垂)，使鼻部低于口及咽喉部。

5.用生理盐水棉签清理鼻腔，检查鼻腔情况。

6.操作者手持药瓶距患者鼻孔约 2 cm 处，轻滴药液 3~5 滴，也可用喷雾器将药液喷入鼻腔。

7.轻捏鼻翼，使药液均匀分布于鼻腔黏膜。

8.嘱患者保持原卧位 3~5 min 或行患侧卧位,使药液能进入患侧的鼻窦内。

9.整理床单位,询问患者需要。

10.清理用物,洗手,取口罩

【注意事项】

1.操作前要洗手,避免交叉感染;滴药时药瓶口、滴管口或喷雾器口应该置于前鼻孔上方,勿触及鼻孔,以免污染药液。

2.滴药前应询问患者药物过敏史,认真查对药液,检查药液有无沉淀、变质。

3.对高血压患者及老年患者,只能取肩下垫枕位。

【评价】

1.患者理解用药的目的及注意事项,能积极配合治疗。

2.患者无并发症发生。

四、咽喉部喷雾技术

【目的】

局部炎症、止痛、收敛、湿润、咽喉部手术及内窥镜检查时的黏膜表面麻醉。

【评估】

1.患者的身体状况、药物过敏史、检查咽喉部黏膜情况。

2.向患者解释咽喉部喷雾药液的目的、方法及注意事项,取得患者配合。

【计划】

1.护理目标

(1)患者及家属能理解用药的目的并积极配合。

(2)患者达到治疗效果,无并发症发生。

(3)患者能自行安全用药。

2.用物准备　治疗盘、额镜、压舌板、喉喷雾器及所用药液(1%地卡因)、75%乙醇、无菌棉签、弯盘。

【操作过程】

1.核对医嘱,核对床号、姓名、住院号,准备用物。

2.洗手,戴口罩。

3.携用物至患者床旁,再次核对。

4.患者取坐位,头略后仰,口张大。

5.用75%乙醇棉签擦拭消毒喷雾器头。

6.咽部喷雾:嘱患者将舌自然置于口底,张口发"啊……"长音,操作者左手持压舌板压舌前2/3部位,右手持喷雾器,挤压气囊将药液自上而下,从右到左,即先腭垂及软腭,再咽后壁和舌根,然后右侧扁桃体、腭舌弓及腭咽弓,最后是左侧相应部位,进行喷雾。

7.喉头喷雾:先咽部喷雾1~2次后,将喷雾器头弯折向下,用纱布裹舌前1/3,嘱患者用右手将舌拉出,口尽量张大并做深吸气动作,操作者持喷雾器对准喉头喷雾2~3下。患者休息片刻,再行喷雾,一般须反复喷雾3~4次。

【注意事项】

1.压舌板勿压在舌根部,喷雾器勿触及咽后壁,以免引起恶心呕吐。

2.喷雾器头使用前后应该先擦拭消毒。

3.再次喷雾前嘱患者吐出口内残余药液及分泌物,喷药后不宜立即进食或漱口。

4.第一次喷药后,须观察 10 min 左右,如有面色苍白、心慌等反应,应该停止喷药并作相应处理。

5.5 岁以下小儿一般不用或慎用咽喉部喷雾技术。

【评价】

1.患者理解用药的目的及注意事项,能积极配合治疗。

2.患者无并发症发生。

(何见平)

项目12习题

项目13 常用急救护理技术

【素质目标】

1.具有较强的临床应变能力,临危不惧,沉着应对。
2.具有较强的团队协作意识和沟通协调能力。
3.具有护理职业情感,热爱护理工作,救死扶伤,视患如亲。

▶▷ 知识目标

1.了解氧气吸入疗法、吸痰术、洗胃术、心肺复苏术的定义。
2.了解吸痰并发症的原因及临床表现。
3.了解吸痰时机。
4.熟悉吸痰适应证、吸痰的时机、吸痰技术各并发症的原因及临床表现。
5.熟悉吸氧、吸痰、洗胃的目的及注意事项。
6.熟悉吸氧、洗胃的适应证及常用方法。
7.熟悉心肺复苏适应证、简易呼吸器及除颤仪的使用方法。
8.熟悉常见毒物中毒的灌洗溶液及禁忌药物。
9.掌握氧气筒给氧操作过程及注意事项。
10.掌握氧疗副作用及预防。
11.掌握吸痰操作过程及注意事项。
12.掌握电动洗胃机洗胃法操作过程及注意事项。
13.掌握心肺复苏术操作过程及注意事项。
14.掌握判断心肺复苏有效的指征。
15.掌握外伤包扎操作过程及注意事项。

▶▷ 能力目标

1.能根据患者病情选择合适的给氧方法为患者吸氧。
2.能根据患者病情选择合适的方法为患者吸痰。
3.能正确为患者实施心肺复苏术。
4.能正确为患者实施电除颤技术。
5.能正确使用简易呼吸器。
6.能根据患者病情正确为患者实施外伤包扎技术。

常用急救护理技术是临床护士必须掌握的护理技术。在危重患者的抢救护理中，护理人员必须能及时、准确地进行病情观察，熟练实施心肺复苏、氧气吸入、吸痰、洗胃、外伤包扎等基本抢救技术，同时全面、细致地做好危重患者的身心护理，保证抢救工作及时、准确、有效地进行。

课程思政
孝感最美志愿者

课程思政
实习男护士火车上
施援手救人

课件13.1
氧气吸入疗法

任务 13.1 氧气吸入疗法

案例情景

李某，男，36 岁，有哮喘病史，由于发作性喘息伴呼吸困难，10 min 前来急诊就诊。查体：体温 36.8 ℃，血压 128/85 mmHg，呼吸 112 次/min，$S_aO_2$85%。

请思考：①护士应该首先给予患者什么护理措施？②氧疗的方法有哪些？该患者适用于哪种方式的吸氧？

一、缺氧的分类

根据缺氧的原因和血氧浓度变化特征可将缺氧分为四类。

1.低张性缺氧　吸入气体中氧分压过低，肺泡通气不足，气体弥散障碍，静脉血分流于动脉而引起的缺氧，主要特点为组织供氧不足。常见于慢性阻塞性肺部疾病、先天性心脏病等。通过吸氧提高氧分压，改善呼吸困难。此型缺氧氧疗效果最好。

2.血液性缺氧　血红蛋白的数量减少或性质改变，造成血氧含量降低或血红蛋白结合的氧不易释放所致的缺氧。常见于严重贫血、一氧化碳中毒、高铁血红蛋白症等。通过吸入高浓度氧气，可增加血浆中溶解的氧量，从而提高组织的供氧。

3.循环性缺氧　组织血流量减少使组织供氧量减少所致的缺氧。常见于休克、心力衰竭等。此型缺氧患者给予高浓度的氧气吸入。

4.组织性缺氧　组织细胞利用氧异常所致的缺氧。常见于氰化物中毒，大量放射线照射等。此型缺氧可以通过氧疗提高血浆和组织间的氧分压梯度，使氧向组织的弥散增加。

二、缺氧程度及症状

缺氧的程度是判断是否需要给氧的重要依据（表 13.1）。

表 13.1　缺氧的程度及临床表现

程度	发绀	呼吸困难	神志	血气分析	
				动脉血氧分压 PaO_2/mmHg	动脉血氧饱和度 SaO_2/%
轻度	不明显	不明显	清楚	>50	>80
中度	明显	明显	正常或烦躁不安	30~50	60~80
重度	显著	严重、三凹征明显	昏迷	<30	<60

三、氧疗的适应证

1.肺活量减少　因呼吸系统疾病而影响肺活量,如支气管炎、哮喘、气胸等。

2.心肺功能不全　如心力衰竭出现的呼吸困难。

3.昏迷患者　如脑血管意外或颅脑损伤者。

4.各种中毒引起的呼吸困难　如一氧化碳中毒、巴比妥类药物中毒等。

5.其他　如某些外科手术前后、大失血休克、分娩时产程过长、胎心音不良等。

四、氧疗的种类

临床用氧时,常根据缺氧及二氧化碳分压($PaCO_2$)来决定给氧方式和给氧浓度。根据吸氧浓度不同,将氧疗分为四类(表 13.2)。

表 13.2　吸氧的类型及适应范围

吸氧类型	吸入浓度/%	适应范围
低浓度吸氧	<35	又称控制性吸氧,适用于低氧血症伴二氧化碳潴留的患者,如慢性阻塞性肺疾病和慢性呼吸衰竭
中等浓度吸氧	30~50	适用于有明显通气/灌注比例失调或显著弥散障碍的患者,尤其是血红蛋白浓度很低或心排血量不足者,如肺水肿、心肌梗死、休克等
高浓度吸氧	>50	适用于单纯缺氧而无二氧化碳潴留的患者,如成人呼吸窘迫综合征、心肺复苏后的生命支持阶段
高压氧舱	100	CO 中毒、气性坏疽

五、氧气成分、氧浓度和氧流量的换算法

1.氧气成分　根据条件和患者的需要,一般常用 99%氧气或 5%二氧化碳和纯氧混合的气体。

2.氧浓度和流量的换算法　吸氧浓度(%)= 21+4×氧流量(L/min)。氧流量和浓度关系见表 13.3。

表 13.3　氧流量与氧浓度对照表

氧流量/($L\cdot min^{-1}$)	1	2	3	4	5	6	7	8	9
氧浓度/%	25	29	33	37	41	45	49	53	57

六、供氧装置

(一)中心供氧装置

医院的中心供氧系统由中心供氧站提供,氧气通过管道和减压装置输送至各病区终端处,终端处安装有快速拔插式密闭插孔,使用时只需将中心供氧装置(氧气流量表、湿化器)插入插孔内,打开流量表开关即可给患者给氧。

（二）氧气筒供氧装置

1.氧气筒　为圆柱形无缝钢筒，可耐 150 kg/cm²（15 MPa）的高压，容积 40 L 的氧气筒可容纳氧气约 6 000 L。氧气筒的顶部有一总开关，控制氧气的进出，打开时，逆时针旋转 1/4 周，即可放出足够的氧气。氧气筒颈部的侧面有一气门与氧气表相连，是氧气输出的途径。

2.氧气表

（1）氧气表的组成：①压力表：显示筒内氧气的压力或量，从表上的指针能测知筒内氧气的压力，以 MPa 或 kg/cm² 为单位。②减压器：是一种自动减压装置，将来自筒内氧气的压力减至 0.2～0.3 MPa（2～3 kg/cm²），使流量平稳，保证用氧安全。③流量表：用来测量每分钟氧气的流出量，通过旋转流量调节阀来调整流量表内浮标的上下，从浮标上端平面所指刻度，可知每分钟氧气的流出量。④湿化瓶：湿化氧气，减少呼吸道受干燥气体的刺激，瓶内盛 1/3～1/2 满的蒸馏水或冷开水，通气管浸入水中，输出橡胶管和鼻导管相连。急性肺水肿患者湿化瓶内改盛 20%～30% 乙醇，以降低肺泡内泡沫表面张力，使泡沫破裂消散，改善肺部气体交换，减轻缺氧症状。⑤安全阀：当氧气流量过大、压力过高时，安全阀的内部活塞自动上推，过多的氧气由四周小孔溢出，确保用氧安全（图 13.1）。

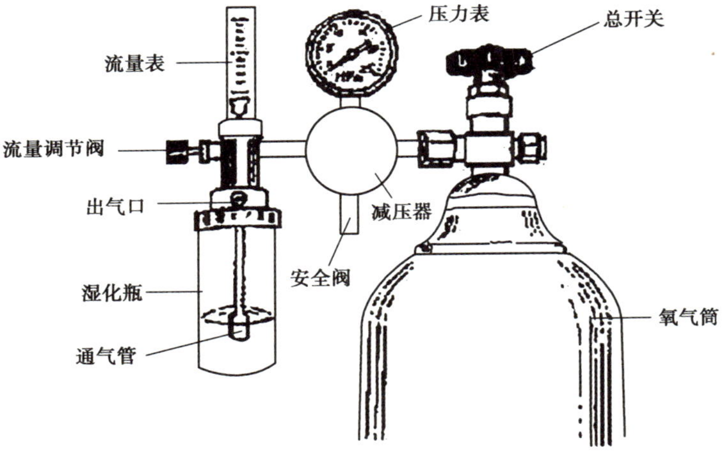

图 13.1　氧气筒及氧气表

（2）氧气筒架：用于搬运和固定氧气筒，防止氧气筒倾倒（图 13.2）。

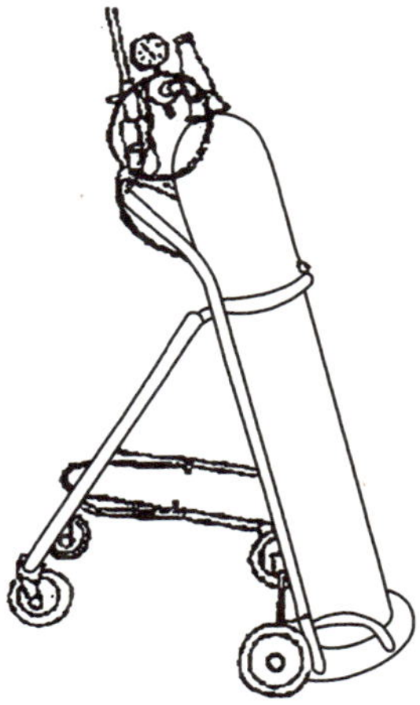

图 13.2　氧气筒及支架

（3）装表法与卸表法：①装表法：先将氧气筒置于氧气架上，开总开关并迅速关上，使少量氧气从气门输出，清洁气门，防止灰尘进入氧气表内，称为吹尘；然后将氧气表稍向后倾，置于气门上，用手初步旋紧，再用扳手拧紧，使氧气表直立于氧气筒旁，连接湿化瓶，开总开关，再开流量调节阀（小开关），检查有无漏气、氧气流出是否通畅；最后关上小开关，推至病房备用。②卸表法：取下湿化瓶和通气导管，一手拿表，一手用扳手将表的螺帽以逆时针方向旋转，然后用手旋松，将表卸下。

$$\text{氧气筒内的氧气量}=\frac{\text{氧气筒容积(L)}\times\text{压力表指示的压力}(\mathrm{kg/cm^2})}{1\ \mathrm{kg/cm^2}}$$

$$\text{氧气筒内的氧气可供应的时间}=\frac{(\text{压力表压力}-5)(\mathrm{kg/cm^2})\times\text{氧气筒容积(L)}}{1\ \mathrm{kg/cm^2}\times\text{氧流量}(\mathrm{L/min})\times 60\ \mathrm{min}}$$

注：1 $\mathrm{kg/cm^2}$ 相当于 1 个大气压，1 $\mathrm{kg/cm^2}\approx 0.1$ MPa。

3.高压氧舱　利用特殊的加压舱，使患者处于高于一个大气压的环境中吸入高浓度氧。

七、氧气吸入疗法

氧气吸入技术

氧气吸入疗法是指通过吸入高于空气氧浓度的气体，提高动脉血氧分压和动脉血氧饱和度，增加动脉血氧含量，纠正各种原因造成的缺氧的一种治疗方法，简称氧疗。

【目的】

1.纠正各种原因造成的缺氧状态。

2.提高动脉血氧分压和动脉血氧饱和度。

3.维持机体的生命活动。

【评估】

1.患者年龄、病情、意识、治疗等情况。

2.患者缺氧程度、血气分析结果。

3.患者鼻腔有无分泌物堵塞，有无鼻中隔偏曲。

4.患者心理状态、合作程度。

【计划】

1.护理目标

（1）患者及家属了解用氧目的。

（2）患者呼吸平稳，血氧分压、血氧饱和度恢复正常。

（3）患者能说出用氧的注意事项，配合操作。

2.用物准备

（1）供氧装置。

（2）给氧用物：给氧盘内放治疗碗（内盛镊子 1 把、纱布 3~5 块、通气导管、上盖纱布）、湿化瓶、鼻导管 1~2 根（或备一次性鼻塞/双侧鼻导管/面罩/头罩）、小药杯（内盛清水）、棉签、别针、弯盘、氧气表、扳手、输氧单、笔、“四防”卡、手电筒。

（3）拔管用物：拔氧盘内放治疗碗（纱布 1~2 块）、弯盘。

【操作过程】

1.鼻塞给氧法（氧气筒供氧）

（1）核对、解释，评估患者，取得合作。

（2）洗手，戴口罩。检查氧气筒是否处于备用状态，系好安全带。取下“满”卡，挂上“四防”卡。

（3）打开总开关，吹尘后迅速关好，将氧气表稍向后倾，使之与气门相衔接，用手拧上螺旋接头，再用扳手旋紧，使表直立。

（4）揭开治疗碗上纱布，用镊子取出通气管接于氧气表上，接上湿化瓶，接上输氧管。

（5）关流量开关，开总开关，再开流量开关，检查氧气流出是否通畅、氧气装置有无漏气。

（6）将输氧管绕挂在氧气表上，盖好治疗碗，关紧流量表开关。

（7）将氧气筒推至床旁，再次核对床号、姓名，将氧气筒置于适当处，做好解释，端吸氧盘至床边，协助患者取舒适体位，头偏向护士，请患者配合。

（8）清洁鼻腔，将鼻塞（图13.3）与输氧管连接，正确调节氧流量，检查氧气流出通畅，无漏气，蘸水后自一侧鼻孔轻轻插入鼻腔，固定。

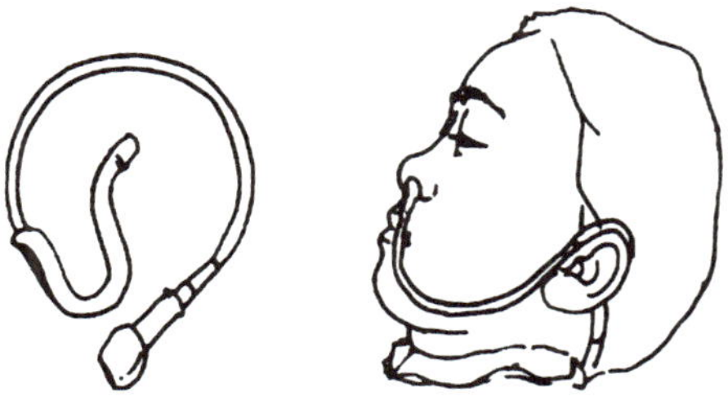

图13.3　鼻塞给氧法

（9）将输氧管用别针固定于适当位置。

（10）记录给氧时间及氧流量，操作者签全名，将输氧单挂于适当处，交代注意事项。

（11）整理床单位，询问患者需要。

（12）处理用物，洗手，取口罩。

（13）巡视病房，观察用氧效果。

（14）停止用氧：①洗手，戴口罩，备齐用物。端拨氧盘至床边，向患者解释。②分离鼻塞，取下鼻塞置弯盘内。关总开关，放出余气，再关流量表开关，清洁患者面部。③取下输氧单记录停氧时间，签名。④整理床单位，询问患者需要。⑤处理用物，洗手，取口罩。

2.单侧鼻导管给氧法　是指将鼻导管插入一侧鼻孔，经鼻腔到达鼻咽部，末端连接氧气的供氧方法。鼻导管插入长度为鼻尖至耳垂距离的2/3（图13.4）。此法患者不易耐受，因鼻导管对鼻腔产生压力，且鼻导管易被分泌物堵塞，故此法在临床不常用。

3.双侧鼻导管给氧法　用特制双侧鼻导管，从双侧鼻腔插入约1 cm，导管环固定稳妥即可（图13.5）。此法比较简单，患者感觉比较舒适，容易接受，是目前临床上常用的给氧方法之一。鼻导管给氧成人氧流量一般为1~5 L/min。

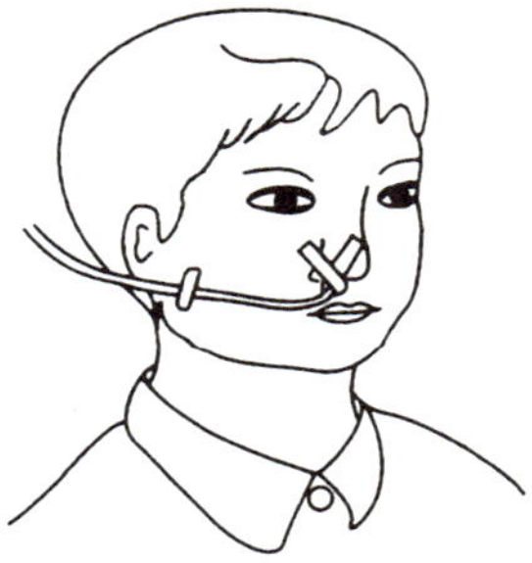

图13.4　单侧鼻导管给氧法

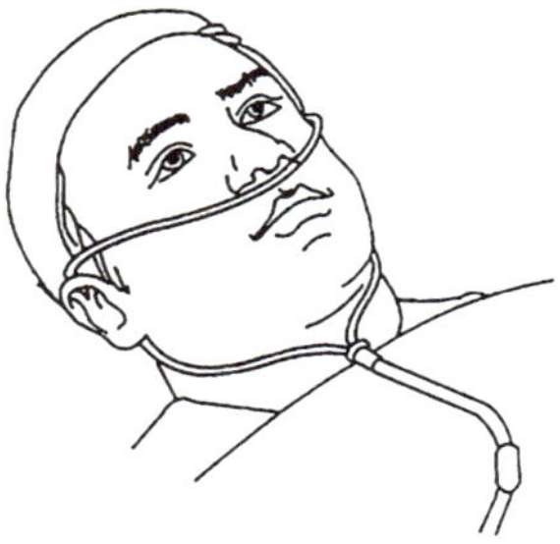

图13.5　双侧鼻导管给氧法

4.普通面罩法　将面罩置于患者的口鼻部，再将氧气管接于进气孔上，呼出的气体从面罩两侧孔排出（图13.6）。口腔及双侧鼻孔都能吸入氧气，效果较好。使用时调节流量为5~10 L/min。此法适用于病情较重、氧分压明显下降者。

5.储氧面罩法　为提高吸氧浓度，在常规面罩上附加有 600～1 000 mL 储气囊的一种给氧装置（图 13.7），储氧气囊与面罩之间有单向阀。可以提供较高的吸氧浓度，适用于Ⅰ型呼衰的患者。使用时调节氧流量为 6～15 L/min，任何时候储气囊必须保持充满状态。

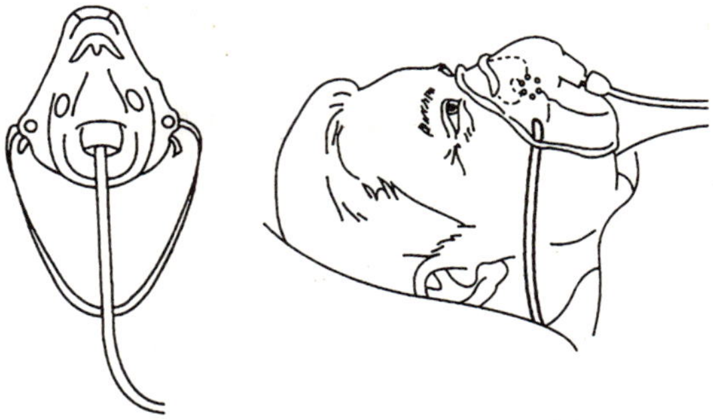

图 13.6　面罩法

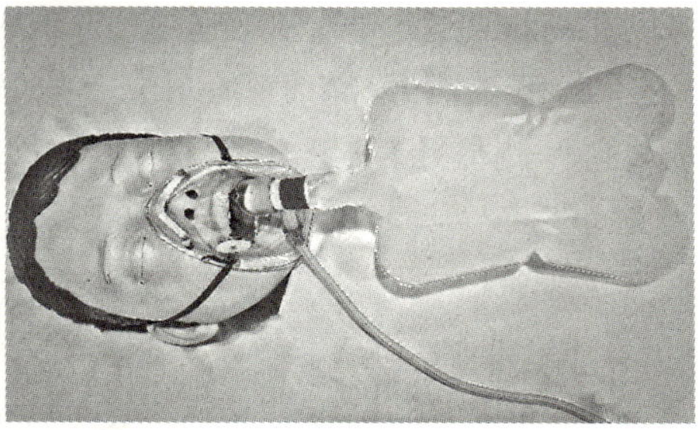

图 13.7　储氧面罩法

6.氧气头罩法　将患者的头部置于氧气头罩内，将氧气接于进气孔上，可以保证罩内一定的氧浓度、湿度、温度（图 13.8）。适用于新生儿、婴幼儿的供氧。此法安全、简单、有效、舒适，头罩是透明的，便于观察病情变化。

7.氧气枕法　用于转移患者或氧气筒准备不及时，以氧气枕代替氧气装置，将氧气枕内充满氧气，接上湿化瓶（图 13.9），清洁患者鼻腔，连接导管，调节好流量，让患者头部枕于氧气枕上，借重力使氧气流出。

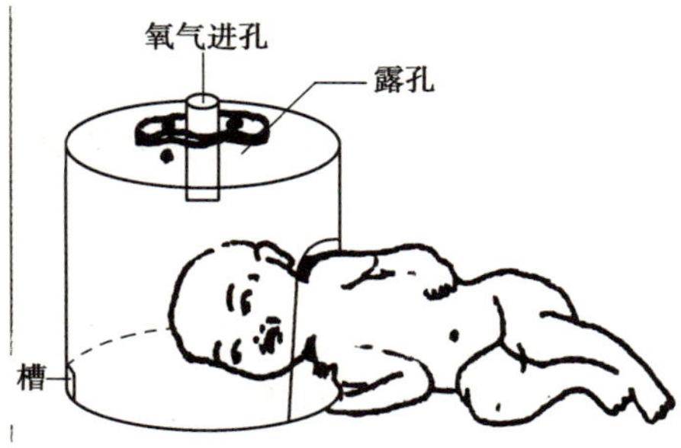

图 13.8　氧气头罩法

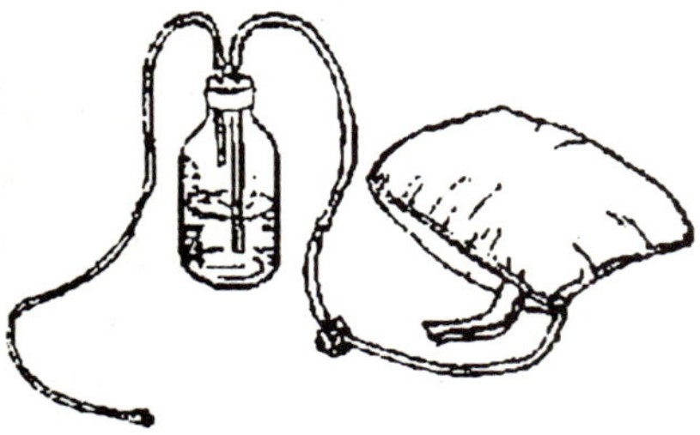

图 13.9　氧气枕法

8.中心供氧装置给氧

（1）装流量表：①将流量表接头用力插入墙上氧气出口（图 13.10）。②向外轻轻下拉接头，证实已接紧。③查看接头是否漏气，若有氧气逸出，拔出接头后重新插入。④将湿化瓶接到流量表上。

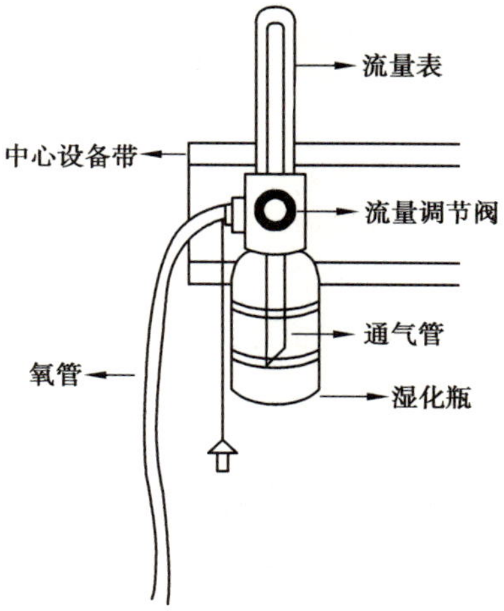

图 13.10　湿化瓶及导管与中心供氧管道的连接

(2)导管接于湿化瓶出口处的小孔接头上。

(3)根据患者具体情况连接不同的给氧用具,调节氧流量。

(4)同鼻塞法给患者吸氧。

【注意事项】

1.严守操作规程,注意用氧安全,做好"四防",即防火、防震、防油、防高热。

2.使用氧气时,应先调节流量后应用;停用氧气时,应先拔出导管,再关闭氧气开关;中途改变流量,先分离鼻导管,调节好流量后再接上,以免一旦关错,大量氧气进入呼吸道而损伤肺部组织。

3.用氧过程中密切观察氧疗效果,主要从患者脉搏、血压、精神状态、皮肤颜色及湿度、呼吸方式进行观察。

4.持续吸氧的患者,每日更换鼻导管两次以上,双侧鼻孔交替插管,鼻塞应每日更换1次,面罩每4~8 h更换一次。

5.氧气筒内氧气不可用尽,压力表至少要保留5 kg/cm^2(0.5 MPa),以免灰尘进入筒内,再次充气时引起爆炸。

6.对未用或已用空的氧气筒,应分别悬挂"满"或"空"的标志,以免抢救患者时搬错而延误抢救时机。

【评价】

1.患者缺氧症状得到改善,呼吸平稳。

2.患者未发生呼吸道损伤。

3.护患沟通良好,患者能有效配合。

八、氧疗的副作用及预防

(一)氧中毒

其特点是肺实质的改变,可发生肺泡增厚、出血,患者表现为胸骨后疼痛、干咳、恶心、呕吐、烦躁不安、进行性呼吸困难。预防措施是避免长时间、高浓度氧气吸入,定期监测血气分析,动态观察氧疗效果。

(二)肺不张

患者吸入高浓度氧后,肺泡内大量氮气被置换,如果发生支气管堵塞,肺泡内的氧气易被肺循环血流吸收,引起肺不张。患者出现烦躁、呼吸和心率加快、血压上升,甚至出现呼吸困难、发绀、昏迷。预防措施是控制吸氧浓度在60%以下,鼓励患者咳嗽,翻身拍背,促进排痰。

(三)呼吸抑制

多见于低氧血症伴二氧化碳潴留,当吸入高浓度氧气时,易导致呼吸中枢抑制。对低氧血症伴二氧化碳潴留患者应给予低浓度、低流量持续吸氧。

(四)眼晶状体后纤维组织增生

仅限于新生儿,尤其是早产儿。当患儿吸入过高浓度氧气时,可导致患儿视网膜血管收缩,从而发生视网膜纤维化,最后出现不可逆的失明。预防措施是对新生儿,尤其是早产儿勿长时间、高浓度吸氧,吸氧浓度控制在40%以下,并控制吸氧时间。

各种氧疗装置的特点

(五)呼吸道分泌物干燥

若持续吸入未经湿化且浓度较高的氧气,支气管黏膜则因干燥气体的直接刺激而产生损害,使分泌物黏稠、结痂，不易咳出。预防的关键是加强吸入氧气的湿化，定期做雾化吸入。

（闫晓杰）

课件13.2
吸痰技术

任务 13.2　吸痰技术

案例情景

张某，男，68 岁，门诊拟“脑出血”收治入院，神志昏迷。查体：体温 36.2 ℃，血压 189/90 mmHg，呼吸 93 次/min，$S_aO_2$89%，呼吸道内有大量痰液无法咳出，且痰液黏稠。

请思考：①护士该如何保持患者呼吸道通畅？②常用吸痰方法有哪些？如何操作？

吸痰

一、吸痰技术

吸痰法是指利用机械吸引的方法，经口、鼻或人工气道将呼吸道的分泌物吸出，以保持呼吸道通畅，预防患者发生吸入性肺炎、肺不张、肺部感染、窒息等并发症的一种方法。

【目的】

1.清除呼吸道分泌物，保持呼吸道通畅。

2.促进呼吸功能，改善肺通气。

3.预防肺不张、坠积性肺炎等并发症。

吸痰指征：①患者出现明显的痰鸣音或可以从人工气道观察到有痰液冒出。②患者的血氧饱和度出现恶化或动脉血气中的血氧分压下降。③患者不能产生有效的咳嗽将痰液排出。④患者出现误吸。⑤患者在呼吸机上，使用容量控制模式，气道峰压有明显增加或呼吸机出现气道高压报警；病患在使用压力控制模式时，潮气量明显减少或出现低潮气量报警。⑥在呼吸机波形图中，如果在压力-时间或流速-时间曲线中，吸气相和呼吸相同时出现锯齿形图形，就说明患者需要气管内吸痰。

【评估】

1.患者的一般情况、病情、意识状态。

2.患者呼吸状况：有无呼吸困难或发绀，S_aO_2 是否下降，有无痰鸣音。

3.口鼻腔黏膜的情况。

4.痰液的量和黏稠情况。

5.患者的情绪及合作程度。

6.了解呼吸机参数设定。

【计划】

1.护理目标

（1）患者排痰通畅，痰鸣音消失。

（2）患者配合吸痰操作，情绪稳定。

（3）患者呼吸道黏膜无损伤，无感染。

2.用物准备

(1)治疗盘内置:2瓶无菌生理盐水、12~14号一次性吸痰管数根、无菌纱布、弯盘、听诊器、手电筒、治疗巾、医用无菌手套、速干手消剂,必要时备压舌板、开口器、舌钳,需要时备痰标本容器。

(2)电动吸引器、一次性连接管、多头电插板。

电动吸引器主要由马达、偏心轮、气体滤过器、压力表、安全瓶、储液瓶(内盛200 mL含氯消毒液)、连接管等组成。安全瓶和储液瓶是两个容量为1 000 mL的容器,瓶塞上有两个玻璃管,并有橡胶管相互连接。接通电源后,马达带动偏心轮,从吸气孔吸出瓶内的空气,并由排气孔排出,不断地循环转动,使瓶内产生负压,将痰液吸出。

【操作过程】

1.电动吸引器吸痰法

(1)核对医嘱,准备用物。

(2)解释操作目的,评估患者:听诊肺部有无痰鸣音,协助拍背;评估患者意识、生命、体征、吸氧氧流量、口鼻腔黏膜情况,取下活动性义齿。

(3)准备吸痰器,携至患者床旁。

(4)洗手,戴口罩,携用物至患者床旁,再次核对。

(5)连接吸痰器电源,打开开关,检查吸引器性能,调节负压,成人40~53.5 kPa(300~400 mmHg),儿童13.3~20 kPa(100~150 mmHg),新生儿10.6~13.3 kPa(80~100 mmHg),机械通气患者吸痰负压≤20 kPa(150 mmHg)。

(6)患者体位准备:协助患者头偏向一侧,略向后仰,调节氧流量8~10 L/min,取下活动义齿(如有)。

(7)检查并打开吸痰管包装前端,戴无菌手套,将吸痰管抽出并盘绕在手中,吸痰管根部与负压管相连,试吸少量生理盐水,润滑导管前端,检查吸引器是否通畅。

(8)吸痰。

①操作中核对:a.口腔吸痰者,嘱患者张口;对昏迷患者用压舌板或口咽通气管帮助张口,吸痰完毕取出压舌板口咽通气管。b.左手反折吸痰管末端,右手持吸痰管前端,零负压轻轻插入口腔,带负压左右旋转吸出口腔内分泌物,吸生理盐水冲洗吸痰管后,吸痰管放入医疗废物桶内。c.更换吸痰管,试吸少量生理盐水,左手反折吸痰管末端,右手持吸痰管前端,零负压轻轻插入咽喉部14~16 m(鼻部22~25 cm),带负压左右旋转缓慢上提吸净痰液,并从口咽部抽出,吸生理盐水冲洗吸痰管后,吸痰管放入医疗废物桶内。d.观察患者的意识、呼吸、心率、血氧饱和度及吸出痰液的颜色、性质、量等。e.拭净面部分泌物。

②经气管内插管或气管切开套管吸痰:a.将呼吸机的氧浓度调至100%,给予患者纯氧2 min,以防止吸痰造成的低氧血症。b.操作中再次核对,非无菌手断开呼吸机与气管导管,将呼吸机接头放在无菌敷料上,无菌手迅速并轻轻地沿气管导管送入吸痰管(吸痰管外径小于气管插管、气管切开套管内径的1/2,吸痰管型号(F)=[人工气道套管内径(mm)-2]×2;成人气管切开吸痰深度17.3~24.5 cm;成人气管插管插入吸痰深度36.1~46.3 cm),旋转上提吸引,避免在气管内上下提插。c.吸痰过程中应当观察患者痰液情况、血氧饱和度、生命体征变化情况。d.吸痰结束后立即接呼吸机通气,给予患者100%纯氧2 min,带血氧饱和度升至正常水平后再将氧浓度调至原来水平。e.观察吸出痰液的颜色、性质、量等,吸生理盐水冲洗吸痰管后,吸痰管放入医疗废物桶内,如需再次吸痰应重新更换吸痰管。

(9)吸痰毕,脱手套,关闭吸引器,调节氧流量或氧浓度。

(10)再次听诊肺部痰鸣音有无减少或消失,检查吸痰效果。

(11)再次核对,整理床单位,协助患者取舒适体位,按指导要点进行健康教育。

(12)分类处理用物,用七步洗手法洗手,取口罩。

(13)记录患者痰液的性状、颜色、量,按分级护理要求巡视患者。

2.中心吸引装置吸痰法

中心负压吸引装置,吸引管道连接到各病床单位,使用时只需要接上储液瓶和吸痰管,打开开关即可使用。

3.注射器吸痰法

在紧急状态下,没有负压吸引装置时可采用此法。用 50 mL 或 100 mL 注射器连接吸痰管进行抽吸。

【注意事项】

1.严格遵守无菌操作原则,吸痰导管每次更换,一人一次一管,勤做口腔护理。

2.观察气道是否通畅,患者的面色、呼吸是否改善,吸出物的性状等,做好记录。

3.吸痰前应给予高流量吸氧,每次吸痰时间不超过 15 s,如痰液较多,需要再次吸引,应间隔 3~5 min,患者耐受后再进行。

4.插管时不可有负压,吸痰动作要轻柔,吸痰管不宜过粗,尤其小儿吸痰管宜细。

5.持续吸痰时,吸引器连接管 24 h 更换一次,储液瓶内液体不超过 2/3,及时倾倒或更换。

6.痰液黏稠者,可以配合翻身叩背、雾化吸入;患者发生缺氧的症状如紫绀、心率下降等症状应立即停止吸痰,休息后再进行吸痰。

吸痰技术并发症预防及处理

【评价】

1.及时吸出患者呼吸道痰液,无并发症发生。

2.患者呼吸道黏膜无损伤,患者有安全感。

3.护患沟通有效。

有创机械通气气道内吸痰方式分类

二、吸痰技术并发症预防及处理

见二维码内容。

(闫晓杰)

课件13.3 洗胃法

任务 13.3 洗胃法

案例情景

王某,女,24 岁,因口服安眠药 40 片 2 h 余前来急诊就诊。

请思考:①护士应给予什么护理措施?②常用洗胃方法有哪些?如何操作?

一、洗胃技术

洗胃法是将胃管插入患者胃内，反复注入和吸出一定量的溶液或饮入大量的水后刺激呕吐，以冲洗并排除胃内有害物质或胃内潴留物的方法。

【目的】

1.解毒　清除胃内毒物或刺激物，减少毒物的吸收。用于急性食物中毒或服毒患者。

2.减轻胃黏膜水肿　用于幽门梗阻患者。

3.某些手术或检查前的准备　如胃肠道手术前。

【适应证】

1.非腐蚀性毒物中毒，如有机磷农药、安眠药、重金属类、生物碱等中毒。

2.幽门梗阻伴大量胃潴留患者需作钡餐检查或手术前的准备，急性胃扩张需排出胃内容物减压者。

【禁忌证】

1.吞服强酸、强碱等腐蚀性毒物中毒者禁忌洗胃。

2.上消化道溃疡、食管胃底静脉曲张、胃癌、主动脉瘤、心肌梗死等患者不宜洗胃。

3.中毒诱发惊厥、抽搐未控制者。

4.乙醇中毒等呕吐反射亢进，易发生误吸者慎用。

【评估】

1.患者及家属对洗胃的认识、合作程度、耐受性及心理状态。

2.患者年龄、病情、中毒情况，有无洗胃禁忌证。

3.患者生命体征，有无义齿，呕吐物性质、气味。

【计划】

1.护理目标

(1)患者或家属了解洗胃目的。

(2)经过洗胃后，洗胃液澄清无味，无并发症。

(3)患者情绪稳定，配合护理工作。

2.用物准备

(1)口服催吐法：治疗盘内放置量杯、压舌板、水温计、弯盘、一次性防污垫、洗胃溶液 10 000~20 000 mL(温度 25.0~38.0 ℃)、带有刻度的水桶两只(一只盛洗胃液，一只盛污水)，必要时准备洗漱溶液。

常用毒物中毒的洗胃溶液和禁忌药物

(闫晓杰)

(2)胃管洗胃法：①治疗盘内放无菌洗胃包或无菌治疗碗(内有无菌镊、纱布、胃管或一次性胃管)、牙垫、50 mL 注射器或灌注器、一次性治疗巾、棉签、听诊器、手电筒、胶布、液状石蜡、弯盘、水温计、手套，必要时备无菌压舌板、开口器、舌钳、检验标本容器或试管、毛巾等。②洗胃溶液同口服催吐法，带有刻度的水桶两只(一只盛洗胃液，一只盛污水)。③电动吸引器洗胃法另备电动吸引器(包括安全瓶及 5 000 mL 容量的储液瓶)、Y 形三通管、调节夹或止血钳、输液架、输液瓶、输液导管。④自动洗胃机洗胃法另备自动洗胃机及洗胃管道。⑤注洗器洗胃法另备 50 mL 注洗器。

【操作过程】

1.口服催吐法　适用于清醒且能合作的患者。

(1)评估患者,核对并解释。

(2)洗手,戴口罩,备齐用物,携至患者床旁。

(3)患者取坐位,围好一次性防污垫,取下义齿,放污物桶于坐位前。

(4)患者自饮大量灌洗液,每次 300~500 mL。

(5)催吐:指导患者自呕或用压舌板刺激舌根催吐。

(6)反复进行,直至吐出的灌洗液澄清无味。

2.电动吸引器洗胃法

(1)接通电源,检查负压吸引器功能,调节负压在 13.3 kPa 左右。

(2)安装灌洗装置,将开放式输液器挂于输液架上(图 13.11),输液管连接 Y 形管的主干,洗胃管及连接储液瓶的引流管分别与 Y 形管的两个分支相连。

(3)取左侧卧位,围好一次性防污垫,取下义齿,置弯盘于口角旁。

(4)液状石蜡润滑胃管,插管,证实在胃内后固定。

(5)夹住输液管,将洗胃液倒入输液瓶并在使用前检查电源开关和吸引装置。

(6)开动吸引器,将胃内容物吸出。

(7)夹住引流管,开放输液管,使洗胃液流入 300~500 mL 后夹住,再开放引流管,开动吸引器,吸出灌入液。如此反复灌洗,直至吸出液澄清、无味为止。

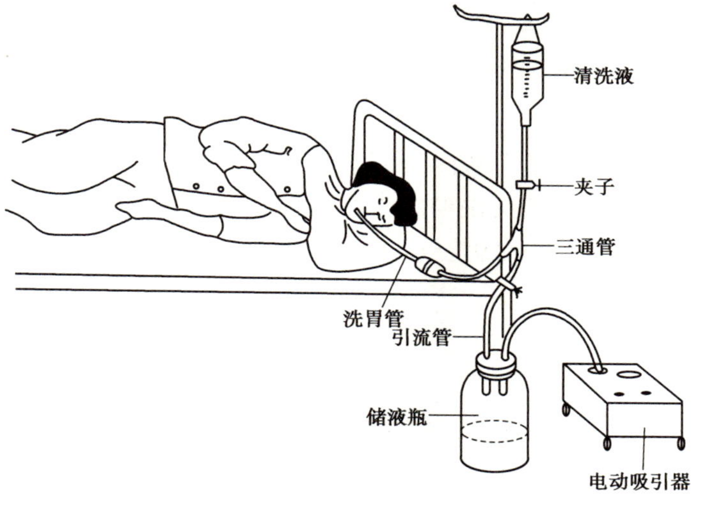

图 13.11 电动吸引器洗胃法

3.自动洗胃机洗胃法

自动洗胃机洗胃技术

(1)评估患者,核对并解释。

(2)洗手,戴口罩,备齐用物,携至患者床旁。

(3)通电,检查自动洗胃机(图 13.12),准备洗胃液。连接各管道,将 3 根橡胶管分别与机器的进液管、接胃管、排液管相连,进液管的另一端及接胃管放入洗胃液桶内,排液管的另一端放入空水桶内,打开电源,按"开始"键,排出管道内空气,然后暂停备用。

(4)患者取合适的体位,清醒者平卧位头偏向一侧或左侧卧位,围好一次性防污垫,取下义齿,置弯盘于口角旁。

(5)戴手套,液状石蜡润滑胃管前端 15 cm,由口腔插入 55~60 cm,证实胃管在胃内后,胶布固定(必要时留取标本送检)。

(6)将胃管的另一端和洗胃机相连。

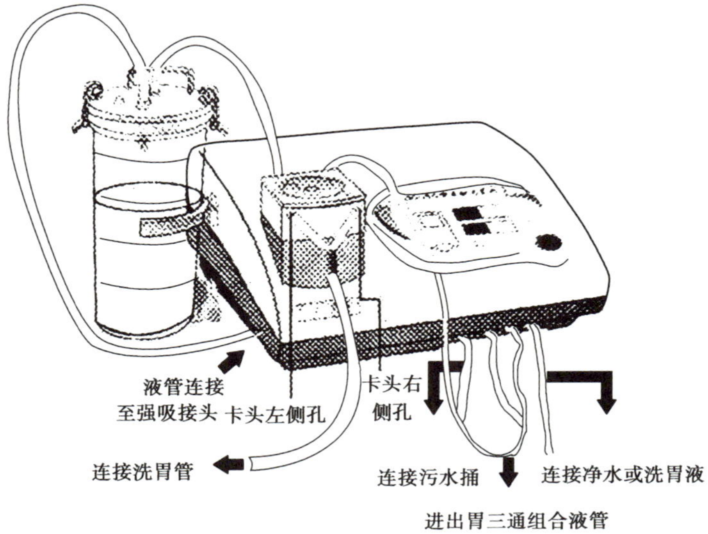

图 13.12　自动洗胃机

(7)若患者胃内容物较多,可先按“强吸”键,吸出胃内容物,再按“自动”键,机器对胃进行自动冲洗。

(8)若食物堵塞管道,水流缓慢、不流或发生故障,可按“强吸”键进行抽吸,必要时更换胃管。随后按“自动”键,继续洗胃。

(9)冲洗干净后,在停止状态下将洗胃管与胃管分开,将胃内液体引流干净。

(10)导泻。洗胃完毕后,可由胃管注入或口服导泻,促进进入肠腔的毒物迅速排出。

(11)拔除胃管。将胃管末端反折拔出,协助擦净面部,更换护理垫,必要时清洗头发,更换衣物。

(12)清理用物,消毒,洗手。

(13)记录洗胃液的名称、总量,洗出液的颜色、气味、性状、总量,患者目前情况等。

【注意事项】

1.洗胃前应了解患者中毒情况,如中毒时间、途径、毒物种类、性质、量等。对急性中毒者,应迅速采用口服催吐法,减少毒物吸收。

2.毒物不明时,应抽取胃内容物,及时送检,同时选用温开水或生理盐水洗胃,待毒物性质明确后,再采用对抗剂洗胃,服毒后 4~6 h 内洗胃效果最佳。

3.中毒较轻者取坐位或半坐位,较重者取左侧卧位,昏迷患者取平卧位,头偏向一侧。

4.洗胃中注意观察患者的意识,洗出液的颜色、性状、气味,出入液量是否平衡,严格掌握每次的灌洗量,以 300~500 mL 为宜,灌入量过多可引起急性胃扩张,使胃内压增高,毒物进入肠道,增加毒物吸收。还可使迷走神经兴奋,致反射性心搏骤停。

5.幽门梗阻患者,应在饭后 4~6 h 或空腹时洗胃,并记录胃内潴留量。

6.电动吸引器洗胃时,应保持吸引器通畅,不漏气,压力适中。

【评价】

1.洗出液澄清无味,胃内容物被清除,中毒症状缓解。

2.患者无不良反应,未发生并发症。

3.患者自尊与隐私得到保护,愿意配合。

洗胃技术并发症预防及处理

二、洗胃技术并发症预防及处理

见二维码内容。

（闫晓杰）

课件13.4 心肺复苏术

任务 13.4　心肺复苏术

案例情景

李某，男，40 岁，因意识障碍入院，护士快速判断发现无颈动脉搏动、无自主呼吸，瞳孔无对光反射。

请思考：①护士该如何正确实施按压？②如何正确开放气道？③如何纠正心律失常？

心肺复苏（CPR）是指对心跳、呼吸骤停的患者采取紧急抢救措施（胸外按压、开放气道、人工呼吸等）使其循环、呼吸系统和大脑功能得以控制或部分恢复的急救技术。

【目的】

1.通过实施心肺复苏，促进患者建立循环、呼吸功能。

2.保证重要脏器的血液供应，尽快促进心跳、呼吸功能的恢复。

【适应证】

适用于各种原因造成的心脏停搏（包括室颤、无脉性室速、无脉性电活动及心室静止）。

【评估】

1.意识　轻摇或轻拍并大声呼叫患者，无反应，为意识丧失。

2.循环体征　常选用颈动脉。用示指和中指指尖先触及气管正中处旁开两指，至胸锁乳突肌前缘凹陷处，触摸有无搏动，触摸脉搏时间一般不超过 10 s。

3.呼吸　应保持在气道开放的情况下进行判断。抢救者耳朵贴近患者口鼻部，头侧向患者胸部，眼看患者胸部有无起伏，耳听有无呼吸音，面部感觉有无气体呼出。如无气体呼出、胸腹部无起伏，说明呼吸停止。

【计划】

1.护理目标

（1）患者呼吸、心跳恢复。

（2）大动脉（颈动脉）可扪及搏动。

（3）患者意识逐渐恢复，昏迷变浅。

2.用物　简易呼吸器、除颤仪、手电筒、弯盘、纱布、导电糊、复苏板。

一、心肺复苏

心肺复苏术

【操作过程】

1.评估环境，抢救环境安全。

2.判断意识，双手轻拍患者双肩并呼叫患者，注意保护其颈椎。观察患者有无反应，如无反应，立即呼救，寻求他人帮助（院外拨打120，并让他人快速取得自动体外除颤仪AED；院内请医务人员备除颤仪和急救车），并记时间（×时×分），开始抢救。

3.快速判断患者有无呼吸或仅为喘息样呼吸，同时判断颈动脉搏动，判断时间<10 s。

4.使患者仰卧于硬板床或地上，身体无扭曲，如为软床放置复苏板，解开衣扣，松裤带。

5.实施胸外心脏按压

抢救者站或跪于患者一侧，一手掌根部置于按压部位（两乳头连线中点或胸骨中下段），另一手平行重叠于此手背上，右手（或左手）五指翘起，掌根紧贴患者胸部。上半身前倾，肩、肘、腕关节伸直，以髋关节为轴，垂直向下用力，利用上半身的体重和腰背部肌肉的力量进行下压，手掌根部不离开患者胸部，按压频率100～120次/min，按压深度5～6 cm。如为儿童按压时，双手或一只手放在胸骨的下半部，按压频率同成人，按压深度5 cm。若为婴幼儿，一人施救时，将两根手指放在婴儿胸部中央，乳线正下方，两人以上施救时，将双手拇指环绕放在婴儿胸部中央，乳线正下方，按压频率同成人，按压深度4 cm。

6.开放气道

（1）如有明确的呼吸道分泌物，清理呼吸道。如有活动义齿，则取下。

（2）开放气道：①仰头抬颏法：操作者一手掌小鱼际置于患者前额，下压使其头部后仰，另一手示指和中指将颏部向前抬起，此法解除舌后坠效果最佳。②仰头抬颈法：抢救者一手抬起患者颈部，另一手以小鱼际肌侧按患者前额，使其头后仰，颈部抬起，头颈部损伤者禁用。③托下颌法：抢救者双肘支撑在患者头部两侧，双手拇指分别放在患者左右额骨上，示指、中指和无名指放在患者两侧下颌角，将下颌向前上方托起，此法用于颈部损伤的患者。

7.实施人工呼吸

（1）口对口人工呼吸法：抢救者一手放在患者前额，并用拇指和示指捏住患者鼻孔。另一手托住其下巴，使头尽量后仰，抢救者深吸一口气，双唇包住患者口部（不留空隙），连续吹气两次，每次缓慢吹气，持续大于1 s，不要过分用力，观察胸廓有无起伏，吹气毕，松开捏住鼻孔的手。频率10～12次/min。

（2）口对鼻人工呼吸法：抢救者使患者呈后仰的气道开放状态，并用手托住患者下颌使其口唇紧闭，深吸一口气，双唇包住患者鼻部吹气，连续吹气两次，观察胸廓有无起伏。用于口腔严重损伤或牙关紧闭患者。

（3）口对口鼻人工呼吸法：抢救者使患儿呈后仰的气道开放状态，抢救者深吸一口气，双唇包住患儿口鼻部吹气，连续吹气两次，观察胸廓有无起伏，此法适用于婴幼儿。

（4）简易呼吸器：是进行人工通气的简易工具，与口对口呼吸比较，供氧浓度高，且操作简便，尤其是病情危急，来不及气管插管时，可利用加压面罩直接给氧，使患者得到充分氧气供应，改善组织缺氧状态。它由4个部分、6个阀门构成，分别为面罩、球囊、氧气连接管、储氧袋；单向阀、压力安全阀、呼气阀、进气阀、储气阀、储氧安全阀。简易呼吸器适用于呼吸突然停止或即将停止、机械通气的患者作特殊检查或转运时、呼吸机故障、停电等特殊情况；而中等以上活动性咯血、大量胸腔积液、未经减压和引流的张力性气胸、严重误吸引起的窒息性呼吸衰竭等患者禁用简易呼吸器。

8.持续2 min的高效率的CPR以胸外按压/人工呼吸为30∶2的比例进行，操作5个循环后（心脏按压开始，送气结束）。

9.检查是否为可除颤心律。

10.判断颈动脉搏动及自主呼吸是否恢复，如未恢复，继续心肺复苏5个循环后再次判断，直至有条件进行高级生命支持。判断心肺复苏有效的指征：①自主呼吸恢复。②瞳孔由大变小，光反射存在。③面色、口唇、甲床颜色转为红润。④收缩压≥60 mmHg。⑤心音及大动脉搏动恢复。

【注意事项】

1.患者仰卧，争分夺秒就地抢救，避免因搬动而延误时机。

2.清除呼吸道分泌物、异物，保证气道通畅。

3.给予患者足够的通气，30次心脏按压后两次人工呼吸，每次呼吸时间>1 s，每次必须使胸部隆起。

4.胸外按压定位要准确，成人按压部位在胸部正中，胸骨的下半部，两乳头连线之间的胸骨处。

5.胸外按压应确保足够的速率与深度，尽量减少胸外按压中断的次数和持续时间，按压中断时间少于10 s，如需建立人工气道或除颤时，中断时间应限制在10 s内。胸外按压频率100~120次/min，成人按压深度5~6 cm，每次按压应让胸廓充分回弹，以保证心脏得到充分的血液回流，不可在每次按压后依靠在患者胸上。

6.除颤前确定除颤部位无潮湿、无遮挡；如患者带有植入式心脏起搏器，应注意避开起搏器至少10 cm；如除颤部位贴有心电监护电极片，则将电极片移至旁侧非除颤部位粘贴，确保监护仪正常使用，同时不影响除颤操作。

7.在电复律（电除颤）时，避免用手涂抹导电膏，防止触电。手持电极板，两极不能相对，不能面对自己。不可向空中放电，否则会导致操作者受到电击或损坏除颤仪。

8.除颤前确认无人员直接或间接接触患者。

9.人工通气时，避免过度通气。

10.电复律后应立即进行胸外按压。

腹部提压心肺复苏法(AACD-CPR)

【评价】

1.患者出现心肺复苏有效指征。

2.纠正了患者的心律失常。

3.患者无并发症发生。

4.抢救者操作熟练、规范、手法正确、动作敏捷。

除颤技术

二、除颤技术

见二维码内容。

（闫晓杰）

课件13.5 外伤包扎术

任务13.5 外伤包扎术

包扎是外伤现场应急处理的重要措施之一，及时正确地包扎，可以达到压迫止血、减少感染、保护伤口、减少疼痛，以及固定敷料和夹板的目的。

【目的】

1.保护伤口，减少感染机会。

2.封闭伤口，抢救开放性气胸。

3.固定敷料，局部压迫止血。

4.固定夹板，减轻伤员痛苦。

【适应证】

1.头面部、躯干及四肢开放性损伤。

2.头颅外伤伴脑组织外露、胸腹部开放性损伤伴脏器外露及骨断端外露的伤口需特殊方式包扎。

【禁忌证】

1.特殊原因需开放、暴露的伤口不能包扎，如厌氧菌感染、犬咬伤等。

2.局部骨折并伴有神经损伤症状的伤口禁忌行加压包扎。

【评估】

1.评估环境是否安全，伤员复苏、止血是否有效等情况。

2.评估需要包扎伤口的部位及伤情，确认是否清创及包扎方法，正确选择用物。

3.了解伤员心理状态、合作程度。

【计划】

1.护理目标

(1)患者及家属了解包扎的目的。

(2)根据患者的伤口选择合适的包扎方法。

(3)患者伤口得到有效止血、固定，痛苦减轻。

2.用物准备　无菌敷料、绷带、三角巾、四头带或多头带、胶布、别针或夹子等。

【操作过程】

1.评估患者，核对并解释。

2.洗手，戴口罩，备齐用物携至患者身边。

3.选择合适体位，告知患者包扎目的、方法，取得患者配合。

4.检查伤口部位，无菌纱布压迫伤口止血。

5.根据伤情选择合适的包扎方法，包扎过程中密切观察病情变化、出血情况、末梢循环情况、包扎期间患者安全情况。

6.评估包扎、固定情况，询问患者感受。

7.清理血迹，整理衣物、床单位，给予舒适体位，告知注意事项。

8.分类处理用物、洗手，记录、签字。

9.包扎技巧

(1)三角巾包扎法　①头顶帽式包扎法(适用于头顶部外伤)：将三角巾底边向外反折2~3 cm，取中心点对准眉心(图 13.13)，顶角经过头顶垂于枕后，底边经两侧耳后在枕部交叉并压住顶角，再经耳上绕到额部拉紧打 U 形结，接着一手按住头部另一手将头后顶角边向下拉紧，最后将顶角处向上反折收紧嵌入底边内。②上肢悬吊包扎法(适用于前臂外伤或骨折)：将患者衣领竖起，三角巾一底角搭与健侧肩部，底角置于患侧手臂腋下(图 13.14)，将患者伤肢屈肘 80°放在三角巾上，将另一底角向上提拉，两底角边在颈后打 U 形结并整理好，一手轻推患者患侧手臂，将指端露出，便于观察末梢循环变化，将顶角端拧紧塞好或将顶角端于身后绕过健侧腋下系好，妥善固定。

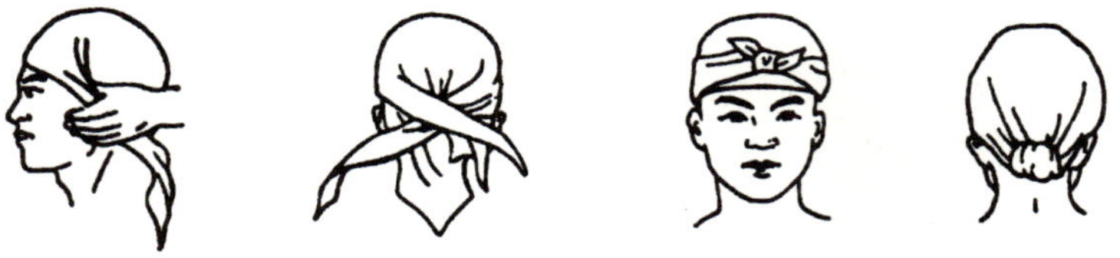

图 13.13　头顶帽式包扎法

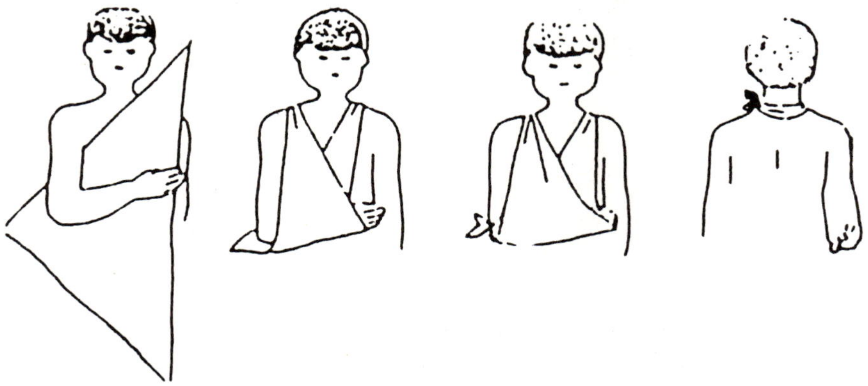

图 13.14　上臂悬吊包扎法

（2）绷带包扎法　①环形包扎法：先将绷带在包扎部位环绕一圈，再将前端反折（图13.15），绕第二圈时将其压住，接着将绷带作环形缠绕，包扎完毕后将绷带末端剪开或撕开成两股打结，或用胶布固定。适用于包扎的开始与结束时的包扎以及粗细均匀的部位如腕部、胸腹部等处的伤口。②“人”字绷带包扎法（适用于手部、足部外伤）：将纱布块放于患者手部受伤部位，将弹力绷带在手部环形包扎 2~3 周（图 13.16），暴露指端，以便观察末梢循环情况，然后自尺侧斜经手背部至掌部的桡侧，再横经掌面至尺侧，再斜经手背至起始上部，依次反复作“人”字形包扎，最后在腕部再次环形包扎 2~3 周，并用胶布固定好。足部“人”字绷带包扎法同手部（如图 13.17）。③肘部鹰眼包扎法（适用于肘部外伤）：将患者摆好功能位让患者健侧手臂托患侧手臂，将纱布放于患侧受伤部位，将弹力绷带在伤口处环形包扎 2~3 周，然后呈八字依次向上向下包扎（图 13.18），每包扎一层要覆盖上一层 1/3~1/2，包扎结束时再次环形包扎 2~3 周，并用胶布固定好。

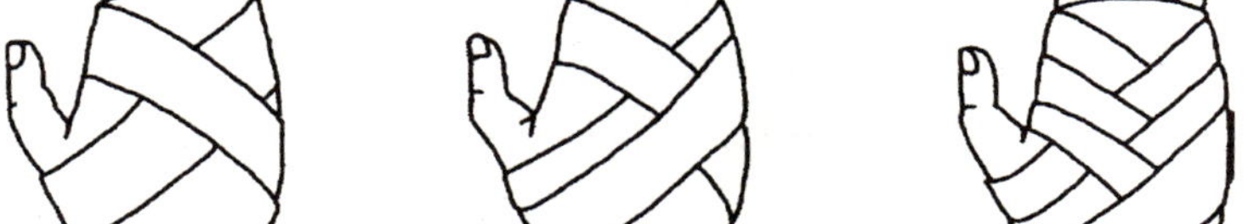

图 13.15　环形包扎法

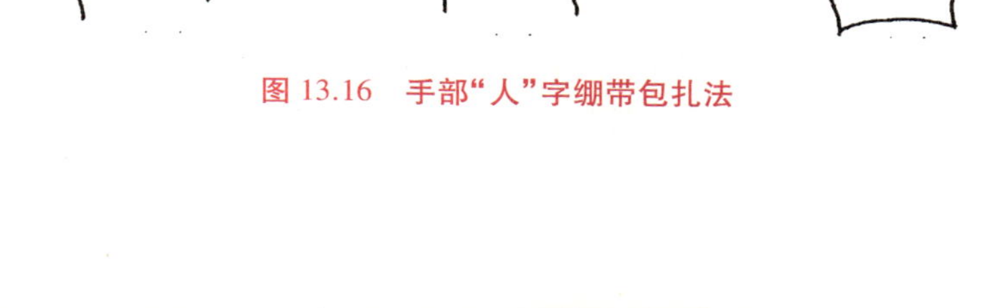

图 13.16　手部“人”字绷带包扎法

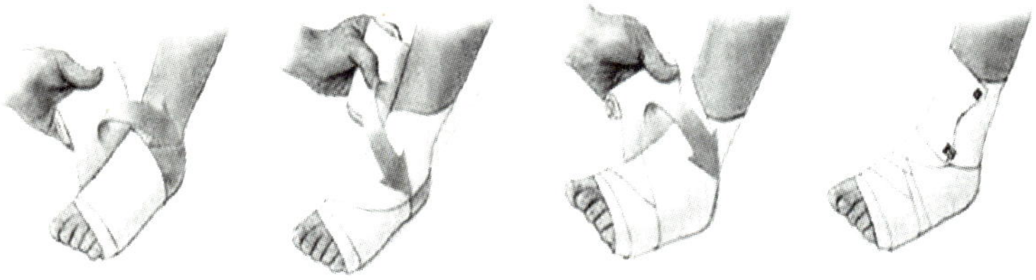

图 13.17　足部“人”字绷带包扎法

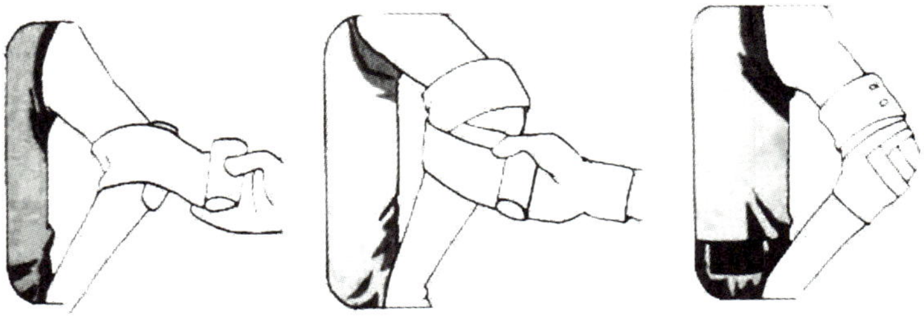

图 13.18　肘部鹰眼包扎法

脚踝包扎

外伤包扎技术

【注意事项】

1.包扎肢体需处于功能位。

2.包扎时要注意松紧适宜，过松伤口不易止血，辅料容易松动或脱落，过紧则会影响局部血液循环甚至肢体肿胀。

3.包扎前戒指、项链、手表等物品需除去。

4.包扎方向应从远心端向近心端包扎，有助于静脉血液回流。包扎四肢时，应将指（趾）端外露，以便观察末梢血液循环。

5.绷带固定时的结应该在肢体外侧面，严禁在伤口上、骨隆突处或易于受压的部位打结。

6.在没有绷带的紧急情况下，可用毛巾，手帕、窄布条，长尼龙袜子等代替包扎。

【评价】

1.根据患者的伤情采取正确的包扎方式。

2.伤口处理正确，符合要求。

3.包扎手法熟练规范、动作轻重适宜，处理及时有效。

（闫晓杰）

项目13习题

附　录

附录1　操作评分标准(国赛项目)

附录1.1　静脉输液操作评分标准

附录1.2　器官切开护理操作评分标准

附录1.3　前臂骨折包扎技术操作评分标准

附录1.4　头部外伤包扎技术操作评分标准

附录1.5　心肺复苏术操作评分标准

附录1.6　右踝关节扭伤包扎技术操作评分标准

操作评分标准
(国赛项目)

附录 2　操作评分标准（武汉大学人民医院）

附录 2.1　包扎技术操作考核流程

附录 2.2　成人心肺复苏基本生命支持技术操作考核流程

附录 2.3　除颤技术操作考核流程

附录 2.4　简易呼吸器检测标准

附录 2.5　经鼻口腔吸痰技术操作考核流程

附录 2.6　氧气筒鼻导管给氧法操作考核流程

附录 2.7　中心供氧法操作考核流程

附录 2.8　自动洗胃机洗胃技术操作考核流程

操作评分标准
(武汉大学人民医院)

参考文献

[1] 孙璇,王雪芬,范慧.医院护理技术及护理管理[M].武汉:湖北科学技术出版社,2020.

[2] 张连辉,邓翠珍.基础护理学[M].北京:人民卫生出版社,2019.

[3] 叶旭春,吴菁.新编护理学基础实训与实习指导[M].北京:人民卫生出版社,2019.

[4] 罗仕蓉,周香凤.基础护理学[M].北京:北京大学医学出版社,2019.

[5] 张金华.基础护理[M].郑州:郑州大学出版社,2019.

[6] 尚少梅,李小寒.基础护理学实践与学习指导[M].北京:人民卫生出版社,2018.

[7] 陈荣秀,赵岳.护理技术标准操作规程及流程[M].北京:人民卫生出版社,2018.

[8] 章晓幸,邢爱红.基本护理技术[M].2 版.北京:高等教育出版社,2018.

[9] 叶玲,刘艳.基础护理学[M].北京:中国医药科技出版社,2018.

[10] 邱志军,罗小萌.基础护理技术[M].上海:同济大学出版社,2017

[11] 李小寒.基础护理学[M].北京:人民卫生出版社,2017.

[12] 黄桂成,王拥军.中医骨伤科学[M].4 版.北京:中国中医药出版社,2016.

[13] 何清湖.中西医结合外科学[M].10 版.北京:中国中医药出版社,2016.

[14] 程玉莲,余安汇.护理学基础[M].北京:人民卫生出版社,2016.

[15] 周春美,张连辉.基础护理学[M].3 版.北京:人民卫生出版社,2015.

[16] 王晓莉,陈立萍.基础护理技术[M].长春:吉林科学技术出版社,2012.

[17] 张波,桂莉.急危重症护理学[M].3 版.北京:人民卫生出版社,2012.

习题答案